PATRICIA A. MUEHSAM

ÜBER DIE GRENZEN DER MEDIZIN HINAUS

PATRICIA A. MUEHSAM

ÜBER DIE GRENZEN DER MEDIZIN HINAUS

Ein revolutionäres Konzept,
um wahre Gesundheit zu erreichen
und inneren Frieden zu finden

mvgverlag

Bibliografische Information der Deutschen Nationalbibliothek
Die Deutsche Nationalbibliothek verzeichnet diese Publikation in der Deutschen Nationalbibliografie. Detaillierte bibliografische Daten sind im Internet über http://d-nb.de abrufbar.

Für Fragen und Anregungen
info@mvg-verlag.de

Wichtiger Hinweis
Dieses Buch ist für Lernzwecke gedacht. Es stellt keinen Ersatz für eine individuelle medizinische Beratung dar und sollte auch nicht als solcher benutzt werden. Wenn Sie medizinischen Rat einholen wollen, konsultieren Sie bitte einen qualifizierten Arzt. Der Verlag und der Autor haften für keine nachteiligen Auswirkungen, die in einem direkten oder indirekten Zusammenhang mit den Informationen stehen, die in diesem Buch enthalten sind.

Die gewählte männliche Form bezieht sich immer zugleich auf weibliche, männliche und diverse Personen. Auf konsequente Mehrfachbezeichnung wurde aufgrund besserer Lesbarkeit verzichtet.

1. Auflage 2022

Türkenstraße 89
D-80799 München
Tel.: 089 651285-0
Fax: 089 652096

Übersetzung: Elisabeth Liebl
Redaktion: Eva Wagner
Umschlaggestaltung: Maria Verdorfer
Umschlagabbildung: Shutterstock/Jacob_09; senee sriyota
Satz: Satzwerk Huber, Germering
Druck: GGP Media GmbH, Pößneck
Printed in Germany

ISBN Print 978-3-7474-0407-2
ISBN E-Book (PDF) 978-3-96121-795-3
ISBN E-Book (EPUB, Mobi) 978-3-96121-796-0

INHALT

Teil III

WIE SIE DIE WIRKLICHKEIT ERSCHAFFEN – VON INNEN HER

Teil IV

JENSEITS DES GÄSTEHAUSES – DIE NICHTSICHTBARE WELT

Teil V

DER GARTEN DER PFADE, DIE SICH VERZWEIGEN: ALLE WEGE FÜHREN NACH HAUSE

DAS GÄSTEHAUS

Das menschliche Dasein
ist wie ein Gästehaus.
Jeden Morgen ein neuer Gast.

Freude, Niedergeschlagenheit, Niedertracht,
zwischendrin ein kurzes Gewahrsein
als unerwarteter Besucher.

Heiße sie alle willkommen!
Selbst wenn es eine Schar von Sorgen ist,
die über dein Haus herfallen
und dir die Möbel rauben,
behandle sie ehrenvoll.
Schließlich könnte es sein,
dass sie das Haus nur leeren,
um Platz für neue Freuden zu machen.

Der dunkle Gedanke, die Scham, die Bosheit,
öffne ihnen lachend die Tür
und lass sie eintreten.

Sei dankbar für jeden, der kommt,
denn jeder wurde dir gesandt
als Führer aus der jenseitigen Welt.

Dschallal al-Din Rumi

VORWORT

Es gibt ein Geheimnis, um das alle wahren Heiler wissen: Im Schatten von Krankheit und Leid liegt auch Gesundheit verborgen. Als uns jederzeit offenstehende Möglichkeit wartet sie nur darauf, dass wir sie erkennen, erfahren und wahr werden lassen. Damit soll nicht gesagt werden, dass Krankheit bloß Einbildung oder Illusion sei, doch existiert zugleich eine tiefere Erfahrungsschicht, die alle körperlichen Unzulänglichkeiten zu meistern vermag. Genau auf diese Dimension jenseits von Krankheit bezieht sich die Medizinerin Patricia Muehsam in ihrem Buch *Über die Grenzen der Medizin hinaus.*

Als Facharzt für Innere Medizin habe ich oft mit Erstaunen beobachtet, dass Menschen, deren körperliche Funktionen massiv und jenseits aller Hoffnung auf Heilung geschädigt waren, psychisch ein Bild absoluter Gesundheit abgaben. Wenn dies passiert, werden unsere Patienten zu unseren Lehrern. Sie offenbaren uns Dinge, die man im Medizinstudium nicht lernt. Sie zeigen uns auf, wie Krankheit als Tor zu Weisheit, Einsicht und Seelenfrieden dienen kann. Und diese Erkenntnis bringen solche Patienten häufig auf sehr sanfte, ruhige, friedvolle und unspektakuläre Weise zum Ausdruck.

Krankheit kann darüber hinaus von Phänomenen begleitet sein, die innerhalb unseres gängigen Verständnisses von »Wirklichkeit« als ungewöhnlich gelten – Phänomene wie Visionen oder Offenbarungen, die das Weltbild des Betreffenden erdrutschartig in Richtung einer spirituellen, mystischen Daseinssicht verschieben. Kranke und Sterbende wie auch deren Angehörige können in solchen Erfahrungen tiefen Trost finden.

Aktuelle Forschungsergebnisse zur Funktion des Bewusstseins bestätigen solche Erfahrungen. Viele Wissenschaftler beschäftigen sich verstärkt mit nichtlokalen Ausdrucksformen des Geistes – damit sind experimentell bestätigte Phänomene wie Vorahnungen, Telepathie oder Hellsehen gemeint, die die uns innewohnende Grenzenlosigkeit und unser Eins-Sein in Raum und Zeit aufzeigen.

Dieses Buch stellt eine Frage von eminenter Tragweite: Haben wir auch als Gesunde Zugang zu solchen »Einsichten«? Oder beschränken sich diese auf Offenbarungen, wie Kranke und Leidende sie erfahren? Können wir über die Grenzen der Medizin hinausgehen und diese Art von Erfahrungen und Einsichten kultivieren, während wir uns guter Gesundheit erfreuen? Die Antwort ist ein lautes und unüberhörbares Ja.

Dieses Wissen ist ein in der Geschichte unserer Spezies nicht zu übersehendes Element. Wie Muehsam zeigt, liegt es in unserer *Natur*, dass wir uns der jenseitigen, ewigen Aspekte unseres Daseins gewahr werden.

Lesen Sie *Über die Grenzen der Medizin hinaus* daher nicht als Plädoyer für das, *was wir werden können*, sondern als Hymne auf das, *was wir sind*: ewig, unsterblich, vereint und eins.

Larry Dossey, MD

Autor von *Heilende Worte: Die Kraft der Gebete als Schlüssel zur Heilung* und *One Mind: Alles ist mit Allem verbunden*

EINLEITUNG

Meine Heimkehr zu mir

Jenseits von Geist und Körper, jenseits von Raum und Zeit

Dieses Buch wurde für Sie geschrieben.

Vielleicht sind Sie ein Mensch, der das Leid von Krankheit, von körperlichen Einschränkungen, von schwierigen Lebensumständen erfahren hat beziehungsweise noch erfährt und jetzt nach einer einfachen Methode sucht, wie er diesen Schwierigkeiten begegnen kann. Sie sind vielleicht in Ihren Dreißigern oder Vierzigern, etwas jünger oder schon ein wenig älter, vielleicht gehören Sie auch zu den Babyboomern. In Ihrem Leben geht es recht geschäftig zu. Oder Sie sind in einen Lebensabschnitt eingetreten, in dem Sie nun kürzertreten können.

Egal, wie alt Sie sind und was in Ihrem Leben gerade so vorgeht, Sie möchten gern wissen, wie Sie auf eine ganz natürliche Weise zu einem guten und gedeihlichen Dasein finden. Auf eine unkomplizierte Art und Weise, die Sie einfach umsetzen können.

Doch da draußen schwirren so viele Informationen herum, eine wahre Flut an Informationen, und Sie brauchen nicht noch mehr Daten und Fakten. Sie brauchen vielmehr einen neuen und anstrengungslosen Weg zu mehr Wohlbefinden, ein einfaches Rezept für Gesundheit und Wohlergehen.

Ich bin hier, um Ihnen ein solches Rezept anzubieten, ein Gegenmittel gegen diese erdrückende Informationsflut. Ich bin hier, um Ihnen ein Rezept anzubieten, wie Sie Ihr Lebensschiff durch die unterschiedlichsten Wogen – ob gesundheitlicher oder anderer Natur – steuern können. Einen Weg, wie Sie sich in Ihrer Haut wohlfühlen können, wie Sie ohne Kampf und ohne Mühe wachsen und gedeihen können.

Dieses Buch ist kein »Heilungs-Ratgeber« im herkömmlichen Sinn, obwohl es Ihnen auch ein Begleiter zu besserer Gesundheit sein kann, wenn das für Sie momentan im Mittelpunkt steht. Das eigentliche Thema, um das es hier geht, ist, wie man es anstellt, in einem Körper zu leben und sich damit wohlzufühlen, wie man mit leichter Hand die diversen Widrigkeiten des Daseins umschifft.

Ich weiß, wovon ich spreche. Ich hatte zu kämpfen auf dieser Daseinsreise als Mensch. Ich kämpfte damit, in einem Körper zu leben. Ich kämpfte mit dem weiten Feld der Emotionen. Ich kämpfte mit all den Umständen und Zwischenfällen, mit denen das Leben uns konfrontiert, mit Krankheit, Beziehungsproblemen, Geldsorgen und Entscheidungen, wie es im Leben weitergehen soll. Durch all dies habe ich gelernt, dass es einen Pfad zur Befreiung aus diesen Kämpfen gibt. Dieser Pfad ist einfach und mühelos. Er liegt nur ein Innehalten, einen Atemzug von uns entfernt. Er steht uns jederzeit offen.

Manchmal kämpfe ich immer noch. Doch wenn ich mich dann den hier vorgestellten Ideen und Instrumenten zuwende, löst sich dieser Kampf im Nu in einen beglückenden Zustand inneren Friedens auf. Dieser Frieden ist *Absolute Gesundheit.* Dies ist der Zustand, in den wir eintreten müssen, um zu heilen, was auch immer uns – gesundheitlich oder anderweitig – plagt.

Ich möchte Sie einladen, mich auf eine Reise zu begleiten, die uns über die Grenzen der Medizin hinaus führen wird – hinaus über die Grenzen von Schulmedizin, Mind-Body-Medizin, ganzheitlicher und integrativer Medizin, von jeder Form von Medizin überhaupt. Hinaus über die Notwendigkeit, nach Heilmitteln für unser Leid zu suchen. Ich lade Sie ein, mir ins »Gästehaus« zu folgen, um mehr zu erfahren.

Das Gästehaus

Der Mystiker und Dichter Dschallal al-Din Rumi – oder kurz: Rumi – lebte im 13. Jahrhundert, doch seine Schriften haben bis heute nichts an Bedeutung verloren, denn darin finden wir Weisheit und Inspiration, um die Herausforderungen des modernen Lebens zu bestehen. Mitten in einer schlaflosen Nacht, als mich Bedenken wach hielten, ob ich dieses Buch überhaupt schreiben sollte, stolperte ich über Rumis Gedicht »Das Gästehaus« (siehe Seite 9). Ich habe nicht danach gesucht. Ich bin mir ziemlich sicher, dass es mich gefunden hat. Als ich ein Buch von Rumi durchblätterte auf der Suche nach dieser Weisheit und Inspiration, öffnete es sich genau bei diesem Gedicht. Dieses Gedicht wurde in der Folge mein Mentor und meine Muse. Es erinnert mich immer wieder daran, dass wir, wenn wir unsere Sorgen und Ängste annehmen, von ihnen frei werden, dass wir, wenn wir zulassen, was ist, davon nicht mehr gefesselt sind.

Das Gästehaus ist der Punkt, von dem aus wir aufbrechen, um unseren Weg nach Hause zu Absoluter Gesundheit zu finden. Es ist eine Metapher. Aber es ist auch ein realer Ort. Rumis Gedicht erinnert uns daran, dass für uns gesorgt wird, wenn wir uns allem, was ist, überlassen können. Es erinnert uns daran, dass im Sein, und nicht im Tun, alles Heil liegt. Es beschreibt auch einen Ort, den wir in uns finden können: einen Ort, der uns zurück nach Hause führt zu Absoluter Gesundheit, zu geistigem Frieden, zu unserer grundlegenden Natur. In diesem Buch werden Sie Bekanntschaft machen mit der Absoluten Gesundheit, mit Ihrer grundlegenden Natur und all den Wegen, wie Sie heim ins Gästehaus finden können, wo alles Glück und Wohlergehen daheim ist.

Meine Geschichte

Dieses Buch kam sozusagen schubweise zustande. Manchmal ging mir das Schreiben leicht von der Hand, dann wieder weniger. Ich saß in meiner Wohnung in Manhattan, tippte auf meinem Laptop vor mich hin, legte Arbeitspausen ein, in denen ich mit meinem Hund im Central Park spazieren ging, und manchmal kam ich sogar ein Stückchen voran. Öfter aber trat ich den Rückzug an.

Ich hatte Angst davor, meine Geschichte zu erzählen, die Wahrheit über bestimmte Dinge zu berichten. Ich empfand sehr viel Scham – wie es mir heute von Zeit zu Zeit immer noch passiert. Gleichzeitig befürchtete ich, dass, würde ich diese Dinge für mich behalten, alles, was ich mit Ihnen hier teilen möchte, recht flach rüberkommen würde – sich vielleicht sogar überheblich anhören könnte.

Vor ein paar Jahren brach ich mir das Handgelenk, gerade ein paar Tage, nachdem ich angefangen hatte, die ersten Worte zu tippen. Monatelang konnte ich nicht schreiben. Als ich mich schließlich wieder an die Tastatur setzte, wurde mir bewusst, dass ich die Wahrheit berichten musste – vor allem die Wahrheit über die eine Geschichte, die ich wirklich keinem erzählen wollte.

Diese Geschichte auf diesen Seiten wieder aufzugreifen war zwar schwer, aber alles noch einmal zu erzählen brachte auch meine Erinnerungen wieder zum Fließen. Anflüge von Scham keimten dabei auf, manchmal auch ein wenig Trauer. Doch während ich diesem Buch Gestalt gab, gab es für mich auch immer wieder Momente, in denen ich innehalten und die Lehren, die ich Ihnen hier anbiete, wirklich leben konnte. Alles in allem war dies eine Art Heilung für mich und eine Heimkehr – mein Weg nach Hause zur Absoluten Gesundheit.

Die Geschichte, die ich nicht erzählen wollte, hatte mir geholfen zu verstehen.

EIN WINTER IN AMHERST

Diese Geschichte beginnt, als ich Anfang zwanzig bin und aufs College gehe.

Es war einer dieser kalten, verschneiten New-England-Winter in Amherst, Massachusetts. Ich studierte Physik, Wissenschaftstheorie und Musik, war begeistert von allem, was ich lernte, und konzentrierte mich stark auf meine Fächer. Wenn sich auch später die Medizin als meine Berufung herausstellen sollte, so muss ich doch gestehen, dass ich das Fach Biologie nie sonderlich gemocht habe. Meine erste wahre Liebe waren Mathematik, Physik und Musik.

In diesen klirrenden Frosttagen, die mit langen Schatten anbrachen und wieder verdämmerten, hatte ich zum ersten Mal außerkörperliche Erfahrungen, auch bekannt als »paranormale« Erfahrungen oder gar Erweckungserlebnisse. Dazu gehörten Telepathie, Hellsehen, Vorahnungen und Psychokinese. Es ist mir wichtig zu betonen, dass ich nicht mit psychedelischen oder anderen Drogen herumexperimentierte. Was ich erlebte, war allein die Droge meines erweiterten Bewusstseins.

Ich reiste. Ich flog über Schneewehen. Außerhalb meines Körpers und außerhalb meines Geistes teleportierte ich mich durch den Raum, durch die Lüfte, ohne Flugapparate, ohne Seil oder Schwebevorrichtung. Ich konnte die Gedanken anderer Menschen lesen, hörte ihre Worte mit meinem geistigen Ohr – wie sich durch zum Teil peinliche Rückfragen immer wieder bestätigte. Auch schien ich psychokinetische Kräfte zu haben – wie zum Beispiel Metall verbiegen zu können. Autoschlüssel verformten sich, wenn ich sie in der Hand hielt, schmolzen dahin wie Gegenstände in einem Gemälde von Salvador Dalí. Ich sah künftige Ereignisse voraus, zum Beispiel, dass mein Physikprofessor mich bitten würde, das Seminar während seiner Abwesenheit zu leiten.

Auch andere Empfindungen traten auf, die, wollen wir im Fachjargon bleiben, ein bisschen weniger paranormal waren. Ich spürte eine tiefe Verbundenheit mit Hunden – die ich immer schon verspürt hatte. Aber das hier ging ein bisschen weiter. Es war, als könnte ich mit meinen vierbeinigen Freunden direkt kommunizieren, in der Stille der Konzentration aufs Zuhören.

Die vielleicht faszinierendste Erfahrung in all dem war das ständige Gefühl von Frieden, das ich empfand, ganz egal, was um mich herum gerade vorging. Ein Gefühl von Leichtigkeit und Freude. Mit diesem transzendenten Gefühlszustand verband sich die absolute Gewissheit, dass das Leben mehr ist als das, was ich mit meinen fünf Sinnen wahrnehmen kann, und dass dieses »Mehr« der Schlüssel zu einer größeren und wahreren Wirklichkeit ist.

Dieser Winter war wie das Flackern einer matten Kerzenflamme, die sich aufrecken wollte. Der Hauch eines Frühlings. Dieser ständige innere Friede ermöglichte mir eine Einsicht, die ich erst viele Jahre später in ihrem ganzen Ausmaß verstehen sollte. Es war meine erste Bekanntschaft mit unserer grundlegenden Natur, mit einem Weg zur Befreiung vom Leiden, mein erster Einblick in Absolute Gesundheit – eine Idee von Gesundheit, die so völlig anders ist als alles, womit ich aufgewachsen war, so völlig anders als alles, was man mich gelehrt hatte.

AUFBRUCH UND EINBRUCH

Diese paranormalen Erfahrungen waren nicht mein erster Vorgeschmack auf Dinge, die außerhalb der Normalität liegen. Schon als Kind hatte ich flüchtige Visionen einer anderen Wirklichkeit – einzelne Momente, in denen ich Ereignisse voraussah oder wusste, was andere Leute gerade dachten. Das waren vereinzelte Bruchstücke, die nie lang genug beisammen blieben, als dass ich mir darauf einen Reim hätte machen können – und die ich in der Fülle der Tage, in denen ich einfach nur Kind war, samt und sonders vergaß.

Die übersinnlichen Momente, die ich in jenem New-England-Winter erfuhr, dauerten ein paar Monate, vielleicht ein bisschen länger. Was mir in lebhafter Erinnerung blieb, ist, wie sie aufhörten – nämlich sehr abrupt mit einer Zwangseinweisung. Ich hatte, vielleicht ein wenig zu ausführlich, über meine Erfahrungen mit Leuten gesprochen, die so etwas überhaupt nicht verstanden, und wurde daraufhin gegen meinen Willen in die Notaufnahme einer Klinik gebracht, wo ich gezwungenermaßen zustimmte, in eine geschlossene psychiatrische Abteilung verlegt zu werden. Eine Injektion in meinen Hintern betäubte meine Sinne und vernebelte mir das Hirn. In einem Rollstuhl wurde ich in den dritten Stock der Klinik verschafft – in die geschlossene Abteilung, wo ich die nächsten sechs Wochen bleiben sollte. Ein Arztfreund meines Vaters erklärte mich für plemplem.

In den Tagen, die auf die Einweisung folgten, taten dann die Medikamente – vier, um genau zu sein – ihre Wirkung. Ein Neuroleptikum gegen Schizophrenie. Ein Lithiumpräparat gegen manische Depressionen. Ein Antidepressivum gegen klinische Depressionen. Und dann noch eine Pille gegen die Nebenwirkungen des Neuroleptikums.

Wegen der Medikamente, die ich schlucken musste, habe ich nur sehr wenige Erinnerungen an meine Zeit in der »Geschlossenen«. Nach diesen knapp sechs Wochen wurde ich mit der psychiatrischen Diagnose »schizo-affektive und manisch-depressive Störung« in die Obhut meiner Eltern entlassen. Und so ging es mit denselben vier Medikamenten zurück nach Hause, dazu verdammt, den Rest meines Lebens Psychopharmaka zu nehmen. Mittlerweile war der Winter in den Frühling übergegangen, und der Sommer stand vor der Tür. Ich meldete mich vom College ab, da ich schon zu viel versäumt hatte und nicht in der Lage war, mein Studium fortzusetzen. Die nächsten eineinhalb Jahre verbrachte ich im Prinzip damit, in meinem Körper dahinzudämmern, geistig abgestumpft, emotional taub und physisch ruhig gestellt.

Und dann, an einem drückend heißen Sommertag, kam meine mutige Mutter, die schon immer ihren eigenen Kopf hatte, auf mein Zimmer, wo ich die meisten meiner wachen Stunden verbrachte, und sagte mir, ich müsse die Medikamente absetzen. In einem Akt von großer Liebe und Vertrauen entwöhnte sie mich langsam, indem sie die Tabletten zerteilte und die Kapseln ausleerte. Und nach und nach, Tag um Tag, kroch, was von mir noch übrig war, zurück in den Menschen, den ich immer schon gekannt hatte. Als ich die Medikamente absetzte, kamen die Gedanken wieder. Kamen die Gefühle wieder. Kamen die körperlichen Empfindungen wieder. Ich kehrte zurück in meinen Geist. Ich kehrte zurück in meinen Körper. Ich erholte mich wieder von diesem spirituellen Erwachen, das schiefgegangen war.

ERWACHEN ZUR ABSOLUTEN GESUNDHEIT

Dieses fehlgeschlagene Erwachen hätte auch anders verlaufen können. Als ich die ersten außerkörperlichen Erfahrungen machte, erzählte ich meinem Musikdozenten ausführlich darüber, denn er war sehr beschlagen, was den Pfad zum spirituellen Erwachen anging. Ich studierte Kompositionslehre und ostasiatische Musik, und er kannte sich sehr gut aus mit der Welt der Siddhis – jenen scheinbar magischen Kräften, über die erleuchtete Yogis verfügen – und der Initiationswege. Er riet mir, ans Meer zu reisen und still mit der Natur zu kommunizieren. Doch das sollte nicht sein.

Nachdem sich die verschlossenen Kliniktüren wieder geöffnet hatten, und nachdem ich meinen Weg gefunden hatte, der mich über alle Medizin hinausführte, verlief meine weitere Reise gemessenen Schrittes. Langsam erwachte ich zum Lärm der Welt und ihrem Getriebe. Allmählich fasste ich wieder Tritt auf dieser Erde und verband mich erneut mit meinem darüber hinausgehenden Wissen. Ich brauchte mehrere Jahre, um wieder gänzlich zu dem Menschen zurückzufinden, den ich kannte. Doch kein einziges Mal führte mich mein Weg zurück zu einem Psychiater oder in eine geschlossene Abteilung oder in die Umklammerung von Psychopharmaka.

Diese Erinnerungen habe ich immer mit mir herumgetragen, fest verpackt in kleine Schächtelchen, aber eingeschlagen in hübsches Umschlagpapier. Sie waren mein Motor, meine Wegzehrung, meine Inspiration zum Weitermachen. Sie waren für mich der entscheidende Lehrstoff, und zusammen mit anderen Geschenken, die mir später auf meinem Weg noch zufielen, formten sie meine

Sicht der Welt und mein Verständnis von Heilung. Sie haben mich zu bedingungslosem Vertrauen und zur Absoluten Gesundheit geführt.

Ich reise immer noch in die Welt jenseits des Verstandes und meiner fünf Sinne, doch verlaufen diese Ausflüge heute in geordneten Bahnen. Ich habe gelernt, die Erfahrungen, die ich dabei mache, zu beherrschen, und nicht umgekehrt von ihnen beherrscht zu werden.

Dennoch frage ich mich, wer ich heute wäre und wo ich heute wäre, wenn die Dinge nicht so gelaufen wären, wie sie gelaufen sind. Wie hätte ich solch köstlichen Frieden, solch grenzenloses Vertrauen anders kennenlernen können?

Ein neuer Weg zur Gesundheit

Mein Berufsstand ist in eine Sackgasse geraten. Was es dringend braucht, sind grundlegende Veränderungen.

Die alten Weisheitslehren wissen es. Und auch die Heiltraditionen dieser Welt wissen es, und die Kosmologien von Kulturen, die nicht dem eigentümlichen Glauben anhängen, es gebe keine Wirklichkeit außerhalb der materiellen Welt. Die Physiker-Philosophen des zwanzigsten Jahrhunderts wissen es, und ebenso unsere zeitgenössischen spirituellen Lehrer.

Was all diese Traditionen uns mit vereinten Kräften zu vermitteln versuchen, ist dies: Wir können mühelos von unserem Leid befreit werden. Wir können mühelos ein Leben von Glauben und Vertrauen – nicht eines der Angst – führen. Wir können ohne Mühe alles heilen, was uns quält, seien es gesundheitliche oder andere Probleme. Wir können mühelos unsere Lebensumstände und belastende Situationen transformieren. Wie ein roter Faden zieht sich durch all diese Lehren die Aussage, dass eine innige Verbindung besteht zwischen unserem Geist, unserem Körper und unserer Umwelt, dass jenseits unseres Verstandes und unserer fünf Sinne eine Welt existiert, die sich jeder Beschreibung durch Worte entzieht. Auch wenn ich immer noch dazulerne, so habe ich diese grundlegenden Ideen mittlerweile verstanden, habe gelernt, sie in mein Leben zu integrieren. Was Sie in diesem Buch lesen, sind Dinge, die ich aus eigener Erfahrung weiß.

Was ich Ihnen hier anbiete, ist ein Weg, der Sie aus der Unrast und Zerrissenheit unserer modernen Welt hinausführt. Ich lade Sie ein in eine Welt, in es kein Leiden gibt und in der Absolute Gesundheit zu Hause ist. Dieser Ansatz schlägt eine Brücke zwischen den häufig so grundverschiedenen Welten ganzheitlicher Therapien und moderner spiritueller Lehren, um Sie zurück nach Hause und an einen Ort zu bringen, wo Wohlbefinden und Heilung entstehen. Ich werde Ihnen zeigen, wie Sie all das an sich selbst erfahren können.

Mir ist wichtig, dass Sie wissen, dass ich mich hier nicht als Frontfrau für *Der Sieg über meine psychische Erkrankung. Die Ärztin, die sich selbst heilte* präsentieren will. In diesem Buch geht es um sehr viel mehr als das.

Dennoch teile ich hier mit Ihnen, was meine paranormale Winterreise mich über die Psyche gelehrt hat – und über Krankheit und fehlendes Gleichgewicht. Ich bin zu der Erkenntnis gelangt, dass die konventionelle Schulmedizin die Natur des Menschen ebenso wie die Natur des Menschseins falsch versteht. Ich bin ferner zu der Erkenntnis gelangt, dass es Heilung von psychischen Erkrankungen gibt, dass diese Heilung aber jenseits der Domäne der althergebrachten Psychiatrie liegt.

Meine Reise über die Grenzen der Medizin hinaus

Die Abenteuer, die ich in der Psychiatrie erlebt habe, waren Lehren, die mich tief und nachhaltig geprägt haben, aber nicht meine einzigen Lehrmeister.

Als ich dreizehn war, erlitt mein Vater einen schweren Schlaganfall, von dem er eine Hemieplegie und eine partielle Aphasie zurückbehielt. Einfacher ausgedrückt: Er war halbseitig gelähmt und hatte Schwierigkeiten beim Sprechen. Er war erst neunundvierzig und hatte bis zu dem Zeitpunkt vor Gesundheit nur so gestrotzt. Er hatte stets einen ausgeglichenen, vitalen Eindruck gemacht, ging täglich zum Joggen und schaute dem Leben optimistisch entgegen.

In den Tagen nach seinem Schlaganfall konnte er zunächst überhaupt nicht sprechen. Es folgten Wochen und Monate der Therapie, in denen seine Sprechfertigkeit sich allmählich verbesserte. Doch sie wurde nie wieder so wie früher.

Er konnte nicht sagen, was er sagen wollte. Er hatte massive Wortfindungsstörungen. Kamen Worte, dann nur langsam. Manchmal aber kamen sie gar nicht. Auch Höhe und Klang seiner Stimme hatten sich verändert. Sie hatte nun etwas Gepresstes und Schwerfälliges. Der Schlaganfall beeinträchtigte auch seine syntaktischen Fähigkeiten – das heißt, seine Fähigkeit, Wörter zu korrekten Sätzen zusammenzusetzen. Wenn er es schaffte, einen Satz zu formulieren, dann war der Satzbau jetzt oft wie im Deutschen, seiner Muttersprache. Mein Vater ist in Berlin geboren, als junger Teenager aus Nazideutschland geflohen und in England zur Schule gegangen. Der Vater, den ich kannte, sprach Englisch wie ein Engländer, also mit einem leichten britischen Akzent. Nach dem Schlaganfall redete er – wenn er überhaupt einen Satz formulieren konnte – so, als würde er aus dem Deutschen übersetzen, und verwendete oft das Passiv, das im Deutschen gebräuchlicher ist.

Doch auch seine Persönlichkeit veränderte sich. Er war immer ein charmanter, charismatischer Mann gewesen, und ein geselliger Mensch. Dabei bescheiden, mit einem großen Herzen, einem breiten Lächeln und einem ausgeprägten Sinn für Humor. Von Beruf Kardiologe, machte er auch Hausbesuche und war bei seinen Patienten überaus beliebt. Dieser Mensch, so wie ich ihn gekannt hatte, war nun verschwunden. Nun war er traurig und weinte viel. Er loderte vor Zorn, war frustriert und hatte immer wieder Wutanfälle.

Knapp achtzehn Jahre später – ich war gerade im letzten Jahr meines Medizinstudiums – unterzog sich mein Vater einer Heilbehandlung, die die althergebrachte medizinische Denkweise infrage stellte. Diese Behandlung wurde von einem außergewöhnlichen Arzt und Wissenschaftler vorgenommen, einem ebenso brillanten wie exzentrischen Mann, der eine neuartige Theorie über Ursachen, Diagnose und Therapie von Krankheiten entwickelt hatte. Er schnitt seine Behandlung individuell auf den einzelnen Patienten zu, wobei er Qigong, eine Behandlungstechnik aus der chinesischen Medizin, mit moderner Kinesiologie und einem Medikationsplan verband.

Nur ein paar Tage nach Behandlungsbeginn konnte mein Vater wieder ganz normal reden. Es grenzte an ein Wunder. Die Worte flossen mühelos, und sein Satzbau war wie früher. Er verwendete sogar wieder seine Lieblingssprüche und umgangssprachliche Formulierungen – Ausdrücke, die ich seit Jahren nicht mehr von ihm gehört hatte. Auch seine Persönlichkeit schien zurückzukehren. Die Trauer, die Wut, die Gefühlsausbrüche waren verschwunden.

Es war jedoch ein bittersüßes Wunder. Mein Vater wollte mit der Behandlung nämlich nicht weitermachen. Ich kann mich nicht erinnern, warum. Ich bin mir nicht einmal sicher, ob ich es damals wusste. Als er nach circa einer Woche die Behandlung wieder abbrach, verschwanden auch all diese erstaunlichen Veränderungen zum Guten. Seine Aphasie war wieder da. Und mit ihr zusammen auch seine Trauer und die Tränen, die Wut und die Gefühlsausbrüche.

Es genügt wohl zu sagen, dass die scheinbare, wenn auch nur kurzlebige Wunderheilung meines Vaters mich mehr als nur kurz beschäftigte. In Verbindung mit meinen eigenen paranormalen Abenteuern gelangte ich schließlich zu der Erkenntnis, dass das, was die Schuldmedizin für bewährt und erprobt hält, dies nicht immer ist, und dass die Wirklichkeit nicht so ist, wie ich immer gedacht hatte. Diese und andere Erfahrungen überzeugten mich schließlich davon, dass eine Heilung jenseits der Beschränkungen unseres hergebrachten biomedizinischen Modells nicht nur möglich, sondern notwendig ist.

Schlussendlich inspirierten mich all diese Erfahrungen dazu, die Medizin zu meiner Lebensaufgabe zu machen. Mein Ziel war und ist, als Brücke und Katalysator bei der Entwicklung eines erweiterten Heilungsansatzes zu dienen, als »Kanal« für neue Formen von Wissen und Verstehen, von Gesundheit und Wohlbefinden.

MEIN WEG AN DIE MEDIZINISCHE FAKULTÄT

Es hatte mich schon immer zur nichtsichtbaren Welt hingezogen. Am College hatte ich mich mit moderner Physik und Quantenmechanik beschäftigt und war fasziniert von den Schlussfolgerungen, die sie nahelegten, nämlich dass es tatsächlich eine Wirklichkeit jenseits unseres Verstandes und unserer fünf Sinne gibt. Diese Faszination und meine Suche nach einer Erklärung für meine paranormalen Erfahrungen und die außergewöhnliche Heilung meines Vaters führten dazu, dass Themen wie die Natur des Bewusstseins, die Einwirkung des Geistes auf die Materie sowie Fernheilung mich immer stärker in ihren Bann schlugen. Vielgelesene Bücher erläuterten die Verbindungen von moderner Physik, Taoismus und Chinesischer Medizin. Dr. Larry Dossey hatte sein wegweisendes Buch *Die Medizin von Raum und Zeit* geschrieben. Die Parallelen zwischen moderner Physik und einer ganzheitlicheren Sicht auf Medizin und Heilung, die diese Autoren aufzeigten, faszinierten mich ungeheuer. Besonders hatte es mir eine chinesische Heiltechnik namens Qigong – eine Methode, die auch zur Fernheilung benutzt werden kann – angetan. All das nährte meinen Entschluss, Medizin zu studieren mit dem Ziel, diese Brücke, dieser Kanal für einen neuen Weg zur Gesundheit zu werden.

Nach dem College zog ich von New England nach New York um. Schließlich nahm ich 1987, nachdem ich mehrere Jahre in der »realen Welt« gelebt und ein Nachhilfestudio für Mathematik, Chemie und Physik geführt hatte, mein Medizinstudium auf. Ich war nun siebenundzwanzig. Neben meinen Pflichtkursen verfolgte ich meine Interessen an Behandlungstechniken jenseits der westlichen Medizin. Ich machte Wochenendkurse über Akupunktur für Mediziner, befasste mich mit Homöopathie und Phytotherapie (Pflanzenheilkunde), mit der medizinischen und therapeutischen Anwendung von Yoga sowie mit zeitgenössischen Methoden, die den Geist in die Behandlung des Körpers einbeziehen.

Mein drittes Studienjahr an der *Mount Sinai School of Medicine* (heute *Icahn School of Medicine at Mount Sinai*) lief noch keine Woche, als ich einen ebenso inspirierenden wie geistig aufgeschlossenen Wissenschaftler kennenlernte. Er lud mich in sein Labor für Bioelektromagnetismus ein, damit ich meine Wissbegier befriedigen konnte, was von der Schulmedizin für unmöglich gehaltene Phänomene anging. In diesem Labor verbrachte ich so viel Zeit wie nur möglich – die gesamte für Wahlfächer vorgeschriebene Zeit. Ich hatte mich mit Haut und Haaren der Idee verschrieben, dass die Wissenschaft ein mächtiges Werkzeug sein kann, um die Glaubwürdigkeit von Phänomenen zu erforschen, die vom Mainstream der Biomedizin bis dato weder exakt beschrieben noch hinreichend verstanden worden waren. Und ich wollte Experimente kreieren, die genau das leisten würden.

Wir entwickelten Versuchsanordnungen, bei denen Qigong-Praktizierende aus der Distanz chemische Reaktionen in einem Reagenzglas beeinflussen sollten. Wir machten Studien zu verschiedenen physikalischen und chemischen Eigenschaften von Wasser, die für die Homöopathie eine Rolle spielen. Auf diesem Weg gelangte ich zu der Erkenntnis, dass die nicht-sichtbare Welt und die Welt jenseits der Grenzen der Schulmedizin sehr wohl mit den Mitteln der modernen Wissenschaft erforscht werden können.

AUF ALTERNATIVEN WEGEN

Meine Liebe zu Dingen, die außerhalb der konventionellen Medizin liegen, bewog mich zunächst dazu, den normalen Ausbildungsweg nicht weiter zu beschreiten. Und so ließ ich meinem Medizinstudium nicht die übliche Assistenzzeit folgen, in der Ärzte ihre klinischen Fertigkeiten entwickeln und verfeinern, sondern beschloss, stattdessen meine Forschungen fortzusetzen. In einem Labor arbeiten – aufregende Phänomene untersuchen und mich mit wunderbar aufgeschlossenen und begeisterten Wissenschaftlern austauschen – das war es, was ich wollte.

Eine Zeit lang reiste ich mit im Zug der alternativmedizinischen Bewegung, als Reformerin und Influencerin in diesem Projekt, das im Begriff war, die Trennlinien zwischen alternativer und Schulmedizin aufzulösen. 1992 wurde ich zusammen mit den Arztpionieren Dr. Larry Dossey, Dr. Deepak Chopra und Dr. James Gordon eingeladen, an einem Workshop teilzunehmen, den die *National Institutes of Health* (NIH) sponserten. Hieraus ging später das *NIH Office of Alternative Medicine* hervor (heute *National Center for Complementary and Integrative Health*). Ich saß im Ausschuss für Mind-Body-Interventions, der von Dr. Dossey mitgeleitet wurde. Und ich setzte meine Forschungsarbeiten fort, die mich an so exotische Orte führten wie das Tote Meer und die Palmenstrände Südeuropas.

Ein Dekan und ärztlicher Mentor der medizinischen Fakultät hatte mich bei sämtlichen Anstrengungen stets unterstützt und ermutigt. Dennoch meinte er, ich sollte mir überlegen, ob ich nicht doch meine meine Assistenzzeit absolvieren und meine Approbation beantragen wolle. So hätte ich die Möglichkeit, später einmal als Ärztin zu praktizieren, falls ich das doch einmal möchte. Schließlich bin ich seinem Rat gefolgt. Ich unterbrach meine Forschungen, arbeitete ein Jahr als Assistenzärztin in der Psychiatrie, der Inneren Medizin und der Neurologie, und bekam schließlich meine Zulassung. Danach machte ich keine weiteren Fachausbildungen mehr, da ich keine Schulmedizin praktizieren wollte. Nach wie vor war es mein Wunsch, diese Brücke, dieser Kanal für ein umfassenderes Herangehen an das Thema Gesundheit zu sein. Und ich brannte darauf, in diesen Dingen voranzukommen.

Ich bin diesem weisen Mentor dankbar. Er hat mir geholfen, meinen Weg zu finden.

Meine erste Anstellung führte mich in eine Methadonklinik in East Harlem, einem Stadtteil von New York, wo es viel Armut und Elend gibt. Ich hatte schon immer den Drang, mich um Menschen zu kümmern, um die sich sonst keiner kümmert. An dieser Klinik lernte ich die heilende Kraft von Beziehungen kennen, speziell der Arzt-Patienten-Beziehung, und ich lernte, dass alles im Leben miteinander vernetzt ist. Während jener Zeit setzte ich meine Ausbildung als Akupunkteurin fort, bekam die Zulassung als Fachärztin für Akupunktur und führte Akupunktur als zusätzliche Behandlungsmethode ein.

Ich blieb knapp zwei Jahre an dieser Klinik. Nach meinem Abschied eröffnete ich eine Praxis für Ganzheitliche Allgemeinmedizin in der Upper East Side – in diesem Viertel, das an East Harlem grenzt, sind Luxuslimousinen und Männer mit weißen Handschuhen ein alltäglicher Anblick. In meiner Praxis kam alles zum Einsatz, was ich über alternative Behandlungsmethoden gelernt hatte und über die Dinge hinausging, die man mir im Medizinstudium vermittelt hatte. Im Mittelpunkt der Behandlung steht der Mensch, nicht die Krankheit. Meine Behandlungen dauerten lang, ein bis zwei Stunden. Ich begleitete Patienten jeden Alters, von jungen Erwachsenen bis zu Senioren war alles vertreten – im Grunde mit allen, die sich für meine Art der Behandlung interessierten. Von Patienten, die nicht genug Geld hatten für eine Behandlung, verlangte ich weniger Honorar, oder wir machten ein Tauschgeschäft. Manchmal behandelte ich Leute auch kostenlos, denn ich wollte, dass jeder zu mir kommen konnte, der mit mir arbeiten wollte.

Ich führte meine Praxis in Teilzeit, denn ich wollte unbedingt meine Forschungsarbeiten wieder aufnehmen. Ich wollte mehr über alternative Behandlungsansätze erfahren, mit denen ich mich bisher noch nicht beschäftigt hatte. Ich wollte mich für Veränderungen im Medizinstudium einsetzen, die Studenten mit den vielen Behandlungsmethoden bekannt machen, von denen ich in meinem Medizinstudium nie gehört hatte. 1997 rief ich eine landesweite Initiative für eine Reform des Medizinstudiums ins Leben. Diese Initiative, die von der *Association of American Medical Colleges* ausging und auf die ich ziemlich stolz bin, führte dazu, dass im ganzen Land die Lehrpläne für das Medizinstudium geändert wurden. Ich fing an, Kurse am *Mount Sinai* zu geben, und im Lauf der Jahre gab ich dort immer wieder Kurse in Alternativmedizin für Medizinstudenten und Ärzte im Praktikum.

Schließlich trennte ich mich von der Initiative für Alternativmedizin, als bestimmte Ereignisse sowohl im beruflichen wie im privaten Bereich mich lehrten, dass es noch andere und bessere Wege zu Gesundheit und Wohlergehen gibt. Diese Methoden haben wenig zu tun mit konventioneller Schulmedizin, wenig mit Alternativmedizin, überhaupt wenig mit Medizin. Diese Wege verlaufen vielmehr außerhalb jeder Form von Medizin.

MEIN HEIMWEG ZUR ABSOLUTEN GESUNDHEIT

In den folgenden Jahren wurde ich heimgesucht von Krankheiten, emotionalen Prüfungen, von Unfällen und Notlagen und anderen belastenden Lebensumständen. Ich hatte manchmal solche Geldsorgen, dass ich nicht wusste, wovon ich meine nächste Telefonrechnung bezahlen sollte. Berufliches und Persönliches gerieten sich total in die Quere. So wie es aussah, konnte ich zwar meinen Patienten mit den Instrumenten aus meinem ganzheitlichen Ärztekoffer bei ihren Problemen helfen, war aber anscheinend nicht in der Lage, mir selbst zu helfen.

Ich suchte nach Antworten, in mir und außerhalb von mir. Ich arbeitete weniger, auch wenn das finanziell gesehen eher ungünstig war. Doch bei allen wichtigen Entscheidungen in meinem Leben hatte Geld noch nie den Ausschlag gegeben, und für mich hat sich das jedes Mal richtig angefühlt.

Ich ging nach Südindien, wo ich bei meinem Lehrer und seiner Familie lebte und den klassischen achtgliedrigen Pfad des Yoga studierte. Lag mit einer unerklärlichen Krankheit darnieder und suchte Führung bei einem ägyptischen Heiler und Schamanen. Da ich seit Jahren Gebärmuttermyome hatte, reiste ich zweimal nach Brasilien zu João de Deus, um dessen heilerische Arbeit zu erleben. Auch wenn João unlängst, wie es durch alle Medien ging, schwer in die Kritik geraten ist, so fühlt sich die Erfahrung, die ich dort gemacht habe, trotz allem immer noch stark und tief an. Diese und andere Erlebnisse führten dazu, dass ich mich mit den Lehren des Buddhismus und mit zeitgenössischen spirituellen Denkern intensiver auseinandersetzte und mich stärker meiner persönlichen Meditationspraxis widmete.

All diese unerwarteten und zum größten Teil auch unerwünschten Ereignisse führten mich zu etwas, das außerhalb der Medizin liegt. Dieses »Etwas« ist Heilung im Gegensatz zu Symptombeseitigung, Heilung im Gegensatz zu Medikalisierung, Heilung als Weg zum Wohlbefinden – was nicht immer gleichzusetzen ist mit Befreiung von körperlicher Krankheit, aber immer mit Befreiung von Leid.

Ich bin zu der Einsicht gelangt, dass gute Gesundheit nur sehr wenig mit unserem physischen Körper zu tun hat, mit irgendeiner Form von Medizin oder damit, irgendetwas zu tun. Vielmehr ist es so, dass durch Akzeptieren, durch Zulassen der Krankheit, Leid und Krankheit uns verlassen können. Wir müssen nicht kämpfen, um gesund zu werden. Tatsächlich ist es unsere Kapitulation, die uns gesund machen kann.

Das Gleiche gilt für alle schwierigen Situationen und Verhältnisse, auf die wir im Leben stoßen. Wir müssen nicht kämpfen, um eine Veränderung herbeizuführen. Wir müssen uns nicht mühen und plagen, um die Dinge zu verändern. Wenn wir uns eher dem Sein überlassen als dem Tun, dann können sich schwierige Situationen auflösen.

Egal, was sich in unserem Leben in gesundheitlicher oder anderer Hinsicht abspielt, wir müssen nicht mehr tun als innezuhalten, zu verweilen mit dem, was ist.

Die Arbeit, die ich heute mache, bezeichne ich als »Transformationale Medizin«. Dabei geht es darum, wie wir mit dem Leben umgehen, und zwar mit all seinen Aspekten, und nicht nur mit gesundheitlichen Problemen. In ihrem Mittelpunkt steht die Idee, einfach nur zu sein. Dies ist die Essenz der Absoluten Gesundheit.

Was Ihnen dieses Buch bietet

Was Sie hier finden, ist eine absolut revolutionäre Art, Gesundheit zu betrachten. Revolutionär für unser modernes Denken – aber inspiriert von uralter Weisheit. Von althergebrachten Traditionen, Heilmethoden aus aller Welt und zeitgenössischen spirituellen Lehrern. Revolutionär ist diese Art des Denkens, weil es dabei um das Sein geht, nicht um das Tun. Es geht um Hingabe, nicht um Kampf. Denn es ist spontan. Es ist mühelos.

Diese revolutionäre Art, Gesundheit zu denken, macht und hält Sie nicht nur gesund. Sie kann alle Bereiche Ihres Lebens verändern – Beziehungen, Finanzen, Ihren ganzen Lebensweg und was immer Ihnen widerfährt.

Auf diesen Seiten erzähle ich auch von mir persönlich: von meinen Begegnungen mit Mystikern und Menschen, die Wunder wirken konnten. Von Krankheit und Heilung, von Unfällen und Notfällen, von Krisen und Chaos. Von Sterben und Tod. Ich werde Ihnen meinen Weg durch all diese Erfahrungen beschreiben, den Ausweg, den ich schließlich fand aus allem, was uns belastet. Und ich werde Sie bekanntmachen mit einfachen Instrumenten des Wandels, die Ihnen auf mühelose Weise genau das ermöglichen: auf dem Weg zu größerem Wohlbefinden frei zu werden von Leid.

Kommen Sie mit mir ins das Gästehaus, in dem Sie mehr erfahren werden. Und Sie werden die Süße der Freiheit schmecken.

WIE DIESES BUCH AUFGEBAUT IST

Ich habe dieses Buch in fünf Teile mit insgesamt 15 Kapiteln eingeteilt. Diese Kapitel enthalten die Übungen und Instrumente, die es Ihnen ermöglichen, den jeweiligen »Stoff« durch praktische Anwendung unmittelbar zu erfahren. Im Anhang finden Sie noch mehr Wege, die Sie nach Hause zur Absoluten Gesundheit führen, sowie Links zu angeleiteten Übungen [in englischer Sprache, Anm. d. Red.] für die fünf Instrumente Absoluter Gesundheit.

In Teil I – *Willkommen im Gästehaus* – lade ich Sie ein, diesen metaphorischen Ort zu besuchen. Einen Ort, an dem das Leben einfach ist, an dem Sie gar nichts tun müssen, damit das Gewünschte geschieht. Einen Ort, an dem alles gut ist, was auch immer in Ihrem Leben vorgehen mag. Lesen Sie, warum Sie nur dort den Weg zur Heimkehr in die Absolute Gesundheit finden. Außerdem erkläre ich, was Heilung letztlich ist. Ich beschreibe das Paradoxon der Heilung und des Daseins, nämlich dass Heilung durch das *Sein* geschieht, nicht durch das Tun.

Es geht um die fünf Instrumente Absoluter Gesundheit: Atemarbeit; Tagebuchschreiben; Achtsamkeit und Meditation; Spiegelarbeit; *Somatic Experiencing*. Vielleicht kennen Sie das alles ja schon, oder zumindest die eine oder andere dieser Techniken. Ich arbeite mit diesen Instrumenten auf sehr spezielle Weise. Daher werde ich Ihnen zeigen, wie Sie sich diese Instrumente passend für Sie aneignen können.

In Teil I erfahren Sie, wie Sie Ihren inneren Heiler ansprechen können, indem Sie Ernährung, Lebensstil, Beziehungen und Lebenssinn zu Ihren Arzneien machen. Tatsächlich sind dies die vier grundlegenden Arzneien, die Ihnen den Weg zur Heimkehr in die Absolute Gesundheit weisen. Ich werde Ihnen auch Heilmethoden aufzeigen, die Ihnen dabei nützlich sein können. Und ich führe Sie ein in die Kraft heilender Partnerschaften mit Menschen, die diese Methoden praktizieren.

Teil II – *Heilung von innen her* – ist eine Beschreibung der Macht der Gedanken und Gefühle in unserem Leben. Ich erkläre Ihnen hier, wie Gedanken und Gefühle unsere Gesundheit beeinflussen. Jede körperliche Krankheit hat eine emotionale Komponente. Tatsächlich gibt es keine Trennung zwischen Körper, Geist und Gefühlen. Letztlich ist jede Art der Heilung auch emotionale Heilung, die von innen heraus geschieht.

Mit den fünf Instrumenten Absoluter Gesundheit werden wir uns schwierigen Gefühlen stellen, um sie zu heilen – nur durch die Kraft der Präsenz. Indem Sie einfach mit ihnen verweilen, können Sie sie verändern.

In Teil II setzen wir uns auch mit körperlichen Schmerzen auseinander, mit der Idee, dass die Heilung für den Schmerz der Schmerz selbst ist. Körperliche Schmerzen haben immer auch eine emotionale Komponente, häufig sogar eine emotionale Ursache. Daher kann die Heilung der Gefühle auch körperliche Schmerzen lindern. Indem wir präsent sind mit dem, was emotional rund um den Schmerz geschieht, können wir ihn verringern. Am Schluss geht es um den in jeder Hinsicht besten Ratschlag, den ich Ihnen in puncto Schmerz geben kann.

Teil III (*Wie Sie die Wirklichkeit erschaffen – von innen her*) beschäftigt sich mit der Vorstellung, dass alles miteinander verbunden ist: unsere Gesundheit, unsere Beziehungen, unsere Finanzen, unsere Lebensumstände – letztlich einfach alles, was geschieht. Auch die Verwirklichung unserer Wünsche geht von unserem Innenleben aus. Indem wir mit unseren Gefühlen verweilen, können wir unsere derzeitigen Lebensumstände und Situationen verändern und solche in unser Leben bringen, die wir uns wünschen. Indem wir unsere Gefühle wahrnehmen, schaffen wir Wohlbefinden und verwirklichen, was wir brauchen. Es beginnt mit dem Sein, nicht mit dem Tun. Sein ist der Pfad, der Veränderung bringt.

Wir arbeiten mit klar formulierten Absichten, mit Visualisierung und Dankbarkeit. Ich werde Ihnen zeigen, wie das geht. Leicht. Mühelos. Ohne den Versuch, etwas Bestimmtes zu bewirken.

In Teil IV (*Jenseits des Gästehauses – die nichtsichtbare Welt)* lade ich Sie ein auf eine Reise in jene außerordentliche Wirklichkeit, die jenseits von bewusstem Denken und den fünf Sinnen existiert. Eine Wirklichkeit, in der das Bewusstsein Raum und Zeit überschreitet und damit auch unseren Körper und unseren Geist. Eine Wirklichkeit, in der unser Leben nicht erst mit der Geburt beginnt und mit dem Tod endet. Eine Wirklichkeit, in der unser Geist das Potenzial hat, Berge zu versetzen. Uralte Weisheitslehren kennen diese Welt. Und heute scheint selbst die Wissenschaft ihre Existenz zu bestätigen.

Die Mystiker und Wunderheiler, die ich im Laufe meines Lebens kennengelernt habe, verkörpern diese Welt – Menschen mit scheinbar außergewöhnlichen Fähigkeiten, die offenbar Wunderheilungen vollbringen. Doch Wunder gehören zur natürlichen Ordnung der Dinge, wenn wir ihnen nicht länger den Weg verstellen. Sobald wir zur Seite treten, erscheint der Weg vor unseren Füßen, Heilung stellt sich ein, und unsere Lebensumstände ändern sich.

Und in Teil V – *Der Garten der Pfade, die sich verzweigen: Alle Wege führen nach Hause* – werde ich zeigen, dass alle medizinischen Wege – die konventionelle Medizin, die Alternativmedizin und Kombinationen aus beidem – uns den Weg nach Hause zur Absoluten Gesundheit zeigen können, gleich in welcher Form, mit welcher Methodik oder mit welchen Strategien dabei gearbeitet wird. Die Heimkehr hängt nicht davon ab, für welchen Pfad wir uns entscheiden, sondern davon, wie wir mit unserer Entscheidung umgehen. Weil letztlich wir selbst die Arznei sind.

In diesem Teil finden Sie auch eine kurze Geschichte der Alternativmedizin in den Vereinigten Staaten. Ich werde Ihnen erzählen, wie sich diese Bewegung über die Jahre entwickelt und das therapeutische Angebot verändert hat, das uns heute zur Verfügung steht. Auch diese Informationen sollen Ihnen helfen, Ihren persönlichen Weg zu finden.

Am Ende gebe ich noch ein paar Tipps, wie Sie mit dem, was Sie in diesem Buch gelernt haben, weiterarbeiten können.

Ganzheitliche Methoden werden mit den unterschiedlichsten Begriffen bezeichnet: Alternativmedizin, integrative Medizin, Komplementärmedizin, holistische Medizin und anderes. Ich verwende hier die Begriffe »Schulmedizin/konventionelle Medizin« und »alternative Medizin«. »Alternativ« bezeichnet dabei alles, was nicht unter »Schulmedizin« fällt.

EINE EINLADUNG

Wenn Sie mit mir die Reise durch dieses Buch antreten, werden Sie lernen, dass Sie nicht kämpfen müssen, was auch immer in Ihrem Leben vorgeht. Sie müssen nicht leiden. Sie werden feststellen, dass die Kur für alles, was Sie belastet, das schlichte Sein ist. Nicht das Tun. Und dieser Heilungsprozess geschieht spontan und mühelos. Während Sie dieses Buch durcharbeiten und seine Instrumente ausprobieren, werden Sie den Weg nach Hause in die Absolute Gesundheit entdecken, in die Freiheit vom Leid, in Heilung und Frieden. Dieser Frieden steht Ihnen immer offen. Auch genau jetzt, in diesem Augenblick.

Teil I

WILLKOMMEN IM GÄSTEHAUS

Alles Weh ist Heimweh.[1]
DIANNE M. CONNELLY

Kapitel 1

ZUHAUSE

Und wenn ich Ihnen nun sagen würde, dass alles, was Sie brauchen, um Ihr Leben in Ordnung zu bringen, Ihnen schon zur Verfügung steht? Ohne dass Sie sich dafür anstrengen müssen. Einfach nur, indem Sie aufhören zu warten und präsent sind. In diesem Augenblick.

Vielleicht halten Sie das ja für unmöglich. Für Wunschdenken. Aber das ist nicht so.

Willkommen im Gästehaus – dem Ort, den Sie Heimat nennen können. Ein wunderbares Heim, das Ihnen ein unbeschwertes Leben ermöglicht. Wo Sie von allen Schwierigkeiten frei sind – jenen Schwierigkeiten, die es mit sich bringt, wenn Sie in einem Körper leben. Schwierigkeiten, die sich äußern als chronische Erkrankungen, Schmerzen oder seelisches Leid. Schwierigkeiten, die sich in Gestalt von belastenden Situationen und Umständen äußern.

Das Gästehaus ist eine Metapher. Es soll Sie daran erinnern, dass für Sie gesorgt ist. Sie sind Gast in diesem hübschen Heim, in dem sich Gesundheit und Wohlbefinden von selbst einstellen, ohne dass Sie sich dafür abmühen müssen. Der Ort, an dem die Dinge wie von selbst passieren und sich Ihre Lebensumstände ändern, ohne dass Sie etwas dafür tun müssen. Der Ort, an dem Absolute Gesundheit herrscht.

Was immer sich in Ihrem Leben gerade abspielt – ob gesundheitliche Probleme, Beziehungsdramen, finanzieller Druck oder andere Schwierigkeiten: Ihr Weg, um von all diesen Problemen frei zu werden, ist einfach und mühelos. Und er liegt offen vor Ihnen. In diesem Augenblick. Sie müssen nicht kämpfen, um sich wohlzufühlen. Sie müssen nicht kämpfen, um etwas in Gang zu bringen.

Vielleicht klingt das merkwürdig in Ihren Ohren, diese Vorstellung von Nicht-Tun. Wenn Sie sich nicht wohlfühlen – Schmerzen haben oder in Ihrem Leben etwas verändern möchten –, dann mag es Ihnen so vorkommen, als sollten Sie unbedingt aktiv werden. Als sollten Sie etwas tun, um Ihre Lage zu ändern. Das hört sich vielleicht unvernünftig an, nach reinem Wunschdenken, dass man Umstände und Situationen verändern können soll, ohne irgendetwas zu tun. Einfach nur, indem Sie sich dem Sein überlassen.

Aber das ist kein Wunschdenken. Indem Sie sich öffnen und die Krankheit zulassen, können uns Krankheit und Probleme verlassen. Wenn Sie sich frei machen von Erwartungen und mit den herausfordernden Umständen einfach sind, kann die Situation sich verändern. Nicht, indem Sie versuchen, etwas zu korrigieren. Dr. Dianne Connellys Buch *Alles Weh ist Heimweh* schlug in mir eine Saite an. Connelly ist Wissenschaftlerin und praktiziert traditionelle Akupunktur. In ihrem wunderbaren Buch geht es um Heilung und darum, dass Heilung nur die Rückkehr nach Hause ist – an diesen Ort, an dem wir uns wohlfühlen, sicher sind und gut leben können. Diese Heilung, diese Heimkehr, aber entsteht aus dem Sein, nicht aus dem Tun.[2]

Alles, was Sie jemals brauchen, wird Ihnen aus dem Sein zukommen, nicht aus dem Tun. Aus dem Sein im Hier und Jetzt. Dem gegenwärtigen Augenblick.

Gedanken und Gefühle erschaffen unsere Wirklichkeit

Wie wir über bestimmte Dinge denken und sie empfinden, wirkt auf genau das zurück, worüber wir nachdenken und was wir empfinden. Das kann uns krank machen oder es kann uns gesund machen. Wir können uns dabei festfahren, wir können aber auch unsere Wirklichkeit verändern.

Behalten Sie diesen Punkt im Hinterkopf, wenn Sie weiterlesen: Wir leiden nicht, weil bestimmte Dinge in unserem Leben vorgehen, weil wir uns mit bestimmten Umständen und Situationen herumschlagen müssen. Wir leiden aufgrund der Gedanken und Gefühle, die wir uns zu dieser Situation machen.

Wenn wir verändern, was wir über eine Situation denken und wie wir sie empfinden, verändert sich die Situation selbst. Wir können unser Denken und Fühlen verändern, indem wir präsent bleiben. Sein. Hier. Jetzt. Wenn wir aufhören, an etwas herumzukorrigieren, wandelt sich dieses Etwas.

Natürlich heißt das nicht, dass wir tatenlos dasitzen sollen. Wir sollten nur nicht darauf warten, dass etwas anders wird, dass etwas passiert. Aber diese Wandlung des Geschehens – ob es nun um Gesundheit geht oder um eine schwierige Situation – kann nur einem Ort des Friedens entspringen. Des geistigen Friedens, des emotionalen Friedens. Und des körperlichen Friedens.

An diesem Ort des Friedens geschieht die Heilung. Dieser Ort des Friedens schenkt uns Klarheit, Lösungen und müheloses Handeln. Ganz von selbst. Ohne Versuche. Unser Weg zur Freiheit vom Leid zu Gesundheit und Wohlbefinden, zur Heilung, zur Wandlung von Umständen und Situationen – dieser Weg beginnt immer mit dem Sein, nicht mit dem Tun.

Wir erleben Frieden im Geist und im Körper, wenn wir aufhören, etwas ändern zu wollen. Wenn wir aufhören, etwas in Ordnung bringen zu wollen. Wenn wir einfach sein können. Hier. Jetzt. Uns dem Augenblick hingeben. Präsent sein mit dem, was ist. Aus dem Weg gehen. Wenn wir aus dem Weg gehen, zeigt sich uns unser Weg.

Ich habe das lange nicht gewusst. Tatsächlich habe ich Jahre gebraucht, um es zu verstehen. Jahre, die ich in einem angeschlagenen Körper verbracht habe, mit emotionalen Konflikten, mit schwierigen Lebensumständen und dergleichen mehr. Ich war immer damit beschäftigt, irgendetwas in Ordnung zu bringen, meine Lage zu verbessern, etwas zu verändern oder abzustellen. Als ich endlich all diese Verbesserungsversuche sein ließ, als ich anfing, mit dem präsent zu sein, was ich erlebte, fingen die Dinge an, sich zu ändern. Meine Gesundheit verbesserte sich. Meine Lebensumstände verbesserten sich. Als ich aus dem Weg ging, zeigte sich mir mein Weg. Und all das geschieht, weil wir Absolute Gesundheit erfahren, wenn wir im Jetzt sind, präsent sind mit dem, was ist.

Absolute Gesundheit

Absolute Gesundheit ist schlicht Geistesfrieden. Und sie ist nur einen Schritt, ein Innehalten, einen Atemzug entfernt. Sie steht Ihnen jetzt zur Verfügung, in diesem Augenblick und nur in diesem gegenwärtigen Augenblick. Wenn Sie innehalten, um zu sein. Jetzt hier zu sein.

Geistesfrieden ist unsere grundlegende Natur. Damit sind Sie auf die Welt gekommen. Er ist jener Geisteszustand, den Sie brauchen, um heil zu werden, frei von allem, was Sie bedrängt, in gesundheitlicher oder anderer Hinsicht. Den Sie brauchen, um Ihre Lebensumstände zu ändern.

Die Vorstellung von Absoluter Gesundheit mag auf den ersten Blick grob vereinfachend erscheinen, ja sogar unglaubwürdig. Doch sie ist nicht nur inspiriert von den ältesten Weisheitstraditionen und den spirituellen Lehren unserer Tage. Auch die jüngsten wissenschaftlichen Erkenntnisse bestätigen sie. Diese Art, Gesundheit zu denken, ist die einzige, die uns tatsächlich Gesundheit schenken kann. Aus folgendem Grund: Ihre Gedanken und Gefühle wirken sich unmittelbar auf Ihre Gesundheit und Ihr Wohlbefinden aus. Jeder Gedanke, jedes Gefühl erzeugt entweder Wohlbefinden oder Unbehagen. Ein ruhiger, friedlicher Geist spiegelt sich in einem entspannten, gesunden Körper wider. Ein aufgewühlter Geist belastet den Körper.

Was uralte Weisheitslehren seit jeher sagen – dass Geist und Körper eng miteinander verwoben sind und dass Gedanken und Gefühle entweder heilen oder krank machen –, wird mittlerweile auch von der Wissenschaft unterstützt. Wir von der Schulmedizin holen hier allmählich auf. In den letzten Jahrzehnten konnten zahlreiche Forschungsarbeiten zeigen, dass dieses Konzept von Geist, Körper und Gesundheit stimmt. Sodass es mittlerweile auch immer mehr Unterstützung unter Ärzten findet.[3]

Was die wissenschaftliche Seite, kurz zusammengefasst, darüber sagt: Wenn der Geist in Ruhe verweilt, ist der Parasympathikus aktiv, jener Teil des Nervensystems, der für Ruhe, Reparaturarbeiten, Verjüngung und Heilung, aber auch für Schlaf und Verdauung zuständig ist. Ist der Geist hingegen unruhig, dann meldet sich das sympathische Nervensystem, das uns wach, aktiv und aufmerksam macht. Aus diesen beiden Systemen setzt sich das autonome Nervensystem zusammen. Unser Nervensystem funktioniert im Großen und Ganzen automatisch, aber wir haben auch Einfluss darauf. Parasympathikus und Sympathikus sind Gegenspieler. Es ist also immer nur ein System aktiv. Wenn das eine arbeitet, ist das andere ausgeschaltet.

Das parasympathische System senkt den Blutdruck, die Herzfrequenz und die Atemfrequenz. Es kurbelt die Verdauung an, setzt »Wohlfühl-Botenstoffe« im Gehirn frei und macht uns, wenn nötig, bereit für Ruhe und Schlaf. Das sympathische Nervensystem – auch das »Kampf oder Flucht«-System genannt – erhöht Blutdruck, Herz- und Atemfrequenz. Es sorgt dafür, dass Adrenalin beziehungsweise »Stresshormone« ausgeschüttet werden, die uns wach, aktiv und aufmerksam machen. In der Folge verhindert es Ruhe, Reparatur- und Verjüngungsprozesse sowie Heilvorgänge. Es legt die Verdauung auf Eis und verhindert den Schlaf. Wir können nämlich nicht ruhig und entspannt schlafen beziehungsweise verdauen, wenn wir wachsam und aktiv sein müssen.

Daher hat der Sympathikus einen schlechten Ruf, aber er ist für uns unverzichtbar. Er hat sich entwickelt, um uns vor tödlicher Gefahr zu schützen. Wenn die Menschen der Urzeit mit Beutegreifern oder gefährlichen Situationen konfrontiert waren, hatten sie Angst. Diese aktiviert den Sympathikus, unser Kampf-oder-Flucht-System. Und wir brauchen dieses System immer noch, um in der Welt richtig zu funktionieren und uns vor ihren Gefahren zu schützen. Zum Beispiel, um sich durch den Straßenverkehr von New York City zu kämpfen. Problematisch ist nur, dass der Sympathikus bei den meisten Menschen öfter aktiv ist, als für uns gut ist.

Das moderne Leben bringt viel Stress mit sich, weshalb wir ständig im Kampf-oder-Flucht-Modus sind. Unsere Emotionen schlagen hohe Wellen. Wir glauben, wir müssten aktiv werden, um Bedrohungen abzuwenden oder Probleme zu lösen. Oder wir versuchen, vor unseren Ängsten und Problemen wegzulaufen. Wie auch immer: Wir stecken im Sorgenmodus fest. Und wenn das sympathische System unnötigerweise häufiger aktiv wird als sein Gegenspieler, dann verursacht uns das unerwünschten Stress, Dysbalancen und letztlich auch Krankheiten.

Ein ruhiger Geist bewirkt das genaue Gegenteil. Er aktiviert den Parasympathikus, sodass Ruhe eintreten und verjüngende Reparatur- und Heilprozesse ablaufen können. Geistesruhe ist also der Zustand, den wir brauchen, wenn wir heilen wollen – sei es den Körper oder andere Dinge. Im Hier und Jetzt sein, mit dem, was sich in jedem Moment abspielt: Das ist es, was Geistesruhe erzeugt. Präsenz ist der Weg zur Absoluten Gesundheit.

EMOTIONALE AKZEPTANZ IST HEILUNG

Mehr und mehr wissenschaftliche Untersuchungen belegen, dass emotionale Akzeptanz und die Hingabe an den gegenwärtigen Moment – die Fähigkeit, bei jenen Gefühlen zu verweilen, die wir im Augenblick empfinden – uns gesund macht und uns gesund erhält.

Eine Studie aus dem Jahr 2016 mit Brustkrebspatientinnen zeigte beispielsweise, dass die Frauen, die bei ihren Gefühlen zur Krankheit bleiben konnten, auch wenn sie schwierig waren, weniger Symptome aufwiesen.[4] Die Patientinnen jedoch, die ihre Gefühle verdrängten, waren tatsächlich kränker. Außerdem bestimmte man den Spiegel entzündungsfördernder Zytokine im Blut. Das sind Substanzen, die einen Aspekt des körperlichen Gesundheitszustand anzeigen – und zwar den Zustand des Immunsystems. Diese Werte steigen während einer Krankheit normalerweise an. Doch Frauen, die mit ihren Gefühlen präsent sein konnten, zeigten immer noch weniger Krankheitssymptome, ganz unabhängig von ihrem Zytokinspiegel.

Auch eine Studie aus dem Jahr 2019 mit Patienten, die sich einer Krebstherapie unterzogen, beweist diesen Zusammenhang von Gefühlen und Gesundheit: Wer seine Gefühle von Unsicherheit und Angst verdrängte, hatte mehr gesundheitliche Schwierigkeiten.[5]

Andere Studien belegen einen Zusammenhang zwischen dieser Fähigkeit des Präsentseins und chronischen Depressionen beziehungsweise Angstzuständen. Wenn Betroffene bei dem Gefühl der Trauer und der Sorge bleiben konnten, dann empfanden sie weniger depressive Verstimmungen beziehungsweise Ängste.[6] Die Fähigkeit, bei unseren Gefühlen präsent zu bleiben, kann uns also vom Ungleichgewicht zum Wohlbefinden führen. Eine Studie aus dem Jahr 2013 wies außerdem nach, dass es zu einem längeren, gesünderen Leben führt, wenn man bei seinen Emotionen, auch den schwierigen, verweilen kann.[7]

Was lernen wir nun daraus? Dass es nicht funktioniert, wenn wir versuchen, seelischem Schmerz aus dem Weg zu gehen, uns »zusammenzureißen« und gegen die Krankheit »anzukämpfen«. Damit machen wir die Dinge nur schlimmer, nicht besser.

DAS HEILMITTEL FÜR DEN SCHMERZ IST DER SCHMERZ

Und das gilt natürlich auch für unangenehme körperliche Empfindungen. Mit diesen präsent zu sein, statt sie zu verdrängen, trägt zu ihrer Linderung bei.

Jüngere Hirnforschungen haben die Sichtweise der Neurowissenschaft auf akute und chronische Schmerzen vollkommen verändert. Mittlerweile geht man davon aus, dass es den Schmerz lindert, wenn man ihn akzeptiert.[8] Da Schmerzsignale und Gefühle im Gehirn verbunden sind, beeinflussen unsere Gefühle auch unsere Schmerzerfahrung. Schwierige Emotionen wie Sorge, Ärger oder Trauer können unser Schmerzempfinden verschärfen. So weit, so klar. Wahrhaft faszinierend aber ist, dass chronische Schmerzen die emotionalen Zentren im Gehirn aktivieren. Das heißt, dass in vielen Fällen Erinnerungen, Gedanken und schwierige Gefühle die Erfahrung von wiederkehrendem und chronischem Schmerz auslösen können.

Vielleicht ist es gar nicht diese alte Verletzung, die uns Schmerzen verursacht, sondern unsere Geisteshaltung. Über den Schmerz nachzudenken, sich an ihn zu erinnern oder anderen schwierigen Gefühlen nachzuhängen – all das kann Schmerzen auslösen, selbst wenn die körperliche Verletzung längst verheilt ist oder wenn es keinerlei physischen Auslöser für den Schmerz gibt.

Wenn wir unser Denken und Fühlen umschalten, schalten wir auch in der Schmerzempfindung um. Schmerz vermeiden zu wollen setzt nur Körper und Geist unter Stress, und körperlicher und geistiger Stress übersetzt sich wiederum in Schmerz. Dadurch verstärken wir, was wir loswerden wollen.

Das Heilmittel für den Schmerz ist der Schmerz. Mehr dazu in Kapitel 5, wo es um emotionale Heilung geht. Dort finden Sie auch Instrumente, um bei schwierigen Gefühlen zu verweilen.

Eines möchte ich hier gleich zu Anfang klarstellen: Wenn ich empfehle, bei schwierigen Gefühlen und Empfindungen präsent zu bleiben, ist das nicht so gemeint, dass Sie unerträgliche Gefühle und hartnäckige Schmerzen einfach aushalten sollen. Sich eine medizinische Diagnose stellen zu lassen, Schmerzmittel einzunehmen und andere Maßnahmen zu ergreifen, um den Schmerz zu lindern, ist absolut angebracht. Zusätzlich zur emotionalen Heilung gibt es unzählige Therapien, Techniken, Hilfsmittel und Instrumente, die helfen können, ob es sich nun um traditionelle Schulmedizin oder um alternative Methoden handelt. Sie sollten nur immer im Hinterkopf behalten, dass Ihre Stärke in der Erfahrung des gegenwärtigen Augenblicks liegt, dass Ihr Freisein von Leid aus dem aktuellen Moment erwächst, und dass Ihre Heilung in diesem Augenblick einsetzt. Selbst wenn der gegenwärtige Augenblick emotional und/oder körperlich schmerzhaft ist, wird dieser Schmerz nachlassen, wenn Sie mit ihm verweilen können. Von diesem Ort der Präsenz aus, von diesem »Jetzt-hier-Sein«, wird auch klar erkennbar, wann es Zeit ist, aktiv zu werden, um Klarheit zu gewinnen und zusätzliche Lösungen zu finden.

Ich werde Ihnen später darüber mehr erzählen. Für den Augenblick sollten Sie nur eines wissen: Das Leiden geschieht in Ihrem Innersten. Aber das gilt auch für die Heilung. Ihr Geist ist Ihr Heilmittel. Der Weg zur Heilung und zur Absoluten Gesundheit nimmt in Ihnen seinen Anfang.

Übers Heilen und Sterben

Wir denken ja immer, Heilung bedeute, dass unsere körperliche Gesundheit wiederhergestellt wird. Ich möchte Ihnen hier eine andere Möglichkeit aufzeigen: den Abschied von Ihrem Körper. Heilung kann auch heißen, dass Sie Ihren Körper verlassen, also sterben. Welche Form die Heilung auch annimmt – Rückkehr zu körperlicher Gesundheit oder Trennung vom Körper –, sie ist immer eine Rückkehr nach Hause, zum inneren Frieden, ganz egal, was passiert.

Diese Vorstellung stößt auf Ablehnung bei allen Menschen, die Angst vor dem Sterben haben und bei denen der Gedanke, ihren Körper zu verlassen, Stress, ja Grauen auslöst. Das ist auch normal, angesichts der Tendenz in unserer modernen Kultur, Tod und Sterben als belastende und unerwünschte Erfahrung zu sehen. Darüber hinaus beklagt auch die medizinische Kultur den unvermeidlichen Verfall des Körpers – jedenfalls kam mir das im Medizinstudium so vor. Ich lernte, dass Krankheiten schlecht sind, und Tod und Sterben noch schlechter. So verbindet sich mit »Gesundheit« eine Aura der Angst, die die Gesellschaft noch fördert. So sehr, dass die Angst selbst ein Risikofaktor für Krankheit und Tod geworden ist.

Aber dieses Verständnis von Gesundheit, dieser kulturelle Stressfaktor, den das Verlassen unseres materiellen Körpers bedeutet, ist nicht überall auf der Welt die vorherrschende Sicht. Alle spirituellen und religiösen Traditionen bieten uns hier ohnehin ein anderes Bild. Das Gleiche gilt für nichtkonventionelle Heiltraditionen, deren Weltsicht auf einem umfassenderen Verständnis des Lebens gründet, das sich über die materielle Welt, über den physischen Körper hinaus erstreckt. Solche Traditionen betrachten den Tod nicht voller Angst, nicht als Katastrophe, sondern nur als Zwischenspiel im Zyklus des Lebens, das man ehren und würdigen sollte. Diese Traditionen fördern nicht Angst, sondern Akzeptanz und Gnade. Sie ermutigen uns, bei der Erfahrung des Menschseins zu verweilen, zu der auch Krankheit, Sterben und Tod gehören.

Wenn wir keine Angst vor Krankheit, Sterben und Tod haben, sind wir frei von Furcht. Wir erlangen inneren Gleichmut. Dieser Geistesfrieden ist der Ort der Absoluten Gesundheit. Und ist das nicht die beste Medizin, die wir verlangen können?

Es ist möglich, diesen Geistesfrieden zu erlangen, was auch immer geschieht – selbst im Angesicht schwierigster Umstände, im Angesicht von Krankheit, Sterben und Tod. Wenn wir an diesem friedvollen Ort sind, kann er uns in einen Zustand des Wohlbefindens, ja, der Gesundheit versetzen. Aber wenn es Zeit sein sollte zu gehen, dann macht er uns den Abschied leicht und erlaubt uns, den Tod anzunehmen und in Würde zu sterben.

Mehr darüber lesen Sie in Teil IV, wo ich meine persönlichen Erfahrungen mit der Welt jenseits des Materiellen mit Ihnen teilen möchte. Dort werden Sie auch Übungen finden, die Ihnen helfen, die Angst vor dem Tod abzulegen.

Die Grenzen der Forschung und der »objektiven Wahrheit«

Die wissenschaftliche Forschung spielt eine zentrale Rolle für unser Verständnis von der Natur und für unsere Bemühungen, unsere Gesundheit zu verbessern. Daher verweise ich im ganzen Buch immer wieder auf wissenschaftliche Untersuchungen, die stützen, was ich Ihnen hier vermittle. Doch bevor ich mit unserem Thema fortfahre, möchte ich Sie auf einen Punkt hinweisen, den es zu bedenken gilt: Die Wissenschaft kann keine absoluten, unter allen Umständen gültigen Wahrheiten liefern. Die einzige Wahrheit liegt in uns.

Wissenschaft ist immer auch problematisch. Zur klinischen Forschung – also Untersuchungen am Menschen – gehört beispielsweise wesentlich auch Statistik, also die Interpretation von erhobenen Daten. Nur so lässt sich herausfinden, welche Methoden funktionieren und wie. Dabei suchen wissenschaftliche Arbeiten meist nach einem Ursache-Wirkungs-Zusammenhang – etwa zwischen einer therapeutischen Methode, einem Arzneimittel und einem Symptom beziehungsweise dem Ausgang einer Krankheit. Die meisten Arbeiten beziehungsweise Ergebnisse basieren also auf randomisierten, kontrollierten Studien (RCT). Diese gelten seit Jahren als der Goldstandard der medizinischen Forschung. Solche Studien werden an einer großen Zahl von Probanden durchgeführt, statt nur einen Betroffenen über einen längeren Zeitraum zu beobachten. Die Teilnehmer werden dabei in zwei Gruppen aufgeteilt: Eine erhält die zu untersuchende Behandlung, die andere nicht. Nach diesem Verfahren werden die meisten Arzneimittel geprüft. Und die Ergebnisse der RCT gelten als ausgesprochen zuverlässig.

Experten im Design von Forschungsarbeiten allerdings kritisieren die RCT und andere klinische Methoden schon lange als grundsätzlich fehleranfällig.[9] Sie gehen davon aus, dass diese Studien nicht messen, was sie zu messen glauben. Ein Grund dafür ist, dass Erwartungen und Voreingenommenheiten der Probanden wie auch der Forscher – ihre Gedanken, Gefühle, Überzeugungen, Haltungen – das Ergebnis beeinflussen können.[10]

Bei der RCT kommt dazu, dass die Forscher den einzelnen Menschen und seine individuellen Eigenheiten gar nicht berücksichtigen können, wenn sie nur Gruppen untersuchen. Dabei fallen alle Faktoren durchs Raster, die jeden von uns zu einem individuellen Menschen machen. Und eben diese Faktoren sind es, die uns zu gesunden oder kranken Menschen machen.

Zu diesen methodologischen Problemen spielen noch allerlei politische und wirtschaftliche Interessen eine Rolle, die auf die Aussagekraft von wissenschaftlichen und medizinischen Forschungsarbeiten Einfluss haben können. Doch dazu mehr in Teil V.

Was will ich damit sagen? Gehen Sie nie davon aus, dass wissenschaftliche Forschungsergebnisse die absolute und objektive Wahrheit darstellen. Auch die Wissenschaft kann nicht die oberste Autorität für sich beanspruchen, und wir sollten ihr diese auch nicht blindlings zubilligen.

Die einzige Wahrheit, die für Sie gilt, ist die Ihre. Ihre innere Wahrheit. Und Sie finden den Weg zu dieser Wahrheit, indem Sie jetzt hier sind. Indem Sie innehalten und sich aufs Sein einlassen. Das ist Ihr Heimweg zur Absoluten Gesundheit. Das ist alles, was Sie brauchen, ganz egal, was passiert.

Die fünf Instrumente Absoluter Gesundheit

Es gibt fünf Instrumente, mit denen Sie Absolute Gesundheit erlangen können, eine klare Selbstwahrnehmung, das Sein im Hier und Jetzt und das Präsentsein mit dem, was ist: Atmung; Achtsamkeit und Meditation; Tagebuchschreiben; Spiegelarbeit sowie *Somatic Experiencing*. Alle fünf Methoden versetzen Sie an den Ort Absoluter Gesundheit, sprich: in einen Zustand von Geistesfrieden, und dies manchmal sogar innerhalb weniger Minuten. Sie werden Ihren Geist transformieren, Ihr Gehirn und Ihren Körper.

Wenn Sie mit diesen fünf Instrumenten arbeiten, üben Sie sich im Hier-und-Jetzt-Sein, im Präsentsein mit dem, was ist – Sie trainieren sozusagen Ihre Präsenzmuskeln. Damit Sie, wenn Sie sich Ihrem Alltag stellen, tatsächlich präsent sein können in dem, was ist, und sei es noch so schwierig oder herausfordernd.

Vergessen Sie nicht, dass es kein »Richtig« oder »Falsch« gibt, wenn Sie diese Übungen machen. Und auch kein »Sollte«. Wie Sie machen, was Sie machen, das ist der für Sie richtige Weg. Es ist hilfreich, sich nicht auf ein bestimmtes Ergebnis zu fixieren. Betrachten Sie die Übungen vielmehr als kleine Experimente, als Versuche zur Etablierung neuer Geistes- und Körperzustände, die Ihnen in diesem Moment Frieden bringen können.

ATMUNG

Die Atmung ist das kraftvollste Instrument, das wir haben, um sofortige Veränderungen in unseren körperlichen und seelischen Empfindungen herbeizuführen.

Atemarbeit: Bauchatmung

Sie werden diesen Effekt augenblicklich spüren, wenn Sie folgende Übung machen, die das parasympathische System aktiviert. Möglicherweise fühlen Sie sich danach ein wenig müde. Das kommt häufig vor, vor allem, wenn Ihr Körper oder Ihr Geist Ruhe braucht. Unter Umständen melden sich dabei auch bestimmte Gefühle oder Empfindungen. Was immer entstehen mag, lassen Sie es zu. Es ist ganz normal und natürlich.

- Suchen Sie sich einen ruhigen Ort, an dem Sie sich wohl- und sicher fühlen und an dem Sie nicht gestört werden. Setzen oder legen Sie sich hin, was immer für Sie bequemer ist. Achten Sie darauf, dass nichts Ihre Atmung blockiert, vor allem, dass Sie gut in den Bauch atmen können. Lockern Sie, wenn nötig, Ihre Kleidung, vor allem am Bauch.

- Schließen Sie die Augen und konzentrieren Sie sich eine Weile auf Ihren Atem. Atmen Sie durch die Nase ein und aus. Spüren Sie den Empfindungen nach, die das Fließen des Atems an den Nasenlöchern verursacht.

- Wenn Gedanken aufkommen, registrieren Sie diese und kehren Sie dann mit Ihrer Aufmerksamkeit wieder zum Atem zurück.

- Nun legen Sie sich eine Hand mittig auf die Brust, die andere auf den Unterbauch. Richten Sie die Aufmerksamkeit auf den Bauchraum. Spüren Sie, wie er sich weitet, wenn Sie einatmen. Und wie er beim Ausatmen wieder flacher wird. Spüren Sie, wie sich Ihre Hand dabei hebt und senkt. Spüren Sie hin, ob die Hand auf der Brust sich ebenfalls bewegt – stark, ein wenig oder gar nicht.

- Bleiben Sie mit Ihrer Aufmerksamkeit beim Bauchraum und seinen Bewegungen. Die Hand auf der Brust sollte möglichst still ruhen. Wenn es Ihnen schwerfällt, auf beide Hände zu achten, konzentrieren Sie sich nur auf den Bauchraum, der sich beim Einatmen sachte ausdehnt, beim Ausatmen wieder absinkt.

- Nun nehmen Sie die Hände weg und legen sie so ab, wie es für Sie bequem ist. Lassen Sie aber Ihren Atem weiter fließen wie bisher. Sie lenken die Aufmerksamkeit auf den Bauchraum, der sich beim Einatmen ausdehnt und sich beim Ausatmen zusammenzieht.

- Wenn Gedanken oder unangenehme Empfindungen auftauchen sollten, lenken Sie die Aufmerksamkeit wieder zurück auf den Bauch und auf das Ein- und Ausatmen.

- Wenn es für Sie stimmig ist, beenden Sie die Übung: Bedecken Sie die Augen mit den Handtellern ohne Druck, und atmen Sie weiter so, wie es Ihnen angenehm ist. Öffnen Sie die Augen, die Handteller bleiben über den Augen. Atmen Sie weiter. Nach einer Weile nehmen Sie die Hände weg und legen sie so ab, wie es sich für Sie gut anfühlt.

Überlegungen zur Übung

Durch langsames, sachtes Atmen – vor allem durch die Bauchatmung – können wir den Parasympathikus auf der Stelle aktivieren. So können wir uns Ruhe, Verjüngung, Heilung, gute Verdauung und ebensolchen Schlaf verschaffen – was auch immer wir brauchen. Unsere Gefühle sind ausgeglichen. Unser Körper entspannt sich. Frieden im Geist und Frieden im Körper. Das ist der einfachste

Weg, ins Hier und Jetzt einzutauchen, mit dem zu sein, was ist. Das dauert höchstens eine Minute. Schon wenige Minuten Achtsamkeit auf den Atem und die Bauchatmung setzen diesen entspannenden Impuls.

Üben Sie tagsüber immer mal wieder, wie eben beschrieben. Zum Beispiel morgens nach dem Aufwachen oder abends, wenn Sie sich zum Schlafen bereit machen. Diese Übung hilft Ihnen, besser in den Tag zu starten und leichter in den Schlaf hinüberzugleiten. Üben Sie, wenn Sie im Supermarkt Schlange stehen oder am Telefon in der Warteschleife hängen. Vor dem Essen zu üben verbessert Ihre Verdauung. Wenn Sie die Übung machen, bevor Sie sich mit einer schwierigen Situation auseinandersetzen müssen, wird diese weniger aufreibend verlaufen. Wann immer Sie gestresst, ängstlich oder wütend sind, halten Sie kurz inne und machen diese Atemübung. Auch wenn Sie nicht unter Druck stehen. Je mehr Sie üben, desto eher wird Ihnen das zur Gewohnheit. Selbst wenn Sie nur eine Minute üben, werden Sie den Unterschied merken.

Ich beispielsweise hatte ein wenig Bedenken, als ich anfing, dieses Kapitel zu schreiben. Ich hatte ja noch nie ein Buch geschrieben. Ich hatte noch nie einen Abgabetermin bei einem Verlag. Ständig machte ich mir Sorgen darum, dieses Projekt gut abschließen zu müssen. Und diese Sorgen und Befürchtungen vernebelten mein Denken. Wenn ich hinterher las, was ich geschrieben hatte, klangen mir die Worte falsch im Ohr. Also hörte ich auf, etwas produzieren zu wollen. Ich nahm mir eine Auszeit. Ich hielt inne und machte meine Bauchatmung. Nur für ein paar Minuten, aber danach war alles anders. Ich setzte mich wieder an den Schreibtisch, völlig ruhig und entspannt, und schon fingen die Worte an zu fließen.

Der Unterschied zwischen Bauch- und Brustatmung

Viele von uns atmen nur mit dem Brustraum. Was bedeutet, dass ständig das sympathische Nervensystem aktiviert wird. Und das heißt: Stress für Körper und Geist. Indem wir bewusst die Bauchatmung – auch Zwerchfellatmung genannt – einüben, können wir das ändern.

Das Zwerchfell trennt den Brustkorb mit der Lunge vom Bauchraum. Es ist eine Muskelplatte, die wie eine Schwingtür funktioniert. Wenn wir beim Einatmen den Atemstrom in den Bauchraum lenken, schwingt die Tür nach unten, sodass die Lunge mehr Luft aufnehmen kann. Dabei dehnt sie sich weiter aus. Das gesteigerte Lungenvolumen bewirkt, dass Druckrezeptoren in der Lunge sofort Signale an das Stammhirn senden, die das parasympathische System aktivieren. Für uns heißt das konkret: Ruhe, Regeneration, Verjüngungs- und Heilprozesse.

Babys sowie Hunde, Katzen und überhaupt alle Säugetiere praktizieren die Bauchatmung ganz automatisch. Beobachten Sie doch mal, wie ein Kleinkind oder ein Welpe atmet. Dabei weitet sich der Bauch stark. Mit zunehmendem Alter werden wir jedoch immer gehemmter. Unsere Gedanken und Gefühle verhindern die Bauchatmung. Wenn wir Angst haben oder andere unangenehme Gefühle empfinden, neigen wir ohnehin zur Brustatmung. Männern erteilt man in der westlichen Kultur das Kommando: Bauch rein, Brust raus! Für Frauen gilt ein flacher, quasi nichtexistenter Bauch als Nonplusultra. All das macht die Bauchatmung unmöglich.

Selbstverständlich ist auch die Brustatmung natürlich. Zum Problem wird sie nur, wenn wir *nur noch* in den Brustraum atmen, denn dies aktiviert den Sympathikus.

Die effizienteste und auch natürliche Art der Atmung ist, erst in den Bauch zu atmen und dann in den Brustraum. So können sich die Lungenflügel voll entfalten. Wenn Sie schon einmal Yoga geübt oder Ausdauertraining gemacht haben, kennen Sie vermutlich diese Form der Atmung schon. Wenn in diesem Buch also von »Bauchatmung« die Rede ist, ist gemeint, dass Sie in den Bauch atmen, wobei der Atemstrom dann ganz natürlich die Brust anhebt.

ACHTSAMKEIT UND MEDITATION

Nicht präsent sein, Multitasking, sich von Emotionen lenken lassen – so machen wir von unserem Geist schlechten Gebrauch. Angewohnheiten wie diese machen uns unproduktiv, beeinträchtigen unser Denken und unser Erinnerungsvermögen, schwächen uns körperlich, verstärken Ängste und Depressionen und führen allgemein zu einer schwächeren Gesundheit. Achtsamkeit und Meditation helfen uns, das volle Potenzial von Geist und Körper auszuschöpfen. Sie machen uns gesund, und sie halten uns gesund.

Achtsamkeit ist heutzutage ein echtes Modethema. Aber was heißt »Achtsamkeit« eigentlich?

Hier eine schöne Beschreibung vom *Greater Good Science Center* an der University of Berkeley, California:

> »Achtsamkeit bedeutet, dass man von Augenblick zu Augenblick eine klare Wahrnehmung der eigenen Gedanken, Gefühle und Körperempfindungen sowie der Umgebung hat. All das betrachtet man durch eine sanfte, fürsorgliche Brille. Zur Achtsamkeit gehört auch Akzeptanz, was bedeutet, dass wir unsere Gedanken und Gefühle zwar registrieren, aber ohne sie zu verurteilen – ohne zu glauben, dass es in diesem Moment eine ›richtige‹ oder ›falsche‹ Art zu denken oder zu fühlen gibt. Wenn wir Achtsamkeit üben, stellen sich unsere Gedanken auf das ein, was wir im gegenwärtigen Moment spüren, statt die Vergangenheit wiederzukäuen oder uns die Zukunft auszumalen.«[11]

Das Konzept der Achtsamkeit stammt aus der buddhistischen Meditationstradition. Im Westen wurde es bekannt durch die Arbeit von Jon Kabat-Zinn, der 1979 das *Mindfulness-Based Stress Reduction Program* [MBSR, auf Deutsch: Achtsmkeitsbasierte Stressreduktion, Anm. d. Red.] ins Leben rief. Seitdem haben Tausende von Studien die positiven Effekte der Achtsamkeit für unsere körperliche und geistige Gesundheit nachgewiesen. Mittlerweile gibt es Achtsamkeitsprogramme für Schulen, Haftanstalten, Krankenhäuser und viele andere Institutionen.[12]

Bei der Achtsamkeit geht es einfach darum, hier zu sein. In diesem Augenblick. Präsent zu sein bei allem, was wir tun, ob wir nun eine Rosine essen, telefonieren, den Abwasch erledigen oder die Straße hinuntergehen. Achtsamkeit ist Präsenz. Achtsamkeit führt uns heim zu unserer grundlegenden Natur. Achtsamkeit ist der Weg nach Hause zu Absoluter Gesundheit, zu innerem Frieden.

Meditation ist ein starkes Instrument, um Achtsamkeit zu kultivieren. Sie kann dauerhafte Veränderungen in unserem Denken und Fühlen bewirken. Sie verändert die neuronalen Pfade des Gehirns nachhaltig, sodass wir künftig anders auf Stressfaktoren reagieren. Meditation verändert unser Gehirn.

Zu den gesundheitlichen Auswirkungen der Meditation gibt es unzählige wissenschaftliche Untersuchungen. Ihre Effekte zeigen sich auf der körperlichen ebenso wie auf der seelischen Ebene: Meditieren senkt den Blutdruck, stärkt das Immunsystem, lindert Depressionen und Angstzustände. Meditation beeinflusst außerdem die Genexpression (die Art und Weise, wie unser Körper seine genetischen Blaupausen umsetzt) sowie die Wirkung der Telomerase auf die Chromosomen – was bedeutet, dass sie Alterungsprozesse verlangsamt. Dazu kommen noch deutliche Verbesserungen in puncto Gedächtnis und Verdauung. Studien konnten zeigen, dass Meditation besser wirkt als Antidepressiva, weil sie die Art und Weise, wie unser Gehirn Gefühle von Trauer, Niedergeschlagenheit und Depression verarbeitet, dauerhaft verändert.[13] Meditation ist also tatsächlich starke Medizin.

Ich verrate Ihnen etwas: Ich bin eine Meditierende. Die Meditation hat mein Leben verändert. Wann immer ich mich mies fühle, bringt sie mich zurück an einen Ort der Leichtigkeit. Sie schenkt mir Klarheit. Sie bietet mir Lösungen. Sie inspiriert mich zu einer neuen Perspektive. All das bekomme ich, indem ich einfach nur dasitze und mich auf das Sein einlasse.

Wenn Meditation für Sie Neuland ist, wenn Sie glauben, dass Sie nicht meditieren können, weil Ihr Geist viel zu geschäftig ist – bis unter die Decke vollgestopft mit Gedanken und Ängsten –, sollen Sie eines wissen: Sie können das. Das, was man gewöhnlich den »Affengeist« nennt (wenn der Geist unablässig von Gedanke zu Gedanke hüpft), ist ein absoluter und natürlicher Aspekt des Geistes.

Bei der Meditation geht es nicht darum, Gedanken, Gefühle und körperliche Empfindungen loszuwerden. Es geht vielmehr darum, mit ihnen präsent zu sein. Indem wir präsent sind, verändern wir unsere Beziehung zu diesen Phänomenen. Und das geht so: Wir beobachten sie. Wir werden zu Zeugen dieser Erscheinungen. So betreten wir den Ort der Gnade, der Absoluten Gesundheit, des Geistesfriedens. Dabei kommen uns ganz selbstverständlich Ideen, Klarheit und Lösungen, ohne dass wir etwas tun müssten. All diese wunderbaren Dinge – die Gehirn, Geist und Gesundheit verändern – passieren, wenn wir uns in Achtsamkeit üben.

Eine einfache Achtsamkeitsmeditation

Mit der folgenden kurzen Übung können Sie diese Erfahrung selbst machen. Sie werden zum Zeugen Ihrer Gedanken, Gefühle und körperlichen Empfindungen, als würden Sie diese auf einem Bildschirm betrachten.

Üben Sie ein paar Minuten lang. Und selbst wenn Ihr Geist die ganze Zeit voller Gedanken ist, garantiere ich Ihnen, dass Sie sich danach trotzdem friedlicher fühlen. Die Neurowissenschaften erklären uns, weshalb das so ist: Wenn wir unsere Gedanken beobachten, verändern wir die Beziehung zwischen der Amygdala (dem Teil des Gehirns, in dem bestimmte Gefühle verarbeitet werden) und dem präfrontalen Cortex (zuständig für die Beobachtung unserer Gefühlszustände und unser reflexives Denken[14]). Statt auf unsere Gefühle zu reagieren, treten wir einen Schritt zurück und sehen ihnen einfach zu. Wir lassen um sie herum Raum entstehen. Sie verschwinden nicht, aber sie treiben uns auch nicht mehr an.

- Suchen Sie sich einen ruhigen Ort, der Ihnen ein sicheres, heimeliges Gefühl gibt und an dem Sie nicht gestört werden. Setzen oder legen Sie sich hin, was auch immer sich für Sie besser anfühlt. Jede Haltung ist gut. Der entscheidende Punkt ist, dass Sie sich wohlfühlen. Achten Sie darauf, dass der Atem frei kommen und gehen kann. Lockern Sie, wenn nötig, Ihre Kleidung am Bauch.

- Schließen Sie die Augen und lassen Sie den Atem in den Bauch strömen.

- Nun beobachten Sie Ihre Gedanken. Ihre Gefühle. Ihre körperlichen Empfindungen. Sehen Sie ihnen einfach ein paar Minuten lang zu. Beobachten Sie Ihre Gedanken, als würden Sie auf einem Bildschirm vor Ihren Augen vorbeiziehen.

- Wenn Sie die Übung abbrechen möchten, wenn Sie sich nicht mehr wohlfühlen, wenn Geräusche Sie ablenken, dann beobachten Sie diese Störungen in der Form, wie sie sich äußern: als lediglich weitere Gedanken und Empfindungen. Machen Sie einfach noch ein bisschen weiter.

- Wenn Sie das Gefühl haben, jetzt genügt es, dann wölben Sie Ihre Handflächen leicht über den Augen. Praktizieren Sie die Bauchatmung. Öffnen Sie dann die Lider, die Hände lassen Sie aber noch über den Augen ruhen. Noch ein paar Atemzüge in dieser Haltung, und Sie können die Hände wegnehmen. Legen Sie sie so ab, dass Sie sich wohlfühlen.

Überlegungen zur Übung

Wie bei der Atemübung kann es auch beim Meditieren vorkommen, dass Sie hinterher schläfrig werden. Wenn Sie schon müde sind, sollten Sie nicht meditieren. Verweilen Sie lieber im Hier und Jetzt mit der Empfindung der Schläfrigkeit: Hören Sie ihr zu, würdigen Sie sie. Gönnen Sie Ihrem Geist und Ihrem Körper eine Ruhepause. Unser Lebensstil als Medizin, als Fürsorge für unsere augenblicklichen Bedürfnisse wird Thema von Kapitel 2 sein.

Diese Art der Meditation ist mitunter eine echte Herausforderung – nur zu sein, mit den Gedanken, den Gefühlen, den Empfindungen. Es gibt viele verschiedene Arten der Meditation. Bei vielen muss man sich auf etwas Bestimmtes konzentrieren: auf den Atem, ein Mantra, eine Absicht, eine Visualisierung oder eine Idee wie zum Beispiel Dankbarkeit. Wenn Ihnen das reine Verweilen mit Gedanken und Gefühlen zu schwierig erscheint, können Sie es mit einer auf ein Objekt gerichteten Form der Meditation versuchen. Allerdings scheint eine »absichtslose« Meditation – das Sein mit dem, was sich ereignet, was wir denken, fühlen und empfinden – eine tiefere Wirkung auf Geist und Gehirn zu entfalten.

Bildgebende Verfahren zeigen, dass die absichtslose Meditation tiefere Veränderungen in der Beziehung zwischen unserem »Erregungsthermometer«, der Amygdala, und jenen Teilen des Gehirns bewirkt, die entscheiden, wie wir auf unsere Gefühle reagieren.[15] Anders ausgedrückt: Wenn wir mit unseren Gefühlen präsent sind, statt uns von ihnen abzulenken durch den Atem, ein Mantra oder etwas anderes, dann lernt unser Gehirn eine neue Art, auf diese Gefühle zu reagieren. Das liegt daran, dass wir auf diese Weise unser Gehirn sozusagen neu verkabeln.

Wenn Ihnen Meditation neu ist, fangen Sie mit dem an, was sich am leichtesten anfühlt, ob es nun eine Meditation mit oder ohne Objekt ist. Es kann auch helfen, eine äußere Struktur dafür zu haben, zum Beispiel einen Meditationskurs, eine Meditation in der Gruppe oder online. Im Anhang finden Sie ein paar Empfehlungen dazu.

Hier nun ein paar Tipps, wie Sie diese Praxis in Ihr Leben integrieren können: Überlegen Sie zunächst, ob Sie mit einer Meditation in den Tag starten. So mache ich das. Manchmal nur ein paar Minuten, manchmal länger. Aber ich erlege mir kein festes Pensum auf. Streichen Sie jedes »Sollen« und »Müssen« aus Ihrem Vokabular, wenn es um Meditation geht. Wie bei allen Instrumenten und Methoden, die ich in diesem Buch vorstelle, ist es am allerwichtigsten, dass Sie behutsam mit sich umgehen. Kein Urteilen, kein Sollen, kein Müssen. Solche Gedanken erzeugen an sich schon Stress, und Geist und Körper büßen ihre Leichtigkeit ein. Tun Sie einfach, was Ihnen am leichtesten, ansprechendsten und bequemsten erscheint.

Ich meditiere gerne noch einmal später im Laufe des Tages. So kann um alles, was ich erlebt habe und was vielleicht schwierig war, Raum und Klarheit entstehen. Es erdet mich und lässt mich eintauchen in diesen Ort des Friedens, selbst wenn mein Geist noch so voller Gedanken ist. Daher nehme ich mir häufig untertags eine Auszeit von dem, was ich gerade tue, vor allem, wenn es mit viel Denkarbeit verbunden ist. Ich lege eine Minimeditation von wenigen Minuten ein, und danach ist der Unterschied deutlich zu spüren.

Zusammengefasst: Sie müssen nicht in ein Kloster gehen und stundenlang meditieren, um von den Vorzügen der Meditation zu profitieren. Sie müssen auch nicht lange Meditationsseminare oder -retreats absolvieren. Schon ein paar Minuten können Ihr Gehirn und Ihre Physiologie transformieren, eine Veränderung in Geist und Körper bewirken.

Überlegen Sie sich, ob Sie diese kraftvolle Übung erkunden wollen. In den folgenden Kapiteln finden Sie immer wieder Meditations- und Achtsamkeitsübungen. Diese Übungen sind grundsätzlich einfach auszuführen, können Ihnen aber dennoch den Weg zu Absoluter Gesundheit, zum Geistesfrieden ebnen.

TAGEBUCHSCHREIBEN

Manchmal sind wir von dem, was in uns vorgeht, doch recht weit entfernt. Wir merken nicht immer, was wir fühlen. Das Tagebuchschreiben hilft uns, »runterzukommen«, den Draht zu unserem Innenleben wiederzufinden, zu benennen, was in uns passiert. Forschungsarbeiten zum Selbstausdruck durch Schreiben – wenn wir also mit Worten unseren Gefühlen nachspüren – zeigen, dass auch dies bemerkenswerte Auswirkungen auf Geist und Körper zeitigt. So ergab eine Studie, an der Brustkrebspatientinnen und Patienten mit Herzerkrankungen teilnahmen, dass diejenigen, die über ihre Gefühle schrieben, nicht nur allgemein gesünder waren. Sie hatten auch weniger Krankheitssymptome und waren seelisch mit sich mehr im Reinen.[16] Expressives Schreiben, wie man dies auch nennt, stärkt die Immunfunktion, verringert Anfälle bei Asthmatikern und Rheumapatienten, lindert Ängste und Depressionen, senkt den Blutdruck, verbessert die Funktion von Lunge und Leber und macht sogar das Arbeitsgedächtnis leistungsfähiger.[17]

Tagebuchschreiben ist ein weiterer Weg, um bei seinen Gefühlen zu verweilen. Und wir wissen ja, dass dies der Weg zur Absoluten Gesundheit ist, zum Geistesfrieden, zu Wohlbefinden und Glück.

Es gibt viele Möglichkeiten, wie Sie Ihre Gefühle in Worte fassen können – mit dem Stift oder mit dem Computer. In Form von Listen, als freies Schreiben, als eine Art »Formulieren des Bewusstseinsstroms«, durch Festhalten dankbarer Gedanken, ja, sogar durch freies Schreiben mit der nichtdominanten Hand. All diese Methoden bewirken Veränderungen im Gehirn.[18]

Sie müssen kein Schriftsteller sein oder Erfahrung mit Tagebüchern haben, um die Übungen in diesem Buch zu machen und davon zu profitieren. Tatsächlich verhält es sich manchmal sogar andersherum: Je weniger Erfahrung Sie mit Worten und dem Schreiben haben, desto tiefer wirken diese Prozesse.

Tagebuch mit Listen

Dies ist eine einfache Übung, mit der Sie ins Tagebuchführen hineinschnuppern können. Listen sind wirklich sehr hilfreich. Sie halten uns an zum Durchatmen, zum Blick nach innen, vor allem, wenn wir so gar keine Ahnung haben, was in uns gerade vorgeht. Bei all den hier vorgestellten Tagebuchübungen rate ich Ihnen zu Papier und Stift, nicht zum Tippen. Mit der Hand zu schreiben lässt uns dabei präsenter sein.

- Suchen Sie sich eine ruhige Ecke, wo Sie von niemandem gestört werden. Legen Sie Papier und Stift bereit, auch wenn Sie eher an eine Tastatur gewöhnt sind.

- Nun erstellen Sie eine durchnummerierte Liste von allem, was Sie im Moment als schwierig empfinden. Was immer Ihnen einfällt – gesundheitliche Probleme, Ärger in einer Beziehung, finanzielle Sorgen oder sonst etwas: Schreiben Sie es auf.

- Das Ziel ist, den Blick nach innen zu wenden, und aufzulisten, was in Ihnen vorgeht. Egal, was Sie auf Ihre Liste setzen, bewerten Sie es nicht. Es gibt kein »Richtig« oder »Falsch«. Stil, Grammatik und Rechtschreibung spielen keine Rolle. Je freier Sie sich davon machen, desto leichter wird es Ihnen fallen, aufs Papier zu bringen, was Sie bewegt.

- Schreiben Sie zu jedem Punkt so viel oder so wenig, wie Ihnen sinnvoll erscheint. Ein Wort, ein paar Worte, mehrere Sätze oder Absätze. Drücken Sie Ihr Selbst aus. Machen Sie die Liste so lang oder so kurz, wie Sie wollen. Sie werden sie später nicht mehr durchlesen.

- Wenn Sie spüren, dass Sie ans Ende gelangen, halten Sie inne und warten Sie, ob noch neue Gedanken aufkommen. Wenn Ja, können Sie diese gleich festhalten oder die Übung später wiederholen. Wahrscheinlich haben Sie das Gefühl, dass Sie die Liste ewig weiterführen könnten. Das ist ganz in Ordnung.

- Sobald Sie das Gefühl haben, dass die Übung abgeschlossen ist, praktizieren Sie noch eine oder zwei Minuten lang die Bauchatmung.

Überlegungen zur Übung

Diese einfache Auflistung bringt häufig neue Gedanken und Gefühle ans Licht. Neue Themen erscheinen auf der Bildfläche, andere werden weniger drängend, manche wirken emotional aufgeladener, als man dachte. Das Listen-Tagebuch ist eine starke Übung, bei der wir lernen, mit dem zu sein, was ist, was wir in uns tragen und was uns vielleicht noch gar nicht bewusst war. Dadurch lockern wir die Spannung in Geist und Körper. Selbst wenn manche Themen emotional stärker aufgeladen sein sollten, so können wir, indem wir sie benennen und mit ihnen präsent sind, doch lernen, mit ihnen umzugehen.

Versuchen Sie es hin und wieder mit dieser Übung. Vielleicht möchten Sie sie ja eine Zeit lang täglich machen. Listen sind eine gute Möglichkeit, sich klarzumachen, was in einem passiert. Wenn Sie hingegen spüren, dass die Gefühle, die das Schreiben in Ihnen weckt, zu intensiv sind, dann arbeiten Sie mit einem der anderen vier Instrumente Absoluter Gesundheit. Oder Sie probieren andere Tagebuchtechniken aus, die Sie in den späteren Kapiteln kennenlernen werden.

Mir helfen Listen gewöhnlich dann, wenn ich mich irgendwie überwältigt fühle und mein Geist wirklich wie ein Äffchen von da nach dort hüpft. Sie machen es mir leichter innezuhalten, bei dem zu verweilen, was ist. Hinterher lasse ich meist noch eine kurze Atem- oder Meditationsübung folgen.

SPIEGELARBEIT

Diese Technik zur Arbeit an sich selbst habe ich von Louise Hay gelernt, deren Buch *Heile Dein Leben* einen Ehrenplatz in meinem Regal innehat. Meine Mutter hat es mir vor langer Zeit geschenkt, irgendwann während meines Medizinstudiums. Ich glaube nicht, dass ich Louises Lehren damals schon verstand. Ich beschäftigte mich auch erst damit, als ich von dem innigen Band zwischen Geist und Körper, zwischen Gedanken und Gefühlen und körperlicher Gesundheit erfuhr. Es waren emotionale Belastungen und ein kranker Körper, die mich für Louises Weisheit empfänglich machten.

Louise war eine zeitgenössische spirituelle Lehrerin. Nach einer traumatischen Kindheit war sie als Erwachsene mit einer Krebsdiagnose konfrontiert, wonach ihr nur noch kurze Zeit zu leben bleiben sollte. Sie heilte sich selbst von ihrem Trauma und von ihrer Diagnose, indem sie mit ihren Gedanken und Gefühlen arbeitete – indem sie ihr Denken änderte und ihre Gefühle heilen ließ. Dazu verwendete sie verschiedene alternative und ganzheitliche Heilmethoden.[19]

Die Spiegelarbeit funktioniert folgendermaßen: Sie betrachten sich im Spiegel und reden mit Ihrem Spiegelbild – ganz wörtlich! Diese Spiegeltechnik holt uns schnell und unkompliziert ins Hier und Jetzt. Sie bringt uns in Kontakt mit dem, was wir fühlen. Diese Erfahrung des Präsentseins, des Verweilens bei allem, was unsere Erfahrung ausmacht, bringt uns an jenen Ort des Wohlbefindens, an dem Geistesfrieden und die Absolute Gesundheit auf uns warten. An jenen Ort, an dem Wohlbefinden zu finden ist und Heilung geschehen kann. Wissenschaftliche Untersuchungen haben dies bestätigt: Mit unserem Bild im Spiegel zu reden kann uns Linderung verschaffen. Hierdurch wird nämlich er Parasympathikus aktiviert, der Geist und Körper Entspannung bringt.[20]

Spiegelarbeit: Reden Sie mit Ihrem Spiegelbild

Hier eine einfache Spiegelübung, die Sie eben jenen Geistesfrieden erfahren lässt, der entsteht, wenn Sie sich selbst ansehen und bei Ihren Gedanken und Gefühlen verweilen. All das sagen Sie Ihrem Spiegelbild. Verwenden Sie einen Handspiegel, stellen Sie sich nicht vor einen Garderobenspiegel. Das macht es Ihnen leichter, so präsent wie möglich zu sein.

- Suchen Sie sich einen ruhigen Ort, an dem Sie sich wohl- und sicher fühlen und nicht gestört werden. Setzen oder legen Sie sich hin, was auch immer Ihnen mehr liegt.

- Halten Sie den Spiegel mit beiden Händen oder mit Ihrer nichtdominanten Hand – die Hand, mit der Sie nicht schreiben. Wenn Sie beidhändig sind, nehmen Sie die Hand, mit der Sie üblicherweise nicht schreiben.

- Nun schauen Sie sich direkt in die Augen. Weichen Sie Ihrem Blick nicht aus.

- Praktizieren Sie einige Atemzüge lang die Bauchatmung, um herunterzuschalten und sich ganz auf die Übung einzulassen.

- Dann fangen Sie an zu reden. Sagen Sie, was immer Ihnen gerade in den Sinn kommt. Was Sie fühlen – buchstäblich alles, was Ihnen durch den Kopf geht, was Ihnen im Moment einfällt. Wenn Sie sich dabei dumm oder komisch vorkommen, dann sagen Sie das. Wenn Sie nicht wissen, was Sie sagen sollen, dann sagen Sie eben das.

- Reden Sie weiter und bewerten Sie nicht, was Sie sagen. Es gibt kein »Richtig« oder »Falsch«. Es gibt nichts, was Sie tun »sollten«. Wenn starke Gefühle aufkeimen – wie Ärger, Trauer oder Sorge –, lassen Sie sie raus.

- Experimentieren Sie mit der Spiegelübung, so, wie Sie das beim Tagebuchführen gemacht haben. Sagen Sie dem Spiegel alles, was Ihnen in den Sinn kommt.

- Sobald Sie das Gefühl haben, dass die Übung für Sie abgeschlossen ist, legen Sie den Spiegel weg und praktizieren Sie einige Minuten lang die Bauchatmung.

Überlegungen zur Übung

Einfach auf einen Spiegel einzureden, kommt Ihnen vielleicht komisch vor. Bei mir war das jedenfalls so. Manchmal passiert mir das heute noch. Häufig kommen dabei intensive Gefühle ans Licht, die man nicht erwartet hätte. Lassen Sie sie zu. Auch wenn Tränen fließen. Lassen Sie sie fließen. Je öfter Sie das machen, desto leichter fällt Ihnen diese Übung. Der Spiegel nimmt alles auf und reflektiert es zurück. Und während dies geschieht, ändern sich die Gefühle.

Die hier beschriebene Variante der Spiegelarbeit ist die einfachste Form dieser Übung. Sie werden in späteren Kapiteln noch andere Formen kennenlernen, in denen es beispielsweise um gesundheitliche Probleme, Heilung von Emotionen, Beziehungsschwierigkeiten und vieles andere geht.

SOMATIC EXPERIENCING®

Gedanken und Gefühle hinterlassen Spuren in unserem physischen Körper. Wenn Gedanken und Gefühle in den Körper eingeschrieben sind, kann dies sehr belastend sein, ja, sogar krank machen.

Dieses Prinzip ist Grundlage vieler Geist-Körper-Therapien. *Somatic Experiencing* (auch *Somatic Sensing* oder *Mind-Body Sensing* genannt) ist ein Instrument, das unsere Körperwahrnehmung, unser Gewahrsein für unseren Körper stärkt. Auf diese Weise finden wir heraus, wo wir in unserem Körper Gedanken und Gefühle festhalten. Dadurch können wir sie verändern. Wie bei den anderen vier Instrumenten Absoluter Gesundheit wird auch diese Technik von umfangreichen Forschungsarbeiten bestätigt. Sie zeigen, dass Körpergewahrsein dazu beiträgt, Gedanken und Gefühle zu verändern, von Krankheit zu Gesundheit, von Ruhelosigkeit zu Ruhe, ja, zum Geistesfrieden.[21]

Somatic Experiencing: Gefühle im Körper orten

Hierzu eine einfache Übung:

- Suchen Sie sich einen ruhigen Ort, an dem Sie sich wohlfühlen und nicht gestört werden. Setzen oder legen Sie sich hin, je nachdem, was Ihnen leichterfällt.

- Schließen Sie die Augen und praktizieren Sie einige Minuten lang die Bauchatmung.

- Dann denken Sie an etwas, was Sie als schwierig empfinden. Akzeptieren Sie, was immer Ihnen in diesem Moment in den Sinn kommt. Spüren Sie nach, was Sie empfinden. Einfach nur registrieren und benennen: Angst, Trauer, Ärger, Sorge. Was immer es ist – benennen Sie es, ohne es zu bewerten.

- Nun achten Sie darauf, wo im Körper Sie dieses Gefühl spüren. Lassen Sie sich dafür ganz tief in Ihren Körper sinken. Vielleicht stellt sich eine bestimmte Empfindung ein, ein unangenehmes Gefühl, ein Schmerz oder einfach nur der Eindruck, dass irgendwo etwas nicht stimmt. Vielleicht spüren Sie auch kein bestimmtes Gefühl, aber Ihre Aufmerksamkeit wandert automatisch zu einer bestimmten Stelle im Körper.

- Atmen Sie in diese Stelle hinein. Atmen Sie langsam und tief aus dem Bauch heraus. Versuchen Sie nicht, die Empfindungen loszuwerden. Bleiben Sie einfach bei dem, was Sie spüren.

- Wenn es mühelos machbar ist, legen Sie entweder eine oder beide Hände auf diese Stelle. Wenn Sie sich wohler damit fühlen, die Hände zu lassen, wo sie sind, dann tun Sie das.

- Atmen Sie weiter in die bewusste Stelle hinein. Verweilen Sie bei dem, was Sie spüren. Wenn neue Gefühle auftauchen, benennen Sie diese. Wiederholen Sie diesen Vorgang, wenn nötig.

- Sobald Sie das Gefühl haben, die Übung sei am Ende angelangt, legen Sie sachte Ihre Handflächen auf die Augen. Öffnen Sie die Augen, und atmen Sie weiter, während Sie so liegen. Dann nehmen Sie die Hände weg und legen Sie so ab, dass Sie sich wohlfühlen.

Überlegungen zur Übung

Wenn Sie Gefühle im Körper orten, kann es passieren, dass andere, neue Gefühle auftauchen. Wenn dies bei Ihnen der Fall sein sollte, dann erkunden Sie zunächst, wo diese im Körper lokalisiert sind, so wie Sie das mit dem ursprünglichen Gefühl getan haben. Wie beim Tagebuchschreiben oder bei der Spiegelarbeit gilt auch hier: Gefühle kommen und gehen. Die einen verschwinden, andere nehmen ihren Platz ein. Lassen Sie alles geschehen. Seien Sie mit diesen Empfindungen präsent. Orten Sie sie in Ihrem Körper.

So spüren wir Ärger oft in der Schulter-Nacken-Region oder im Kiefer. Angst macht sich im Solarplexus bemerkbar (der Region zwischen der Brustbeinspitze und dem Nabel), und Trauer im Herzzentrum. Aber Sie können diese Gefühle auch an anderer Stelle spüren. Was immer Sie fühlen und wo, ist für Sie normal und natürlich.

Dies ist die grundlegendste Übung für das Gewahrsein des Körpers. In späteren Kapiteln (vor allem in Kapitel 3) beschreibe ich andere Techniken zum Somatic Experiencing. Sie helfen Ihnen, mit äußeren Umständen und Emotionen zurechtzukommen, die Ihr Leben bestimmen. Darüber hinaus werden Sie Übungen kennenlernen, die Ihnen helfen, die innerseelischen Wurzeln von Schmerzen zu heilen. Und wir werden eine Visualisierung einüben, die Probleme positiv verändert.

Alles ist miteinander vernetzt

Wenn wir mit diesen fünf Instrumenten Absoluter Gesundheit experimentieren, machen wir die Erfahrung, dass buchstäblich alles miteinander verbunden ist. Alles in uns ist vernetzt: Gedanken, Gefühle, körperliche Empfindungen. Wenn wir innehalten und still werden, wenn wir uns dem gegenwärtigen Augenblick überlassen können, sein können mit dem, was ist, dann spüren wir diese Verbundenheit stärker. Denn in Wahrheit gibt es kein Getrenntsein.

Auch außerhalb von uns ist alles miteinander vernetzt: Gesundheit, Beziehungen, Finanzen, Arbeit, der Lebensweg und -sinn. Ein Ungleichgewicht in einem Lebensbereich betrifft daher auch alle anderen. Die Heilung eines Lebensbereiches heilt auch alle anderen. Es gibt keinen Gradmesser der Trennung. Es gibt auch keinen Gradmesser der Schwierigkeiten. Scheinbares Chaos, scheinbare Schwierigkeiten – alles löst sich auf, wenn wir uns dem gegenwärtigen Augenblick überlassen. Alle Schwierigkeiten lösen sich auf durch die heilende Macht der Präsenz. Durch das einfache Sein im Hier und Jetzt.

In Teil III werden wir mehr davon hören – dass alles miteinander verbunden ist und dass die Heilung eines Bereichs auch alle anderen ins Gleichgewicht bringt. Wenn wir aus dem Weg gehen, wird unser Weg sichtbar. Und das geschieht, indem wir innehalten und präsent sind mit dem, was wir in diesem Moment erfahren.

Das sollten Sie im Hinterkopf behalten, wenn Sie weiterlesen. Im Hier und Jetzt zu sein ist der Königsweg zur Heilung, zur Freiheit vom Kampf, ja, zur Anziehung bestimmter Umstände und Situationen in Ihrem Leben. Die Instrumente Absoluter Gesundheit werden Ihnen dabei helfen. Sie versetzen Geist und Körper in den Zustand parasympathischer Entspannung. Sie bringen Sie an jenen Ort inneren Friedens, an dem die Heilung geschieht, an dem sich Klarheit und Lösungen zeigen, an dem Sie zu mühelosem Handeln inspiriert werden.

Im nächsten Kapitel lernen Sie das Gästehaus genauer kennen und alles, was es zu bieten hat: die vier grundlegenden Arzneien für Gesundheit und Wohlbefinden; die Heiltechniken und die Menschen, die sie ausüben; und Gruppen, die Sie dabei unterstützen können. Sie können Ihnen helfen, den Weg nach Hause zu finden, zur Absoluten Gesundheit.

Kapitel 2

DER INNERE HEILER

Sie selbst sind die Arznei. Sie sind das Heilmittel für alles, was Sie belastet. Ihr stärkster und machtvollster Heiler wohnt in Ihrem Innersten. Wenn Sie innehalten können, wenn Sie sich in die Stille des gegenwärtigen Augenblicks versetzen können, finden Sie Zugang zu Ihrem inneren Heiler. Heilung führt Sie immer an einen Ort des Friedens. Und an diesem Ort kommt es zur Heilung, ganz egal, in welcher Form sie stattfindet.

Als ich mit dem Medizinstudium anfing, wusste ich nichts über Heilkraft, über innere Heiler, ja, noch nicht mal über Gesundheit. In meiner Ausbildung kam dergleichen nicht vor. Ich paukte Unmengen Stoff über Krankheiten und »Krankheitsmanagement«. Ich lernte, was man für die unzähligen Diagnosen jeweils verschrieb. Ich will meine schulmedizinische Ausbildung aber keineswegs herabsetzen. Sie hat ihren berechtigten Platz in der Welt. In Teil V finden Sie mehr darüber, was konventionelle beziehungsweise alternative Medizin zu bieten haben und wie wichtig die Schulmedizin ist. Doch meine körperlichen und emotionalen Prüfungen – Krankheit und Ungleichgewicht – lehrten mich weit mehr über Heilung, innere Heiler und Gesundheit als jedes Lehrbuch, jedes Seminar, das ich je belegt habe.

Körperliche Krankheit und emotionale Belastungen waren meine Lehrer. Mein Körper war oft müde, schwach, ja, gebrochen. Oder mein Geist war beeinträchtigt. Die Krankheit zwang mich zur Hingabe, zur Beendigung des ewigen Tuns. Die Krankheit zwang mich, das ewige Bemühen, das Herumkorrigieren an den äußeren Umständen sein zu lassen. Die Krankheit zeigte mir, dass

Innehalten und im Augenblick präsent zu sein alles war, was ich für meine Heilung brauchte.

Unsere vier grundlegenden Arzneien

Unser innerer Heiler bekommt Unterstützung. Hilfe in Form von Instrumenten, Methoden und Lebensweisen, die wir selbstständig erkunden und umsetzen können: Das sind unsere vier grundlegenden Arzneien.

Was wir zu uns nehmen, wie wir leben, wie wir mit anderen Menschen verbunden sind und was uns bewegt: Das sind die Zutaten zu den vier grundlegenden Arzneien.

- Ernährung als Arznei
- Lebensstil als Arznei
- Beziehungen und Gemeinschaft als Arznei
- Lebenssinn als Arznei

Das sind die wichtigsten Arzneien, die uns helfen, gesund zu werden und es zu bleiben. Leider werden sie von der klassischen Medizin häufig übersehen. Aber auch die alternativen, ganzheitlichen, integrativen Methoden gehen manchmal am Ziel vorbei. Viele dieser Methoden sind schon deshalb sinnlos, weil sie übersehen, dass es der Mensch ist, der Heilung braucht, nicht die Krankheit, das Symptom oder die Umstände. Jede einzelne der eben genannten grundlegenden Arzneien muss exakt auf Sie abgestimmt sind. Daher ist es lebensnotwendig, dass Sie bei der Zusammenstellung Ihre individuellen Gegebenheiten berücksichtigen. Das heißt: Nicht jedes »gesunde« Lebensmittel ist für jeden Menschen geeignet. Und nicht jeder »gesunde« Lebensstil ist für alle Menschen gesund. Was jeder von uns an Beziehungen und Gemeinschaft in seinem Leben braucht, ist individuell unterschiedlich. Was uns bewegt – unser Lebenssinn –, ist von Mensch zu Mensch verschieden.

Im Folgenden werden wir die vier grundlegenden Arzneien ein wenig näher erkunden. Bei dieser Gelegenheit lernen Sie auch gleich, wie Sie sie für sich einsetzen können.

Ernährung als Arznei

Vor langer, langer Zeit war es hauptsächlich die Ernährung, die unsere Vorfahren als Medizin verwendeten. Hippokrates, einer der Gründerväter unserer Schulmedizin, sagte: »Deine Nahrung möge deine Arznei sein, und deine Arznei deine Nahrung.« Hippokrates wusste auch, dass unsere Gedanken, Überzeugungen und Gefühle sich auf unsere Gesundheit auswirken und dadurch auch auf unser Leben. Er sprach von den Verbindungen zwischen Geist, Körper und Seele. Auch er behandelte den Menschen, der die Krankheit hatte, nicht die Krankheit.

Mein Berufsstand hat den Draht zu dieser uralten Weisheit verloren. Man vernachlässigt sie, ja, lehnt sie gar vollkommen ab, weil die Medizin, die Technik und die Pharmakologie so große Fortschritte gemacht haben. Unser Verständnis vom Körper wird immer stärker auf seine Einzelteile reduziert, auf Zellen, Moleküle und Atome. Wir richten unseren Blick auf den Baum und sehen dabei den Wald nicht mehr. Wir haben das, was Gesundheit und Wohlbefinden ausmacht, aus den Augen verloren und können sie deshalb nicht mehr herstellen.

In der Folge finden Sie Tipps, wie Sie Ihre Ernährung zur Arznei machen.

WAS SOLL MAN ESSEN?

Heutzutage finden Sie in jeder Zeitschrift, jedem Internetforum Empfehlungen, was man tunlichst essen sollte und was nicht. Diese Informationsschwemme kann Verwirrung auslösen, oft widersprechen sich die verschiedenen Empfehlungen sogar. Low-Carb, High-Carb, High-Protein, ketogene, glutenfreie, Paläo- oder vegane Ernährung, Rohkost, metabolischer Typ, Blutgruppentyp – woher sollen Sie wissen, was für Sie am besten ist?

Auch während meines Medizinstudiums hörte ich dazu in den Seminaren über Ernährung schlicht nichts. Es ging eher um die Biochemie des Verdauungssystems und weniger darum, was man sinnvollerweise essen sollte. Ich persönlich ernährte mich während der Ausbildung eher schlecht. Ich lebte von Kaffee und aß sehr wenig. Wenn ich Nachtdienst hatte, hielt ich mich mit Koffein und Erdnuss-Schokolinsen wach. Ich hatte keine Ahnung, dass Nahrung wie Arznei wirken kann.

Jahre später, als ich Medizinstudenten alternative Heilmethoden vorstellte, war das anders. Ich wollte meine Studenten ins Ayurveda einführen, die traditionelle Heilkunde Indiens, auch wenn ich darüber nicht viel wusste. Ayurveda bedeutet wörtlich »Wissenschaft vom Leben«. Und es handelt sich dabei tatsächlich um eine Methode, wie man sein Leben gestaltet – einen Ansatz, wie man den Menschen dabei unterstützen kann.

Ich lud Dr. Vasant Lad ein, einen renommierten ayurvedischen Arzt und Gelehrten. Ich war damals Anfang dreißig und hatte gerade erfahren, dass ich Gebärmuttermyome hatte. Ich vereinbarte einen Termin mit Dr. Lad, als er sich gerade in New York City aufhielt. Auf sein Anraten hin unterzog ich mich in seiner Klinik in New Mexico einer ayurvedischen Behandlung, dem Panchakarma.

Während meiner zweiwöchigen Behandlung, im warmen Wüstenklima von Albuquerque, lernte ich meine persönliche Konstitution kennen und erfuhr auch, welche Nahrungsmittel für mich gut sind und welche nicht. Ich lernte, dass Jahreszeiten und Tageszeiten eine wichtige Rolle in der Ernährung spielen – also, was man am besten im Winter isst und was im Frühling. Was am Morgen guttut und was am Abend. Und mir wurde klar, dass meine Ernährungsweise die Tumorentstehung gefördert hatte.

Ich hatte immer angenommen, dass Salat zu essen gesund sei. Aber offensichtlich sind Salat und Rohkostgemüse für mich überhaupt nicht gut. Sie verschlimmerten meine körperliche Verfassung und all meine emotionalen Probleme. Ich hatte mit massiven Ängsten zu kämpfen. Als ich mir angewöhnte, gegarte Nahrungsmittel zu mir zu nehmen und solche, die zu meiner Konstitution passten, ließen meine körperlichen Symptome nach, und ich war sofort sehr viel ruhiger. Für mich war das eine echte Offenbarung: dass nämlich alles, was ich esse, wie ich mich ernähre beziehungsweise wann ich etwas zu mir nehme, derart weitreichende Auswirkungen haben kann.

Wie alle nichtkonventionellen Heilmethoden ist auch der ayurvedische Ansatz ganz anders als das, was ich im Medizinstudium gelernt hatte. Zu den wesentlichen Elementen der ayurvedischen Wissenschaft vom Leben gehören Konzentration auf den Menschen, nicht auf die Krankheit; Einbeziehung der Verbindung von Geist und Körper; die Würdigung der Tatsache, dass es nichtsichtbare Faktoren in unserem Leben gibt, die wir mit unserem Wissen und unseren fünf Sinnen nicht erfassen können; und die Überzeugung, dass alles miteinander vernetzt ist, in uns und über uns hinaus. Die Rolle des Bewusstseins ist elementar, und absolut jeder Mensch ist ein Individuum. Was wir zu uns nehmen – Nahrung für unsere individuelle Konstitution –, unterstützt unser geistiges, emotionales und körperliches Wohlbefinden. Wenn wir uns so ernähren, dass unsere persönliche Konstitution gestärkt wird, werden und bleiben wir gesund.

Die Traditionelle Chinesische Medizin ist ähnlich strukturiert – auch sie beruht auf diesen grundlegenden Elementen. Wenn Sie sich weiter mit ayurvedischer oder Chinesischer Medizin beschäftigen wollen, lesen Sie die Tipps im Anhang. So können Sie herausfinden, wie Ihre Konstitution beschaffen ist und welche Nahrungsmittel für Sie am besten sind.

Von Zeit zu Zeit habe ich andere Ernährungsweisen ausprobiert, bin aber immer zur konstitutionellen Ernährung zurückgekehrt. Ich befolge diesen Ansatz auch bei meinen Patienten und habe immer wieder erlebt, wie er Menschen ins Gleichgewicht bringt, an den Ort der Heilung. Auch ich kehrte immer wieder zu dieser Form der Ernährung zurück, wenn ich ein anderes System ausprobiert hatte. Und auch mich brachte sie zurück an jenen Ort, von dem das Wohlbefinden ausgeht.

ERNÄHRUNG UND DIE VERBINDUNG VON KÖRPER UND GEIST

Behalten Sie also die Erkenntnisse uralter Weisheit im Hinterkopf: Was Sie über sich denken und empfinden, was Sie über Ernährung denken und empfinden, und was Sie beim Essen denken und empfinden – all das ist genauso wichtig wie das, was Sie essen. Was auch immer Sie zu sich nehmen, Sie werden es am besten verdauen und verarbeiten, wenn Sie ruhig und gelassen sind. Wenn Sie vollkommen präsent sind und nichts anderes tun als essen – nicht arbeiten, nicht lesen, nicht fernsehen, nicht im Internet surfen, um nur ein paar Dinge zu nennen.

Das hat mit den Erkenntnissen über unser Nervensystem zu tun, die ich Ihnen in Kapitel 1 vorgestellt habe. Wir müssen physiologisch in einem Zustand der Entspannung sein, wenn wir Nahrung verdauen und verarbeiten wollen. Wenn Sie gut zu sich selbst sein können, wenn Sie Nahrung als friedvoll erleben, wenn Sie behutsam mit Nahrung umgehen können, wenn Sie beim Essen vollkommen präsent sein können – dann können Sie auch Nahrung als Arznei erfahren.

Auch diese uralten Weisheitslehren werden von der Wissenschaft immer häufiger bestätigt. Sie haben vermutlich schon vom Mikrobiom im Darm gehört, der Gesamtheit der Darmbakterien. Vermutlich existiert ein solches Mikrobiom auch im Gehirn. Und man weiß heute, dass der Darm mehr Rezeptoren für Neurotransmitter enthält (Botenstoffe, die unter anderem mit Gefühlen zu tun haben) als das Gehirn.[22] Das erklärt vielleicht die enge Verbindung zwischen Darm und Gehirn: Essen und Gefühle sind eng miteinander verknüpft. Unser Denken und Fühlen wirkt sich direkt auf unsere Verdauung aus. Und was wir essen, prägt umgekehrt unser Denken und Fühlen. So weit, so klar. Interessanter ist da schon, dass neuere Forschungsarbeiten zeigen, dass Ungleichgewichte in der Darmflora mit Depressionen und Angststörungen zu tun haben können.[23] Anders ausgedrückt: Angst spielt sich nicht nur im Kopf ab. Alles ist vernetzt. Ayurveda, die Traditionelle Chinesische Medizin und alle anderen nichtkonventionellen Heilmethoden sind seit jeher von dieser Annahme ausgegangen. Und nun belegt die konventionelle moderne Wissenschaft, dass diese uralten Weisheiten stimmen.

Unser Körper und unser Geist sind eng miteinander verbunden. Es gibt keine Trennung zwischen unseren Gedanken und Gefühlen und dem Körper. Sie stehen in unmittelbarer Verbindung miteinander. Wenn sich emotional etwas tut, dann schlägt sich dies im Körper nieder. Wenn sich im Körper etwas tut, sind unsere Gefühle ebenfalls betroffen.

Heißhunger

Wenn wir auf bestimmte Nahrungsmittel oder Geschmacksrichtungen Heißhunger empfinden – süß, salzig, sauer, bitter oder würzig, um die fünf hauptsächlichen Geschmacksrichtungen zu nennen –, dann ist dies ein klares Signal für ein Ungleichgewicht, das sich körperlich oder emotional bemerkbar machen kann, immer aber beides ist. Heißhunger ist ein deutliches Anzeichen, dass wir die Balance verloren haben, dass es da einen Mangel an etwas gibt. Unser Körper versucht, uns wieder ins Gleichgewicht zu bringen, indem er uns Lust auf etwas macht.

Vielleicht sind wir ja müde. Häufig plagt uns die Müdigkeit, aber wir nehmen uns nicht die Zeit, dieser Müdigkeit nachzuspüren. Stattdessen greifen wir zu Koffein und Zucker. Wenn wir traurig sind, brauchen wir mehr Süße in unserem Leben, und es verlangt uns nach Süßigkeiten. Oder wir verdauen und verarbeiten unsere Nahrung nicht richtig – schon wollen wir davon mehr haben. Möglicherweise zeigt sich das Ungleichgewicht in der Darmflora – eine Dysbiose. Dann verlangt es uns nach dem, wovon die Darmbakterien hauptsächlich leben – nämlich von Kohlenhydraten.

Emotionsgesteuertes Essen

Manchmal essen wir, um unsere Ängste unter Kontrolle zu bringen. Oder weil wir nachts nicht schlafen können. Wir essen, um Ärger zu besänftigen. Oder wir haben Angst vor dem Essen. Vielleicht brauchen wir das Hoch, das sich manchmal mit Fastenkuren einstellt. Dann wieder essen wir, um die Intensität einer Freude zu dämpfen. All das habe ich jedenfalls irgendwann schon mal gemacht. Ich wog zu viel und zu wenig. Ich aß zwanghaft, erbrach mich, hungerte. Viele Jahre hatte ich Probleme mit emotionsgesteuertem Essen oder eben Nichtessen. Meine Kleidergröße spiegelte immer wieder, was in mir vorging – auf emotionaler Ebene.

Wenn auch Sie dergleichen kennen, wenn Sie Gewichtsprobleme haben – ob Sie nun unter- oder übergewichtig sind –, wenn Sie manchmal aus emotionalen Gründen essen, dann brauchen Sie eine Heilung von innen her, auf der emotionalen Ebene.

Letztlich geht es darum, diese Gefühle tatsächlich zu spüren. Das ist der Weg zur Freiheit vom Zu-viel- oder Zu-wenig-Essen. Wie das geht, damit werden wir uns in Kapitel 5 beschäftigen. Außerdem finden Sie im Anhang Tipps, wie Sie mit emotionsgesteuertem Essen umgehen können.

Wie Ihre Beziehung zum Essen auch immer aussehen mag, seien Sie nett zu sich selbst. Verurteilen Sie sich nicht. Beobachten Sie sich nur auf zugewandte Weise, und versuchen Sie zu verstehen, dass Ihr Geist-Körper-System sein Bestes tut, um Ihnen zu verschaffen, was Sie brauchen – ob es nun um die Heilung von Gefühlen geht, darum, ein Gleichgewicht in der Darmflora herzustellen, darum, zu akzeptieren, dass Ihr Körper Ruhe braucht, oder etwas anderes. Nahrung ist Arznei. Zu wissen, welche Nahrungsmittel Ihrer Konstitution am zuträglichsten sind, hilft Ihnen, sie gezielt zur Gesundung einzusetzen. Aber vergessen Sie nicht: Auch Ihr Lebensstil, Ihre Beziehungen, Ihre Gemeinschaft und Ihr Lebenssinn wirken wie Arznei. Damit werden wir uns später noch beschäftigen.

Hören Sie auf Ihren Geist und Ihren Körper, nicht auf irgendwelche Dogmen

Vieles von dem, was man heute über Ernährung hört und liest, ist schlicht falsch. Und selbst wenn es für den einen oder anderen passt, so muss es noch lange nicht für Sie stimmen. Hören Sie auf Ihren Geist und Ihren Körper, wenn Sie entscheiden, was Sie essen, und nicht auf das, was die Mainstream-Medizin Ihnen sagt.

Ein schönes Beispiel dafür ist Gluten. Gluten kann viele körperliche Probleme tatsächlich verschärfen. Doch wenn wir es einfach aus der Ernährung streichen, therapieren wir an einem Ungleichgewicht herum, statt an die Wurzel des Problems zu gehen. Und wenn wir an der Wurzel arbeiten wollen, hat das immer mit Körper und Geist zu tun. Nochmals: Heilung geschieht immer auf körperlicher und emotionaler Ebene zugleich. Wir können solche massiven Ungleichgewichte nur in Ordnung bringen, wenn wir uns an diesen Ort der Leichtigkeit und des Friedens begeben, an dem sich Heilung einstellen kann. Wenn Sie unter einer Glutenunverträglichkeit leiden, dann mag es gut für Sie sein, eine Weile auf Gluten zu verzichten, während Sie an den Ort der Absoluten Gesundheit zurückkehren, wo wahre Heilung geschieht. Aber anders, als man gewöhnlich denkt, lässt sich auch Zöliakie heilen.

Andere Beispiele sind der Genuss von Kaffee, grünem Tee oder Rotwein – wozu es die unterschiedlichsten Aussagen seitens der konventionellen Medizin gibt. Da heißt es, diese Getränke seien gut für das Herz und mehr, aber das ist nicht der Fall. Kaffee und grüner Tee sind für manche Menschen gut, für andere nicht. Und dasselbe gilt für Rotwein. All diese Getränke können Ungleichgewichte in uns hervorrufen. Wie beim Heißhunger kann ein starkes Verlangen nach einer Tasse Kaffee am Morgen oder ein Glas Wein am Abend darauf hinweisen, dass wir ein Ungleichgewicht haben, das durch das Getränk noch verstärkt werden kann.

Bei allem, was Sie über Ernährung lesen, ist Vorsicht geboten, wenn Sie Nahrung zur Arznei machen wollen. Heilung kann sich auf vielen verschiedenen Wegen einstellen, die aber immer individuell sind und ganz von Ihrer Person abhängen.

WIR FANGEN MIT DEM KÖRPER AN

Erleuchtete Yogis können Gift zu sich nehmen, ohne dass es ihnen schadet. Richard Alpert – besser bekannt als Ram Dass – war ein zeitgenössischer spiritueller Lehrer, der auch einige Zeit in Indien verbracht hatte. Einmal gab er seinem Yogalehrer LSD, doch dies zeigte keinerlei Wirkung.[24] So viel Macht hat unser Geist. Aber für Sie, mich und die meisten Menschen ist es sinnvoll, beim Körper anzufangen, sich auf die physische Ebene zu konzentrieren.

Als ich nach Indien ging, um Yoga zu erlernen, kam ich mit Parasiten nach Hause, was ich nicht wusste. Ich hatte einen Wahnsinnsappetit auf Kohlenhydrate und litt unter grauenvollen Ängsten. Ich hatte immer schon Probleme mit emotionsgesteuertem Essen gehabt, aber dies war etwas völlig anderes. Meine ganze Yogapraxis, meine Meditation, mein Pranayama (Yoga-Atmung) – nichts half. Meine Studien in indischer Philosophie halfen mir ebenfalls nicht. Als ich aber die Parasiten loswurde, verschwanden mit ihnen auch mein Heißhunger und meine Ängste. Da diese Parasiten sich von Kohlehydraten ernähren, fütterte ich sie, und das brachte meine Verdauung durcheinander und löste Ängste aus: die Darm-Hirn-Achse in voller Aktion. Um heil zu werden, zurück in die Balance zu finden, musste ich mich zuerst auf das Körperliche konzentrieren.

Unser Geist hat sehr viel Macht, wie Ram Dass bezeugen kann. In Teil IV geht es darum, wie mächtig er tatsächlich ist. Aber es ist schwierig, etwas zu verändern, sich vom Ungleichgewicht ins Wohlbefinden zu versetzen, wenn wir massive körperliche Probleme haben. Ich jedenfalls konnte auf der geistigen Ebene nichts verändern, auch nicht mit den Instrumenten Absoluter Gesundheit oder mit Nahrung als Arznei. Ich brauchte Hilfe. Mir wurde klar, was ich tun musste, als ich innehielt, in die Stille hineinfand, in den Frieden, und mein Innerstes befragte. Das Ergebnis war: Klarheit und Lösungen, mühelos.

Sowohl Traditionelle Chinesische Medizin, Ayurveda und andere Naturheilkundemethoden wie auch die konventionelle Schulmedizin hätten Mittel und Wege bereitgehalten, um die Parasiten loszuwerden. Ich aber entschied mich für die funktionelle Medizin – einen individuellen und ganzheitlichen Ansatz, der sich auf den gesamten Körper konzentriert, nicht nur auf spezifische Symptome. Als ich innehielt und den Blick nach innen richtete, sagte mir die mir innewohnende Weisheit, dass funktionelle Medizin für mich das Beste wäre. Man diagnostizierte die Parasiten, und ich erhielt eine Behandlung mit Heilpflanzen, Nahrungsergänzungsmitteln und Medikamenten, die diesen kleinen Teufeln ein für alle Mal den Garaus machte. Wenn Sie sich für funktionelle Medizin interessieren, finden Sie entsprechende Hinweise im Anhang.

WIE SIE DAS KONZEPT VON NAHRUNG ALS ARZNEI AUSPROBIEREN

Wenn Sie sich entschließen, Ihre Ernährung zur Medizin zu machen, dürfen Sie eines nicht vergessen: Jeder von uns hat seinen individuellen Bedarf an Nährstoffen, und welche das sind, ändert sich permanent. Welche Nährstoffe Sie brauchen, hängt ab von der Tageszeit, der Jahreszeit, dem Klima, Ihrem Gesundheitszustand und Ihrem momentanen Allgemeinbefinden. Letztlich sind unsere Bedürfnisse derart individuell, dass sie sich nicht mit einzelnen Strategien oder Maßnahmen abdecken lassen, ganz egal, welches System Sie anwenden. Probieren Sie die von mir vorgeschlagenen Wege aus, aber legen Sie sich nicht auf ein einzelnes System fest. Ich würde sogar vorschlagen, dass Sie zunächst Ihre individuellen Bedürfnisse erkunden – und sich nicht sofort für eine bestimmte Diät oder Ernährungsform entscheiden. Sie erkennen Ihre Bedürfnisse, indem Sie sich nach innen wenden und bei dem verweilen, was ist. Wenn Sie das tun, öffnet sich Ihnen der Ort des inneren Friedens, der Absoluten Gesundheit, an dem Klarheit herrscht.

Vor allem aber seien Sie nett zu sich selbst. Quälen Sie sich nicht mit strengen Regeln darüber, was Sie essen dürfen oder nicht. Kein Sollen, nie und nimmer. Keine Bewertungen. Wenn Sie einmal nicht essen oder trinken, was Ihr System am besten unterstützt, dann machen Sie sich deshalb keine Vorwürfe. Denn solche Schuldsprüche werden Ihre körperliche Gesundheit beeinträchtigen, Ihre Psyche und Ihre Verdauung. Gehen Sie nett, liebevoll und mitfühlend mit sich um. Immer.

Ein Beispiel: Als ich diesen Abschnitt schrieb, trank ich Bancha-Tee. Das sind geröstete Grünteeblätter, die mich stärker erden und beruhigen als einfacher Grüntee. Manchmal aber wirkt er auch beunruhigend, denn Grüntee ist für meine Konstitution nicht unbedingt das Beste. Aber wenn das passiert, mache ich mir keine Vorwürfe. Ich sehe nur zu und lasse alles geschehen. Vielleicht können Sie ja auf ähnliche Weise mit sich umgehen.

Vergessen Sie nicht: Wie Sie denken und fühlen, ist genauso wichtig wie das, was Sie essen. Und wie Sie denken und fühlen, beeinflusst Ihre Entscheidung für bestimmte Nahrungsmittel. Wenn Ihr Geist und Ihr Körper ruhig, entspannt und friedlich sind, werden Sie wissen, was Sie brauchen. Ihr Körper wird Ihnen sagen, welche Nahrungsmittel Sie ihm geben sollen. Was Sie auf diese Weise auswählen – was Ihr Körper verlangt –, ist für Sie gut und nahrhaft. Sie werden Ihr Essen genießen und es gut verwerten und verdauen.

Einmal mehr geht es um die Verbindung zwischen Geist und Körper. Die Verdauung ist letztlich ein schönes Bild für die Art, wie wir unser Leben erfahren. Wenn wir das, was in unserem Leben vorgeht, nicht verdauen und verarbeiten, dann werden wir weder Ruhe noch Entspannung oder Frieden erfahren. Und wir werden auch die Nahrung, die wir zu uns nehmen, nicht verdauen können. Wir müssen in einem entspannten und friedlichen Zustand sein, um unsere Nahrung zu verarbeiten.

Wenn wir nicht in diesem friedlichen, entspannten Zustand sind, verlangt es uns vermutlich nach Dingen, die für uns weder gut noch nahrhaft sind. Wenn wir aus dem Gleichgewicht geraten sind, dann werden uns die Nahrungsmittel, nach denen es uns verlangt, weiter aus der Balance katapultieren. Geistesfriede, ganz egal, was um uns herum vorgeht, ist der beste Weg zu einer guten Verdauung. Und auch der beste Weg, um die Geschehnisse in unserem Leben zu verarbeiten, ganz egal welche.

Sie finden heraus, was Ihr Körper als Nahrung braucht, indem Sie sich auf die Stille des gegenwärtigen Augenblicks einlassen und nach innen horchen. Wonach verlangt es Sie? Zucker oder Schokolade? Kaffee oder Rotwein? Oder sind Sie gar nicht wirklich hungrig, sondern einfach nur müde? Häufig verwechseln wir Müdigkeit mit Hunger. Häufig verspüren wir Heißhunger auf Süßigkeiten dann, wenn wir erschöpft sind, weil Zucker uns einen Energieschub gibt, der allerdings nicht lange anhält. Was wir wirklich brauchen, ist Ruhe.

Prüfen Sie also Ihre Gefühle. Spüren Sie Angst, Trauer oder Frustration? Was auch immer Sie empfinden: Wenn Ihre Emotionen Sie auffressen, wenn Sie keinen Frieden verspüren, dann will Ihr Körper vermutlich Dinge zu essen oder zu trinken, die Sie nicht wirklich nähren. Wenn Sie gerne Alkohol trinken, dann verlangt es Sie vermutlich deshalb danach, weil Sie sich nicht wohl in Ihrer Haut fühlen.

All das ist kein Drama – ob es Sie nun nach Schokolade, Rotwein oder einem Stück Kuchen gelüstet, weil Sie müde, wütend oder einfach neben der Spur sind. Seien Sie nett zu sich selbst. Verurteilen Sie sich nicht. Ihr Geist-Körper-System tut sein Bestes, um Sie ins Gleichgewicht, ins Wohlbefinden zu bringen. Aber vergessen Sie nicht, dass Sie sich immer dann besser fühlen werden, wenn Sie innehalten und nach innen lauschen, um herauszufinden, was Sie wirklich brauchen, und dann genau das zu sich nehmen.

Meditation: Nahrung als Arznei

Die folgende Kontemplationsübung kann Ihnen zeigen, welche Nahrung Sie brauchen. Sie kultivieren dabei jenen inneren Frieden, in dem Klarheit, Lösungen und inspiriertes Handeln auf Sie warten. Leicht und ohne Anspannung. Machen Sie diese Übung, wenn Sie wissen wollen, was Ihr Körper von Ihnen möchte. Und wenn Sie herausfinden wollen, ob Sie mehr brauchen als bestimmte Nahrungsmittel.

- Suchen Sie sich einen ruhigen Ort, an dem Sie sich wohl- und sicher fühlen und an dem Sie nicht gestört werden. Setzen oder legen Sie sich hin, was immer Ihnen besser gefällt.

- Schließen Sie die Augen und praktizieren Sie einige Minuten lang die Bauchatmung. Achten Sie darauf, dass Sie frei atmen können. Nötigenfalls lockern Sie die Kleidung am Bauch.

- Nun stellen Sie sich auf Ihre Emotionen ein. Sind Sie ängstlich oder traurig? Wütend oder frustriert? Ruhig und zufrieden? Welcher Gefühlsmix auch erkennbar werden mag, Sie registrieren ihn nur.

- Jetzt fragen Sie sich, was Sie brauchen. Sind Sie hungrig, durstig, oder brauchen Sie etwas anderes als Essen? Wenn Sie hungrig oder durstig sind: Wonach verlangt es Sie? Lassen Sie Ihrer Fantasie freien Lauf. Was immer Sie sich wünschen. Keine Bewertungen, was immer es auch ist.

- Im nächsten Schritt fragen Sie sich, ob Sie tatsächlich hungrig oder durstig sind. Oder brauchen Sie etwas anderes? Vielleicht sind Sie müde und sehnen sich nach einer Verschnaufpause. Was immer Sie empfinden, verweilen Sie dabei. Lassen Sie es mit positivem Interesse zu. Bewerten Sie es nicht.

- Wenn Sie das Gefühl haben, dass Ihre Meditation beendet ist, praktizieren Sie noch einige Atemzüge lang die Bauchatmung. Legen Sie die Handflächen behutsam über die Augen, wie in den vorangehenden Übungen.

Wenn Sie die Meditation abgeschlossen haben, geben Sie Ihrem Körper, was immer er verlangt hat, sei es nun Essen, Trinken oder etwas anderes.

Der Lebensstil als Arznei

Wie wir leben, wie wir uns durch den Tag bewegen, ist von enormer Bedeutung. Unser Lebensstil kann unsere Gesundheit wiederherstellen und bewahren. Oder er macht uns krank und hält uns in der Krankheit fest. Der Lebensstil ist eine sehr machtvolle Medizin. Manchmal müssen wir nur unsere Gewohnheiten ändern, um alle möglichen Probleme, gesundheitliche wie andere, zu heilen. Manchmal brauchen wir bloß Abwechslung in unserem Tagesablauf. Oder weniger Geschäftigkeit. Was immer wir auch brauchen, es bringt uns nach Hause zur Absoluten Gesundheit. Zum inneren Frieden. An jenen Ort, an dem Klarheit, Lösungen und inspiriertes, müheloses Handeln auf uns warten. An jenen Ort, an dem Heilung geschieht.

Der Lebensstil als Arznei – das klingt fast ein wenig abgedroschen. Zu simpel, zu unspektakulär, ja, nicht mal nach echter Medizin. Trotzdem ist der Lebensstil kraftvoller als jedes Medikament auf Rezept, kraftvoller als alle Chemie. Auch hier stimmt uns die Weisheit der Altvorderen zu. Empfehlungen zum Lebensstil gehören zum Werkzeugkasten jedes Praktizierenden einer alternativen Medizin. In meiner therapeutischen Arbeit spielen sie jedenfalls eine tragende Rolle.

Ich bitte jeden meiner Patienten, fünf Tage lang darüber Tagebuch zu führen, was er vom Aufwachen bis zum Schlafengehen alles tut. Dieses Tagebuch ist meist genauso nützlich oder noch nützlicher als Laborwerte und andere diagnostische Tests. Es verrät mir, welche Art von Lebensstil-Arznei der Betreffende braucht. Klinische Studien beweisen auch hier, dass die uralten Weisheitslehren im Recht sind – dass es einen gewaltigen Unterschied macht, wie wir durch den Tag gehen. Nehmen Sie zum Beispiel Prostatakrebs oder Herzerkrankungen: Allein Veränderungen im Lebensstil – ohne jede konventionelle Behandlung – haben Betroffenen erwiesenermaßen zu besserer Gesundheit verholfen.[25]

Herauszufinden, was Sie an Ihrem Lebensstil verändern sollten, ist einmal mehr eine Frage des Blicks nach innen. Was Sie brauchen, ist eine individuelle Angelegenheit. Zunächst aber wollen wir uns fragen, was wir alle brauchen – also eine Empfehlung für einen Lebensstil, der uns allen hilft, gut durch den Tag zu kommen.

GLEICHGEWICHT

Eigentlich ist es recht einfach: Wir brauchen im Alltag ein Gleichgewicht zwischen Aktivität und Ruhe.

Wir brauchen Aktivität für Geist und Körper. Und für beides brauchen wir auch Ruhe. Das Problem ist nur, dass wir in unserer heutigen Gesellschaft die notwendige Ruhe nicht immer dann bekommen, wenn wir sie gerade brauchen. Viele Menschen arbeiten rund um die Uhr, halten sich aufrecht mit Koffein und selbst auferlegtem Zwang – weil wir tun, was wir meinen tun zu müssen.

Wir hören erst auf, wenn wir ausgelaugt und erschöpft sind – geistig wie körperlich. Tatsächlich können wir Geist und Körper durch übermäßige geistige Anstrengung beziehungsweise den falschen Einsatz unseres Geistes stärker ermüden als durch jede körperliche Arbeit.

Doch darauf sind wir nicht ausgelegt. Wie die Zyklen der Natur, wie das Auf- und Untergehen der Sonne, so hat auch unsere innere Natur ihren Zyklus aus Auf und Ab. Wir sollten den Tag ohne Druck beginnen und uns am Abend ebenso sachte in den Schlaf fallen lassen. Wir brauchen Pausen, um uns auszuruhen, und zwar lange bevor wir ermüden. Da ist es sehr nützlich, wenn wir ein wenig Struktur in unseren Tag bekommen. Diese Pausen schenken Geist und Körper die nötige Rast. Und wer mehr geistig als körperlich arbeitet, braucht auch Ruhe für das denkende Gehirn.

Die Wissenschaft erklärt uns, warum: Wenn wir ununterbrochen und ohne Pause arbeiten, ist das sympathische System im Dauerbetrieb. So bleiben wir in einem Zustand der Wachheit, der Aufmerksamkeit, der Munterkeit. Dies führt auf Dauer zu Erschöpfung – zunächst, ohne dass wir es merken. Aber deswegen fällt es uns noch schwerer abzuschalten, uns zu entspannen, zu verdauen, die Reparatur- und Heilprozesse anzuwerfen und schließlich zu schlafen. Wenn alle unsere Tage nach diesem Muster ablaufen, fallen wir mit der Zeit in ein Ungleichgewicht und fühlen uns immer weniger wohl. Wir brennen aus und werden krank.

Bei Babys, Hunden, Katzen, überhaupt allen nichtmenschlichen Tieren ist der Lebensstil zugleich Arznei. Und sie machen das richtig gut. Sie haben jeden Augenblick einen guten Draht zu ihren Bedürfnissen. Sie ruhen sich aus, wenn sie müde sind. Sie fressen, wenn sie Hunger haben. Sie halten inne. Sie machen ein Nickerchen. Sie spielen, wenn sie die Lust dazu überkommt.

Es ist nicht immer leicht, den Lebensstil zur Medizin zu machen. Ich weiß das. Manchmal fällt mir das immer noch schwer. Wenn ich arbeite, höre ich selten auf mein Inneres und lege Pausen ein. Wenn ich mal wieder nicht vom Schreibtisch wegkomme, erinnert mein Hund mich manchmal daran, dass es Zeit ist, rauszugehen und zu spielen. Genau das ist mir passiert, als ich an diesem Abschnitt des Buches gearbeitet habe. Ein wunderschöner Herbstsonntag in New York City – ein klarer, strahlend azurblauer Himmel. Der Central Park war voller Menschen und ihren vierbeinigen Freunden. Benjamin, mein vierbeiniger Kumpel, warf mir scheele Blicke zu. Das heißt gewöhnlich: *Jetzt ist es Zeit für einen Besuch in unserer grünen Stadtoase, die auf der anderen Straßenseite anfängt.* Ich widersetzte mich seinem Blick, bis mein Geist anfing, fahrig zu werden. Ich vertippte mich dauernd. Also zogen wir los. Wir gingen spazieren, durchstöberten die Büsche. Ich gönnte mir ein kurzes Sonnenbad, und als ich wieder am Schreibtisch saß, war ich erfrischt und erholt.

Meistens aber habe ich meinen Tag gut durchstrukturiert: geistige Arbeit, körperliche Aktivität und Ruhe für Geist und Körper. Das lässt mir viel Zeit für Minipausen, fürs Präsentsein, für den Blick nach innen. Damit ich herausfinden kann, was ich brauche. Diese innere Selbstwahrnehmung bringt mich an den Ort des Friedens, selbst dann, wenn ich meinen mentalen Spielchen nachgehe und mich vom Sympathikus antreiben lasse.

Wenn wir innehalten können, ganz egal, was wir tun, und den Blick nach innen richten, um zu würdigen, was wir nötig haben: Das ist der Weg nach Hause zur Absoluten Gesundheit. Immer und immer wieder. Das aber wird uns erst klar, wenn wir unser denkendes Gehirn abschalten, unserem Körper eine Rast gönnen und unseren Geist zur Ruhe kommen lassen. Dann wird uns unsere innere Weisheit all die Antworten liefern, die wir brauchen. Unsere innere Weisheit zeigt uns, was wir benötigen.

Pausen

Sich eine Pause zu genehmigen, damit Körper und Geist ausruhen können, ist nicht immer leicht. Vielleicht bietet Ihr Leben Ihnen dazu wenig Gelegenheit. In dem Fall können Sie erst einmal in kleinen Schritten üben.

Ich hatte eine Patientin, die als Rechtsanwaltsgehilfin tätig war. Ihr Schreibtisch stand erhöht mitten in einem Großraumbüro, das die ganze Etage einnahm. Die Fenster ließen sich nicht öffnen, und den ganzen Tag über lief die Klimaanlage. Umgeben von ihren Kollegen, deren Schreibtische dicht aneinandergereiht standen, hatte sie weder Zeit noch Raum für sich. Ihre ganze Arbeit fand am Computer statt, den lieben langen Tag. Sie war geistig total erschöpft und depressiv und litt unter Verdauungs- und Menstruationsstörungen. Sie konnte nicht mehr schlafen und fühlte sich in ihrem Körper ebenso unwohl wie in ihrem ganzen Leben. Sie nahm viele Medikamente – gegen Depressionen und gegen ihre Verdauungs- und Menstruationsprobleme. Diese wurden ihr von wohlmeinenden Ärzten verschrieben.

Wenn Sie selbst Probleme mit der Menstruation oder Menopause haben oder eine Freundin haben sollten, bei der dies der Fall ist, dann sollten Sie eines wissen: Frauen müssen diese Beschwerden nicht einfach ertragen. Obwohl ich im Medizinstudium etwas anderes gelernt habe, ist die Menopause keine Krankheit mit bedauerlichen körperlichen und emotionalen Symptomen. Und auch körperliche beziehungsweise emotionale Symptome bei der Menstruation sind kein Gottesurteil, in das Frauen sich zu fügen haben. Sie hängen vielmehr ab von unseren vier grundlegenden Fragestellungen: Was nehmen wir zu uns? Wie leben wir? Wie sehen unsere Beziehungen aus? Was treibt uns an? Auch für gynäkologische Störungen ist Heilung möglich. In den Kapiteln 3 und 4 stelle ich Techniken vor, die hier hilfreich sein können.

Meine Patientin fand keinen Zugang zu den vier Arzneien, weil sie von ihrer Arbeit bereits zu ausgelaugt war. Freude am Leben hatte sie nicht mehr. Die Wochenenden verschlief sie. Sie wusste nicht, wie sie ihr Leben ändern könnte, wie sie die Umstände abstellen sollte, die ihre Gesundheit beeinträchtigten. Sie war deprimiert und hoffnungslos und steckte in einem Teufelskreis fest. Sie glaubte, ihre Anstellung nicht wechseln zu können, weil sie das Geld brauchte. Dabei war es ihre Arbeit, die sie so sehr belastete.

Ich schlug ihr vor, sie solle doch während der Arbeitszeit des Öfteren mal die Toilette aufsuchen, wenigstens einmal jede Stunde, und sich in einer Kabine einschließen. Nicht um ein kleines oder großes Geschäft zu erledigen, sondern um sich auszuruhen und durchzuatmen. Die Augen zu schließen und die Bauchatmung zu üben. Das machte sie auch, und es half ihr wirklich. Schritt für

Schritt, Tag für Tag verschaffte sie sich in diesen Augenblicken auf der Toilette innere Ruhe. Und diese Momente des Friedens – in denen Geist und Körper abschalten konnten – nährten sie sowohl emotional als auch körperlich. Mit der Zeit tankten diese Pausen ihren Energiespiegel auf. Bald war sie zuversichtlicher, und damit begann sich auch ihr Leben zu ändern.

Manchmal ist gar nicht viel nötig. Ein wenig Bauchatmung in der Bürotoilette, und sei es nur für wenige Minuten. Mitunter ist das alles, was wir tun können. Wenn dem so ist, dann machen Sie sich klar, dass das wunderbar ist. Wir können mit Minischritten vom Zustand des Ungleichgewichts immer weiter zurückfinden in die Ruhe. Je öfter wir das tun, desto mehr verändert sich unser Leben, und dies unterstützt unsere Gesundheit und unser Wohlbefinden. Mühelos. Ohne dass wir es »versuchen« müssten.

Multitasking

Vielleicht sind Sie ja gut im Multitasking. Viele Menschen sind das, ich auch. Das Leben ist manchmal so mit Anforderungen überlastet, dass es nötig erscheint, viele Dinge zur gleichen Zeit zu machen – die einzig effektive Strategie, um etwas gebacken zu kriegen. Also schneiden wir das Gemüse, während wir telefonieren. Wir hören Nachrichten im Radio, während wir E-Mails lesen und unseren Freunden SMS schicken. Wir gehen durch die Stadt und haben den Blick fest aufs Handy geheftet. Wir entwickeln uns zu perfekten New Yorkern.

Nur dass das Multitasking auf Dauer nicht funktioniert. Es ist nicht gut für unseren Geist, unser Gehirn und unseren Körper. Forschungsarbeiten zeigen, dass Multitasker tatsächlich weniger produktiv sind, sich schlechter konzentrieren können, leichter abgelenkt werden und kognitiv beeinträchtigt sind – sie denken also weniger klar, wenn sie ihre Aufgaben erledigen. Bildgebende Verfahren zeigen, dass Multitasking dem Gehirn sogar schaden kann und sich negativ auf unsere Gesundheit auswirkt.[26] Es belastet Geist und Körper, schafft Ungleichgewichte, verschlimmert Krankheiten und beeinträchtigt unsere Gesundheit und unser Wohlbefinden. Mal ganz abgesehen davon, dass wir uns in Gefahr bringen, wenn wir SMS schreiben oder lesen, während wir Auto fahren oder über die Straße gehen.

Vollkommen präsent sein, nur eine Sache machen: So nähren wir Geist und Körper am besten. Darauf sind wir ausgelegt. Das ist ein weiteres wichtiges Prinzip alter Weisheitslehren – Lehren, die uns daran erinnern, dass unser Geist uns schaden oder uns heilen kann. Unser Geist ist die stärkste Arznei, wenn wir ihn richtig einsetzen. Es ist immer besser, wenn wir ganz im Hier und Jetzt sind, während wir etwas tun. Selbst wenn wir nur gehen. Vor allem, wenn wir nur gehen.

DIE NATUR

Draußen in der Natur zu sein, mit ihr Kontakt aufzunehmen – mit den Zyklen der Tage und Jahreszeiten – hilft uns, unser Leben ins Gleichgewicht zu bringen. Und es schenkt uns Gesundheit und Wohlbefinden. Unsere Vorfahren wussten dies instinktiv. Sie hatten einen guten Draht zur Natur, waren eng mit der Erde verbunden. Sie standen im Morgengrauen auf, ließen ihr Tagwerk ruhen, wenn das Licht der Dunkelheit wich. Das moderne Leben aber hat diese Verbindung gekappt – die Verbindung zu unserer grundlegenden Natur und zur Natur um uns herum.

Tageslicht – Sonnenlicht – Nachtlicht: Dass wir dem Tageskreislauf und den Jahreszeiten ausgesetzt sind, hilft uns, uns mit den Zyklen der Natur zu verbinden. Uns der Mondzyklen bewusst zu sein, der Veränderung der Jahreszeiten (vorausgesetzt, wir leben in einer Klimazone, in der es spürbare Jahreszeiten gibt), Zeit im Grünen zu verbringen – all dies trägt dazu bei, dass wir uns mit den Zyklen der Natur verbinden. Die Verbundenheit mit der Erde erdet uns im wahrsten Sinn des Wortes. Sie bringt uns wieder ins Gleichgewicht, wenn wir es verloren haben.

Wenn Sie, wie ich, in einer Stadt leben, dann ist das Gehen auf der Erde – wenn Sie einen Park oder eine Wiese in der Nähe haben – eine wunderbare Abwechslung zum Gehen auf Teer und Beton. Es wird sich sofort auf Ihren Geist und Ihren Körper auswirken. Forschungsarbeiten belegen, welche gesundheitlichen Vorteile das »Erden« hat: Es senkt den Blutdruck und lässt systemische Entzündungen abklingen. Es verbessert den Schlaf, lindert Schmerz, fördert die Durchblutung, reduziert Stress und hebt die Stimmung – all das schlichtweg durch den Kontakt mit der Erde.[27]

Am besten wirkt die direkte Berührung, also Hautkontakt mit der Erde zu haben: Barfuß gehen. Alles, was Sie direkt in Verbindung mit der Erde bringt. Auch das Gärtnern – sich die Hände schmutzig machen. Sandburgen am Strand bauen. Oder einfach mal einen Baum umarmen.

Unsere grundlegende Natur, unser tiefinneres Wesen, sollte durch regelmäßigen Kontakt mit der äußeren Natur gestärkt werden. Auch wenn Sie ein Stadtgewächs sind, wenn Ihnen also Gärtnern, Sandburgenbauen oder Bäumeumarmen gar nicht so einfach möglich ist, können Sie Kontakt zur Natur finden. Selbst wenn Sie nur Naturbilder angucken – einen schönen Sonnenuntergang, einen tropischen Strand, einen Wasserfall im Wald –, kann Sie das in einen »Naturzustand« versetzen. Ihr Gehirn wird sich ändern, Ihr Nervensystem wird sich beruhigen, und Sie werden die Wohltat der sogenannten Glückshormone erfahren. Das ist eine ganz wesentliche Arznei zum Erlangen von Absoluter Gesundheit, von innerem Frieden.

FÜR DEN KÖRPER SORGEN

Für viele Menschen kommt der Begriff »Sport« einem autoritären Gebot gleich – voller Sollen und Müssen. Ich spreche lieber von »für den Körper sorgen«. Und das ist wirklich nötig. Unser Körper braucht Aktivität – er muss arbeiten, sich bewegen, sich strecken. Und er braucht Ruhe. Im Laufe eines Tages braucht er sowohl Aktivität als auch Ruhe. Sport treiben heißt, dass wir auf die Bedürfnisse unseres Körpers hören und für ihn sorgen.

Zum Thema »Sport« selbst: Die Mainstream-Medizin und die Fitness-Communitys wissen dazu allerhand zu sagen. Wie viel Sport wir brauchen. Wie lange wir trainieren sollten. Wie oft und wie. Die meisten dieser Angaben stimmen nicht.

Was für jeden von uns das Beste ist, ist und bleibt eine individuelle Angelegenheit. So wie nicht alle Lebensmittel für alle Menschen gleich gut sind, ist nicht jede Art körperlicher Aktivität für alle richtig. Der entscheidende Punkt jedoch ist: Wenn wir für unseren Körper sorgen, tun wir, was sich gut anfühlt. Was uns Spaß macht. Und nur, was sich gut anfühlt. Und nur, was uns Spaß macht. Der Ansatz »Ohne Schmerz kein Erfolg« ist weder nützlich noch bekömmlich.

Ich kann im Fitnessstudio immer wieder beobachten, wie sich die Leute abrackern. Auf schicken elektronischen Geräten laufen, den Blick auf einen Bildschirm geheftet, um entweder das Fernsehprogramm zu verfolgen oder im Internet zu surfen. Glücklich sehen sie dabei nicht aus. Sie haben keinen Spaß an ihrem Training. Sie möchten es bloß hinter sich bringen. Multitasking, nicht präsent sein und keine Freude zu haben an unserem Tun – all das belastet Geist und Körper, verstärkt das Ungleichgewicht und verschlimmert auch mögliche Krankheiten. Diese Art der Belastung führt nur dazu, dass wir in diesem Muster stecken bleiben.

Ein Work-out in dieser Form verhindert, dass Sie Gewicht verlieren, wenn Sie das möchten. Oder dass Sie zunehmen, wenn Sie kräftiger werden wollen.

Ich habe jahrelang meinen Körper gehetzt und auf eine Weise Sport getrieben, die mir nicht guttut. Nur merkte ich das nicht. Erst als ich mich mit Ayurveda und Traditioneller Chinesischer Medizin beschäftigte, lernte ich, wie man für seinen Körper sorgt und welche Aktivitäten für meine Konstitution gut sind. Mir war Bewegung immer lieber als Stille. Ich ging gern Laufen. Laufen gefiel mir besser als Yoga und Tai-Chi oder andere Formen ruhigerer Bewegung. Es heißt ja immer, dass Ausdauertraining guttut. Daher nahm ich an, dass Laufen gut für mich sei. Dabei stellte sich heraus, dass Laufen die für mich schlechteste Alternative ist.

Durch Ayurveda lernte ich, dass alle intensiven Ausdauersportarten meine Konstitution aus dem Gleichgewicht bringen. Auch intensive Muskelarbeit mit Gewichten ist für mich nicht das Richtige. Wenn wir aus dem Gleichgewicht sind, verlangt es uns oft nach Nahrungsmitteln, die diesen Zustand noch verstärken. Das Gleiche gilt für Sportarten.

Ich entdeckte, dass eine erdende Bewegung aus der Stille heraus für mich besser ist, auch wenn ich darauf überhaupt keine Lust hatte. Als ich mir beim Laufen auch noch die eine oder andere Verletzung zuzog, fand ich endlich den Weg zum Yoga. Diese Verletzungen waren für mich ein Geschenk, denn Yoga veränderte mein ganzes Leben. Es veränderte meinen Körper, machte mich mühelos kräftiger und gesünder. Es lehrte mich viel über den Geist, speziell über meinen Geist. Es zeigte mir, wie ich meine Selbstwahrnehmung entwickeln konnte. Wie ich lernen konnte, Dinge einfach nur zu registrieren und präsent zu sein. Ich lernte, wie ich meinem Körper durch Bewegung etwas Gutes tun kann – wie ich mit meinem Körper arbeiten kann statt gegen ihn. Wie ich ihn unterstützen kann, statt ihn zu kontrollieren oder ummodeln zu wollen. Ich bin älter geworden. Mein Körper hat sich verändert. Ich finde, Yoga ist die beste Medizin, um für meinen Körper zu sorgen.

Ihre Neigungen sind meinen vielleicht diametral entgegengesetzt. Wenn Sie sich nicht sicher sind, helfen Ihnen die Angaben im Anhang, mehr über Ihre Konstitution zu erfahren und damit auch, welche Sportarten oder Bewegungsformen für Sie das Richtige sind (siehe unter dem Stichpunkt »Ayurveda«).

Ganz egal, welche Form der Bewegung Sie für sich wählen, Präsenz ist der einzige Weg dorthin. Bewegung, die Ihr gesamtes Sein einbezieht, die Ihnen erlaubt, mit dem, was Sie in jeder Minute erfahren, präsent zu sein, ist für Ihren Körper das Beste. Was immer Sie tun, wie auch immer Sie für Ihren Körper sorgen, ihn bewegen, dehnen und nähren, seien Sie einfach präsent. Yoga und Tai-Chi sind Übungen, die die Praxis des Präsentseins unterstützen. Aber auch das Auf und Ab auf schicken elektronischen Geräten kann gut für Sie sein, wenn Sie dabei ganz bei der Sache sind. Und wenn Sie daran Spaß haben.

Es gibt viele Arten der Bewegung, viele Möglichkeiten, sich um seinen Körper zu kümmern. Manche gelten nicht mal als Sport. Wenn Sie gerne tanzen oder gärtnern, wenn Sie gerne putzen, dann bewegen Sie sich. Sie setzen Ihren Körper ein, Sie dehnen und strecken sich. Sie sorgen für Ihren Körper.

Yoga

Yoga verdient eine gründlichere Beschreibung, denn er gehört zu den Übungssystemen, über die im Westen die größten Missverständnisse herrschen. Nach gängiger Vorstellung ist Yoga eine Form von körperlicher Übung, bei der es einzig um die Haltungen und scheinbar unmöglichen Positionen geht, die kaum etwas mit normaler Bewegung zu tun haben.

Aber Yoga ist viel mehr als nur ein paar komplizierte Körperhaltungen. Tatsächlich ist Yoga ein vollendetes Training für Geist und Körper. Sein ursprünglicher Zweck war es, Leiden zu lindern und inneren Frieden zu entwickeln und so das Leben der Praktizierenden zu verbessern. Yoga hat seine Wurzeln in hinduistischen Schriften, die mehr als 4000 Jahre alt sind. Die Yogaphilosophie lehrt, dass wir hauptsächlich deswegen leiden, weil wir unseren Geist falsch gebrauchen. Die Arznei gegen dieses Leiden sind Übungen, die uns helfen, von unserem Geist auf bestmögliche Weise Gebrauch zu machen. Und so die Grundlagen für einen gesunden Körper, einen friedvollen Geist und ein freudvolles Leben zu schaffen.

Patanjali, ein indischer Weiser, der vermutlich zwischen dem zweiten und dem vierten Jahrhundert v. Chr. lebte, hat die Yogaphilosophie schriftlich niedergelegt. Ihre acht Glieder oder Stufen umfassen Konzepte und Übungen, die uns Befreiung vom Leid versprechen und den Pfad zum inneren Frieden und zum seelischen Wohlbefinden aufzeigen.

Die ersten beiden Glieder sind *yama* und *niyama*. Dies sind im Wesentlichen Empfehlungen, an denen wir unser Verhalten und unser Denken überprüfen können: Yama und Niyama lehren, dass wir uns immer um Wahrhaftigkeit und Gewaltlosigkeit bemühen sollten – was viele spirituelle Traditionen und Religionen empfehlen. Das dritte Glied ist *Asana*-Yoga – und das, was im Westen üblicherweise unter Yoga verstanden wird. Hier lernen wir die Körperhaltungen, die, wenn wir sie meistern, unser Wohlbefinden steigern. Zudem werden wir dadurch fähig stillzusitzen, was der Meditation förderlich ist. Der vierte dieses achtteiligen Pfades ist *pranayama*. Hier geht es um Atemtechniken. Prana heißt »Lebenskraft« – Pranayama-Übungen sollen uns in die Lage versetzen, diese Lebenskraft anzusprechen und zu kontrollieren. In den meisten Yogakursen werden auch Pranayama-Übungen gelehrt.

Im fünften bis siebten Glied werden Formen der Konzentration und Meditation beschrieben. Das achte und letzte Glied des Yoga ist *samadhi*. Samadhi beschreibt einen Seinszustand, in dem es kein Leiden gibt, in dem wir eins sind mit allem, was ist. Einen Zustand absoluten Friedens. Wenn wir uns durch die ersten sieben Glieder des Yoga emporarbeiten, erlangen wir Samadhi.

Im klassischen Yoga sind die Körperhaltungen also nur ein Mittel zum Erreichen dieses Geistesfriedens. Sie stellen einen wesentlichen Punkt dar, aber sind keineswegs als alleinige Übung gedacht. Ihr Ziel und Zweck ist es, den Körper für die Meditation bereit zu machen, und damit für die Erfahrung des Samadhi.

Die uralte Philosophie des Yoga geht davon aus, dass jeder Yoga üben kann, gleichgültig wie alt er ist, welchem Geschlecht er angehört oder wie fit er ist. Es geht dabei nicht darum, dass Sie Ihren Körper verschränken wie eine Brezel.

Und Yoga ist keineswegs nur geschmeidigen Zeitgenossen vorbehalten, die so unverschämt sexy aussehen in ihren schicken Yoga-Outfits. Yoga lehrt, präsent und still zu werden, mentale Ruhe zu erlangen, Gleichmut – durch die Übung der Yogahaltungen und der Atemtechniken. Das Ziel sind jene Vorzüge, die Präsenz und Stille, Leichtigkeit und Gleichmut mit sich bringen. Und zwar auf der Matte ebenso wie im restlichen Leben, damit wir im Alltag davon profitieren. Yoga fördert unsere Gesundheit, bringt unseren Geist ins Gleichgewicht und Licht in unser Leben.

So wie Yoga im Westen gelehrt wird, hat er sich von seinen Wurzeln, seiner Philosophie weit entfernt. Häufig wird Yoga nur als reine Körperübung praktiziert. Wenn Sie noch nie Yoga geübt haben, sich aber dafür interessieren, würde ich vorschlagen, dass Sie sich eine Schule oder einen Lehrer suchen, der diese geistigen Grundlagen respektiert. Wenn Sie schon Yoga üben, aber Ihr Lehrer nicht in seiner Philosophie verwurzelt ist, dann finden Sie bestimmt auch einen, der die geistige Dimension des Yoga miteinbezieht. Dann bekommen Ihre Asanas eine ganz andere Bedeutung. Und natürlich spüren Sie die positiven Effekte dann nicht nur im Körper. Durch Yoga erfahren Sie körperliches und seelisches Wohlbefinden gleichermaßen, sodass Sie mit Ihrem Alltag besser zurechtkommen.

Wenn es um körperliches Wohlbefinden geht, zeigen Forschungsarbeiten, dass Yoga die gleichen kardiovaskulären Vorteile bringt wie Ausdauersport – verbesserte Herzfunktion, niedrigen Blutdruck, starken Kreislauf. Und das, obwohl Sie dabei nicht auf und ab hüpfen müssen, um die Herzfrequenz hochzutreiben.[28]

SPIEL

Spielen macht Spaß. Es fühlt sich gut an, es bringt unser Herz zum Klingen. Es lässt uns lächeln, lachen und kindlich sein. Es kurbelt die Produktion von Wohlfühlhormonen im Gehirn an, stärkt unser Immunsystem, entspannt die Nerven und senkt den Blutdruck. Spielen aktiviert das parasympathische System, zuständig für Entschleunigung, Schlaf, Heil- und Reparaturprozesse. Auch die Verdauung funktioniert dann besser. Es stellt den Schalter auf Gesundheit und Wohlbefinden, während Krankheit und Ungleichgewicht der Nährboden entzogen wird. Spielen versetzt uns unmittelbar in unsere grundlegende Natur, wo der innere Frieden zu Hause ist.

Und unter »Spiel« fällt alles, was für Sie diese Wirkung hat. Das kann ein Hobby sein, ein lustiger Film oder ein Treffen mit Freunden – welche Vorteile ein gutes soziales Netz hat, darum geht es im nächsten Abschnitt. Und natürlich gilt auch schlichtes Herumblödeln als Spiel.

Spielen ist wichtig. Wir brauchen es für unser inneres Kind, und zwar täglich. Mehr davon ist stets besser. Wenn Ihr Stundenplan nicht viel Zeit zum Spiel lässt, dann versuchen Sie wenigstens, kleine Einheiten in Ihren Tagesablauf einzubauen. Wenn es Ihnen an Ideen mangelt, wenden Sie sich doch mal an Ihren vierbeinigen Freund. Oder an ein Kind. Schauen Sie ihnen einfach zu. Sie sind gut im Spielen. Die Glückshormone strömen schon beim Zugucken. An späterer Stelle (siehe »Der Lebenssinn als Arznei«) finden Sie Tipps, die Ihnen helfen sollen, Ihr Spiel zu finden, Ihr Herz zum Klingen zu bringen.

ÜBUNGEN: WIE SIE IHREN LEBENSSTIL ZUR ARZNEI MACHEN KÖNNEN

Mit Gewahrsein in jedem Moment. Präsent sein. Hier sein, den Blick nach innen richten, darauf hören, was Körper und Geist brauchen. So verwandeln Sie Ihren Lebensstil in Medizin.

Wenn Ihr Geist müde ist, braucht er Ruhe. Wenn Ihr Körper erschöpft ist, muss er rasten. Eigentlich klar, oder? Aber leider ist dieser Draht häufig durchschnitten, und Sie merken gar nicht, dass Sie müde sind – geistig oder körperlich. Der einzige Weg, das zu bemerken, ist, innezuhalten, sich ins Hier und Jetzt zu versetzen und nach innen zu lauschen. So werden und bleiben Sie gesund.

Aber gehen Sie liebevoll und behutsam mit sich selbst um, während Sie die folgenden Übungen ausprobieren und den Lebensstil zu Ihrer Arznei machen. Lassen Sie alles Sollen und Müssen sein. Keine Bewertungen. Wenn Sie über Ihren Lebensstil nachdenken und sich fragen, was Sie anders machen sollten, dürfen Sie sich nicht verurteilen. Sie sind exakt dort, wo Sie jetzt sein müssen. In diesem Augenblick. Und von diesem Augenblick an werden Sie herausfinden, wo Ihr Weg Sie hinführt, wie Sie etwas verändern können, ob Sie überhaupt etwas verändern wollen, die Dinge ruhiger angehen oder neue Wege beschreiten wollen.

Mithilfe der nun folgenden Übung gelingt es Ihnen hoffentlich, den Kontakt nach innen wiederherzustellen. So bekommen Sie ein Gespür dafür, was Sie möchten und was Sie brauchen. Und wie Sie Ihren Tag anders gestalten können – einen Schritt nach dem anderen.

Verlängerte Ausatmung

Diese Atemübung baut auf der Übung zur Bauchatmung auf, die ich in Kapitel 1 vorgestellt habe (siehe Seite 46). Ziel ist, die Ausatmung behutsam auszudehnen, um mentale oder körperliche Spannungen aufzulösen. Wissenschaftliche Studien zeigen, dass es den Parasympathikus aktiviert, wenn wir länger aus- als einatmen,[29] ähnlich wie bei der Bauchatmung. Diese kleine Übung wird Sie zentrieren und erden. Nutzen Sie sie als Vorbereitung für die nächste Übung: das Tagebuchschreiben.

- Suchen Sie sich einen ruhigen Ort, an dem Sie sich wohl- und sicher fühlen und an dem Sie nicht gestört werden. Setzen oder legen Sie sich hin, was immer Ihnen am meisten zusagt. Stellen Sie sicher, dass Sie frei atmen können. Bei Bedarf lockern Sie die Kleidung am Bauch.

- Schließen Sie die Augen und konzentrieren sie sich circa eine Minute auf Ihre Atmung. Atmen Sie durch die Nase ein und aus. Spüren Sie den Empfindungen nach, die der Atemstrom an den Nasenlöchern verursacht.

- Wenn Sie merken, wie Gedanken aufkommen, kehren Sie wieder zur Konzentration auf den Atem zurück.

- Nun lenken Sie Ihre Aufmerksamkeit auf Ihren Bauch. Lassen Sie zu, dass er sich beim Einatmen wölbt und bei der Ausatmung wieder flach wird. Beobachten Sie eine Zeit lang, wie der Atem fließt. Wenn Gedanken oder unangenehme Empfindungen auftreten, kehren Sie mit der Aufmerksamkeit wieder zum Bauch und zur Atmung zurück.

- Nun lassen Sie die Ausatmung sich so lange ausdehnen, wie es Ihrem Gefühl nach nötig ist. Atmen Sie aus und lassen Sie den Atemstrom lange fließen.

- Dann atmen Sie durch die Nase ein, aber durch den Mund aus. Öffnen Sie dabei den Mund so weit, wie es passend ist.

- Schließlich begleiten Sie die Ausatmung mit einem Vokal: »Aaaaaah« oder »Iiiiiih«. Lassen Sie die Töne einfach fließen. Treffen Sie keine Bewertungen. Lassen Sie alles zu.

- Atmen Sie weiter, während Sie die Töne mit der langen Ausatmung verschmelzen lassen.

- Wenn Sie das Gefühl haben, dass es Zeit ist, die Übung zu beenden, atmen Sie so, wie es Ihnen guttut. Legen Sie die Handflächen sachte über die Augen. Atmen Sie weiter. Schlagen Sie die Augenlider auf, die Hände bleiben über den Augen. Nach einigen Atemzügen nehmen Sie die Hände weg und legen Sie so ab, wie es für Sie bequem ist.

Tagebuch: Veränderungen des Lebensstils erforschen

Diese Schreibübung besteht aus zwei Abschnitten. Zuerst beantworten Sie eine Reihe von Fragen zu Ihrem aktuellen Lebensstil und wie es Ihnen damit geht. Lassen Sie diese Antworten frei und ganz natürlich kommen und aufs Papier fließen. Dann stellen Sie sich bitte vor, wie Sie Ihren Lebensstil verändern könnten. Hier arbeiten Sie nun mit dem Bewusstseinsstrom: Sie schreiben nieder, was Ihnen einfällt, ohne Unterbrechung, ohne die Worte zu analysieren. Schreiben Sie ungefiltert, was immer Ihnen ins Bewusstsein kommt.

- Suchen Sie sich einen ruhigen Ort, an dem Sie nicht gestört werden. Legen Sie Papier und einen Stift bereit, auch wenn Sie eigentlich lieber auf einer Tastatur tippen.

- Lesen Sie sich jetzt die folgenden Fragen erst einmal durch, bevor Sie sie beantworten:

  - Wachen Sie morgens ausgeruht auf?

  - Brauchen Sie Koffein, um über den Tag zu kommen? Zumindest am Morgen?

  - Spüren Sie den Unterschied zwischen körperlicher und geistiger Ermüdung?

  - Spüren Sie tagsüber Signale, dass Ihr Körper müde ist?

  - Merken Sie, wenn Ihr Geist eine Auszeit braucht?

  - Nehmen Sie sich Zeit, um Ihrem Geist tagsüber eine Pause zu verschaffen?

  - Nehmen Sie sich tagsüber Zeit, damit sich Ihr Körper ausruhen kann?

  - Finden Sie es schwierig, am Abend abzuschalten?

  - Brauchen Sie Alkohol, um abzuschalten oder Stress zu bewältigen?

  - Haben Sie Schlafprobleme?

  - Sorgen Sie für Ihren Körper – machen Sie körperliche Übungen oder treiben Sie Sport?

  - Verbringen Sie jeden Tag ein wenig Zeit in der freien Natur?

- Haben Sie in Ihrem Leben Raum für Spiele? Täglich?

- Können Sie im Hier und Jetzt sein? Präsent sein bei allem, was Sie machen, auch wenn es nur der Abwasch ist?

- Nun beantworten Sie die einzelnen Fragen. Überspringen Sie keine. Schreiben Sie, was immer Ihnen in den Sinn kommt. Achten Sie auf den ersten Gedanken, der auftaucht. Aus ihm entwickelt sich alles Weitere.

- Wie immer gilt: Bewerten Sie Ihre Antworten nicht. Es gibt kein Sollen, kein »Richtig« oder »Falsch«.

- Wenn Sie das Gefühl haben, dass die Übung beendet ist, gehen Sie zum zweiten Teil über: eine kreative Visualisierung, wie Ihr neues beziehungsweise anderes Leben aussehen könnte. Beantworten Sie sich folgende Frage: Wenn ich an meinem Alltag etwas ändern könnte, was wäre das?

- Auch hier bringen Sie alles zu Papier, was Ihnen in den Sinn kommt, selbst wenn es undurchführbar erscheint. Setzen Sie sich keine Grenzen. Zum Beispiel: Wenn Sie gerne bis mittags schlafen würden, schreiben Sie das auf. Wenn Sie am liebsten die ganze Nacht aufbleiben und Filmklassiker gucken würden, wenn Sie gerne Spiele im Grünen machen möchten, dann schreiben Sie das genauso hin.

- Lassen Sie Ihrem Stift freien Lauf. Grammatik, Rechtschreibung, Interpunktion oder Schönschrift – das interessiert alles nicht. Je freier Sie schreiben, desto unverstellter ist der Zugang zu Ihrer inneren Weisheit. Desto eher entdecken Sie, was Sie brauchen.

- Wie immer: Urteilen Sie nicht über das, was Ihnen in den Sinn kommt. Sie protokollieren einfach nur.

- Wenn Sie das Gefühl haben, dass die Übung für Sie beendet ist, praktizieren Sie etwa eine Minute lang die Bauchatmung.

Beziehungen und Gemeinschaft als Arznei

Dr. Dean Ornish ist Kardiologe. Und er hat Pionierarbeit geleistet, als er bewies, dass koronare Herzkrankheiten durch Ernährung und einen veränderten Lebensstil geheilt werden können – statt durch Chirurgie und anschließende medizinische Nachsorge.[30] In den 1980er-Jahren untersuchte er Patienten mit koronarer Arteriosklerose – bei dieser Erkrankung verringert sich der Durchmesser der Blutgefäße, die zum Herz führen, durch Einlagerungen. Die Patienten waren also lauter Kandidaten, die ein erhöhtes Risiko hatten, einen Herzanfall zu bekommen, und daher pharmakologisch oder operativ behandelt wurden.

Ornish' frühe Arbeiten zeigten, dass sich der Zustand der Gefäße verbessert (sie also nicht mehr blockiert werden), wenn die Betroffenen sich vegetarisch ernähren, meditieren, Yoga und mäßigen Ausdauersport betreiben. Und wenn sie fähig sind, ihre Gefühle offen, in einem sicheren und zugewandten Gruppenprozess, zu äußern. Mittlerweile hat Ornish seine Theorie weiter ausgearbeitet. Er hat bewiesen, dass sich Veränderungen in Ernährung und Lebensstil auch bei Männern mit Prostatakrebs positiv auswirken – vor allem auf die Genexpression in der Prostata und auf die Aktivität der Telomerase bei Immunzellen.[31] Die Prostata-Genexpression ist ein Marker für Tumorwachstum, die Telomerase hingegen ein Marker für Langlebigkeit.

Als Ornish untersuchte, welche der verschiedenen Umstellungen die stärkste Auswirkung hat, stellte er zu seiner Überraschung fest, dass es die Gruppenaktivität ist. Nicht die Ernährungsumstellung allein. Nicht das Yoga. Nicht die mäßige körperliche Bewegung. Noch nicht einmal die Meditation.

Wie wir zu anderen in Beziehung treten – in Partnerschaften, in Gruppen, in unseren Gemeinden – ist ebenso eine starke Medizin. Ornish' Buch *Die revolutionäre Therapie: Heilen mit Liebe* erzählt davon.[32] Seine Theorie ist, dass menschliche Verbundenheit – Liebe, Nähe und Gemeinschaft – uns heilen kann. Wohingegen mangelndes Verbundensein in Trauer, Verzweiflung, Leid und sogar Krankheit führt. Er nennt die Epidemie an Herz-Kreislauf-Erkrankungen eine emotionale und spirituelle Krankheitswelle. Das ist eine bemerkenswerte Aussage für einen Arzt und Wissenschaftler, der in der Ausbildung gelernt hat, Herzen mechanisch zu reparieren: durch Medikamente, Operationen und andere physische Eingriffe.

Ich stimme dieser Aussage rückhaltlos zu. Und auch die Wissenschaft stützt sie. Einsamkeit, Isolation, Depression – das sind klare Risikofaktoren für Krankheiten. Menschen, die sich einsam fühlen und in keine sozialen Gruppen eingebettet sind, leiden eher unter systemischen Entzündungen – ein enormer Risikofaktor für Krankheiten – und sind insgesamt kränker. Sie sterben auch früher als Menschen, die menschliche Nähe, Gemeinschaft und Unterstützung erfahren.[33] Nähe und Gemeinschaft machen und halten uns gesund.[34] Das gilt sogar für das Zusammensein mit einem Haustier. In Teil II werde ich mich näher mit emotionaler Heilung beschäftigen und Ihnen praktische Tipps für die Arbeit mit schwierigen Gefühlen geben.

Meditation: Kontemplation von Beziehungen

Die folgende Achtsamkeitsmeditation hilft Ihnen herauszufinden, wie Sie zu anderen in Beziehung treten und welche Art von Beziehungen Sie in Ihrem Leben haben.

- Suchen Sie sich einen ruhigen Ort, an dem Sie sich wohl- und sicher fühlen und nicht mit Störungen rechnen müssen. Setzen oder legen Sie sich hin, was immer Ihnen am leichtesten fällt.

- Schließen Sie die Augen und praktizieren Sie kurz die Bauchatmung. Achten Sie darauf, dass Sie frei atmen können. Falls nötig, lockern Sie Ihre Kleidung am Bauch.

- Nun sehen Sie sich an, wie Sie zu anderen Menschen in Beziehung treten – welche Beziehungen Sie haben, zu welcher Gemeinschaft Sie sich zugehörig fühlen. Unterstützen Ihre Mitmenschen Sie? Gibt es Beziehungen, die Ihnen guttun, und andere, bei denen das nicht der Fall ist? Verweilen Sie bei diesen Überlegungen so lange, wie Sie möchten. Wenn Gefühle aufkommen, machen Sie sie zu einem Teil Ihrer Reflexion.

- Wenn die Übung nach Ihrem Gefühl beendet ist, praktizieren Sie wieder die Bauchatmung. Legen Sie Ihre Handflächen über die Augen und beenden Sie die Übung wie alle bisherigen.

Spiegelarbeit: schwierige Gespräche meistern

Liebe, Nähe, Verbundenheit, Gemeinschaft, soziale Bindungen: All das kann uns unterstützen, nähren und heilen. Manchmal aber sind Beziehungen auch schwierig. Die Beziehung zum Partner zum Beispiel ist für manche Menschen die schlimmste Stressquelle. Und das gilt auch für Beziehungen zur Familie, zu Freunden, Kollegen und Bekannten. Diese Art von Stress kann uns krank machen und an der Gesundung hindern.

Wenn es in den Beziehungen zu Ihnen nahestehenden – oder auch weniger nahestehenden – Menschen Probleme gibt, können Sie mit dieser Spiegelübung lernen, präsent zu sein mit dem, was geschieht. Sie können Ihre Wahrheit für diese Beziehung entdecken und sie auch ausdrücken. Hier geht es darum, unsere Gefühle zuzulassen und zu würdigen, ohne sie zu verurteilen. Auf diese Weise beruhigen wir unseren Geist und unsere Emotionen. Und wir werden die Spannungen im Körper los.

Wenn es Ihnen schwerfällt, Nähe zu anderen Menschen aufzubauen und zuzulassen, wenn Sie Mühe haben, förderliche Beziehungen zu knüpfen, dann sollten Sie einen Blick in den Anhang werfen. Dort finden Sie weitere Tipps und Hinweise.

- Suchen Sie sich einen ruhigen und bequemen Ort, an dem Sie nicht gestört werden. Setzen oder legen Sie sich hin.

- Halten Sie einen Handspiegel, entweder mit beiden Händen oder mit Ihrer nichtdominanten Hand. Wenn Sie beidhändig sind, nehmen Sie die Hand, mit der Sie üblicherweise nicht schreiben.

- Schauen Sie sich direkt in die Augen. Behalten Sie diesen Blick die ganze Übung über bei.

- Nun denken Sie an jemanden, mit dem Sie Schwierigkeiten haben.

- Nun reden Sie mit Ihrem Spiegelbild. Sie sagen ihm alles, was Sie im Hinblick auf diese Beziehung empfinden. Bewerten Sie Ihre Gefühle nicht. Lassen Sie sie einfach zu. Sprechen Sie laut aus, was Ihnen durch den Kopf geht. Wenn Ihnen das unangenehm ist oder Sie nicht wissen, was Sie sagen sollen, dann sagen Sie eben das. Wenn Sie Scham empfinden, etwas verurteilen, verleihen Sie diesen Gefühlen Ausdruck. Wenn Sie wütend sind, erlauben Sie es sich. Artikulieren Sie es. Reden Sie einfach immer weiter. Lassen Sie die Worte fließen.

- Nun stellen Sie sich vor, dass Sie direkt mit dieser Person sprechen. Das mag Ihnen vielleicht schwieriger erscheinen, aber versuchen Sie es trotzdem. Sagen Sie der Person genau, wie Sie sich fühlen. Lassen Sie nichts weg, auch nicht Gefühle von Peinlichkeit und Unsicherheit oder eventuelle Bewertungen.

- Wenn Sie das Gefühl haben, fertig zu sein, legen Sie den Spiegel weg. Schließen Sie die Augen und praktizieren Sie für ein oder zwei Minuten die Bauchatmung.

Der Lebenssinn als Arznei

Was uns bewegt, was unser Herz zum Klingen bringt, was uns morgens aus dem Bett lockt und uns häufig auch noch nach der Schlafenszeit beschäftigt – das ist unser Lebenssinn. Unsere Lebenskraft – im wahrsten Sinn des Wortes der Grund, aus dem wir leben.

Alex war ein guter Freund von mir. Er wurde 112 Jahre alt. Und er war geistig fit bis ans Ende seiner Tage. Sein Körper war nicht gerade in Bestform, aber das bereitete ihm keine Sorgen. Diese Unbeschwertheit half ihm, auch gesundheitlich. Alex hatte eine Vision, ein Ziel im Leben. Und dieses Ziel befeuerte ihn immer wieder. Als Holocaust-Überlebender aus Polen etablierte er sich in den USA, obwohl ihm sein Jugendtraum – Kapitän zu werden – verwehrt blieb. Er promovierte stattdessen in Zoologie. Jahre später, schon in mittleren Jahren, begann er sich für die nichtsichtbare Welt zu begeistern – für eine Welt, die unsere kognitiven Vorstellungen von Raum und Zeit übersteigt. Er beschäftigte sich mit seiner paranormalen Begabung. Das war seine Leidenschaft und wurde sein Lebenssinn. Viele Jahre brachte er mit Forschungsarbeiten in dieser Welt zu. Er erforschte und untersuchte übersinnliche Erscheinungen, Heiler und vieles andere mehr. Als Alex seine Studien abgeschlossen hatte, als er sein Ziel erreicht hatte, war er bereit zu gehen. Er starb. Und verließ seinen Körper voller Leichtigkeit und Würde.

Andere Menschen sehen ihren Lebenssinn vielleicht in der Mutterschaft. Oder im Sorgen für die Familie. Vielleicht ist es für Sie auch, Farbe auf eine Leinwand zu bringen, in der U-Bahn zu tanzen, Babys zu entbinden oder Romane zu schreiben. Der Lebenssinn kann etwas sein, womit wir unseren Lebensunterhalt verdienen – oder etwas ganz anderes. Unsere Träume, unsere Visionen, unsere Wünsche – was wir für uns ersehnen – sind die Saatkörner unseres Lebenssinnes.

Wenn Sie wissen, was Sie bewegt, und Sie das auch leben können: wunderbar! Sie setzen diese Lebenskraft ein, und diese stützt Ihre Gesundheit und Ihr Wohlbefinden. Wenn Sie Ihren Lebenssinn noch nicht gefunden haben, dann hätte ich hier zwei Übungen für Sie: Mit ihrer Hilfe können Sie herausfinden, was Ihre innere Triebkraft ist und wie Sie sie in Ihr Leben integrieren können. Aber diese Übungen sind auch nützlich, wenn Sie die Antwort schon kennen und Ihren Lebenssinn leben. Dann können sie Ihnen helfen, eventuelle Hindernisse zu erkennen und auszuräumen.

Tagebuch: Ihren Lebenssinn finden

- Suchen Sie sich einen ruhigen Ort, an dem Sie nicht gestört werden. Legen Sie Papier und Stift bereit, auch wenn Sie im Normalfall lieber auf einer Tastatur schreiben.

- Bevor Sie anfangen, lesen Sie sich folgende Fragen durch und denken Sie darüber nach:

  - Was ist mein Lebenssinn? Wofür bin ich hier auf dieser Erde?
  - Wie sehen meine Visionen aus? Was erträume ich mir für mein Leben?
  - Welche Situationen, Umstände und/oder Menschen unterstützen meine Visionen und Träume?
  - Welche Situationen, Umstände und/oder Menschen behindern mich bei der Verwirklichung meiner Träume und Visionen?
  - Wenn ich morgen in mein erträumtes Leben aufwachen könnte, wie würde dieses aussehen? Seien Sie mutig, beschränken Sie sich nicht. Geld, Wohnort, persönliche Lebensumstände – nichts davon ist ein Hindernis. Ihre Möglichkeiten sind grenzenlos.

- Nun schreiben Sie Ihre Antworten auf diese Fragen nieder. Lassen Sie alles so aufs Papier fließen, wie es aus Ihrem Bewusstsein strömt. Ganz egal, was es ist. Keine Bewertungen. Vertrauen Sie alles den weißen Seiten an. Stil, Interpunktion und Grammatik sind hier nicht von Belang.
- Am allerwichtigsten: Benutzen Sie beim Schreiben die Gegenwartsform, als würden Sie dieses Leben bereits führen.
- Wenn Sie das Gefühl haben, die Übung sei zu Ende, dann praktizieren Sie einige Minuten lang die Bauchatmung.

Somatic Experiencing: Visualisieren Sie Ihren Lebenssinn

- Suchen Sie sich einen Ort, an dem Sie sich geborgen und wohlfühlen und sicher vor Störungen sind. Setzen oder legen Sie sich nieder, was immer Ihnen leichterfällt.

- Schließen Sie die Augen. Praktizieren Sie die Bauchatmung.

- Nun rufen Sie sich die Vision ins Gedächtnis, die Sie bei der letzten Tagebuchübung geschaffen haben. Stellen Sie sich vor, wie Ihr Leben aussehen würde, wenn Sie morgen schon mit dem Leben Ihrer Träume beginnen könnten. Spüren Sie dem mit all Ihren Sinnen nach: Sehen Sie es vor sich. Hören Sie es. Riechen Sie es. Schmecken Sie es. Fühlen Sie es.

- Wenn Sie anfangen sollten, an Ihrer Vision zu zweifeln und sie zu zensieren, registrieren Sie das einfach. Lenken Sie Ihre Aufmerksamkeit wieder auf den Atem und praktizieren Sie die Bauchatmung. Und tauchen Sie dann wieder in Ihre Vision ein.

- Nun spüren Sie der Vision in Ihrem Körper nach. Lassen Sie sich tief in Ihren Körper sinken. Wie fühlt er sich damit? Welche Empfindungen hat er? In welchen Bereichen spüren Sie mehr? Wohin wandert Ihre Aufmerksamkeit?

- Seien Sie weiter in Ihrem Körper präsent mit all seinen Empfindungen. Wenn Zweifel aufkommen, wenn Sie Bewertungen wahrnehmen, kehren Sie zum Atem zurück und lenken Sie dann Ihre Aufmerksamkeit wieder auf Ihre Vision.

- Wenn weiter Zweifel und zensierende Gedanken da sein sollten, machen Sie die zuvor beschriebene Übung zum *Somatic Experiencing* (siehe Seite 60) Spüren Sie diese Gefühle im Körper auf und verweilen Sie dabei. Sie werden sich dadurch verändern. Dann kehren Sie zu Ihrer Vision zurück, zu Ihren körperlichen Empfindungen.

- Wenn Sie das Gefühl haben, dass die Übung für Sie abgeschlossen ist, dann praktizieren Sie wieder die Bauchatmung. Legen Sie die Handflächen über die Augen und beenden Sie die Übung wie gehabt.

Vergessen Sie nicht: Der Heiler wohnt in Ihnen. Und dieser innere Heiler wird Sie immer führen, und zwar nach Hause zur Absoluten Gesundheit, zum Geistesfrieden, zu dem Ort, an dem sich die Heilung einstellt. Welche Form sie auch immer annehmen mag, Sie werden den Weg zum inneren Frieden finden. Denken Sie immer daran: Die vier grundlegenden Arzneien – was Sie zu sich nehmen, wie Sie leben, wie Sie zu anderen in Beziehung treten und was Sie bewegt – sind alle eng miteinander verknüpft.

Wenn Sie Ihr Leben an Ihrem Lebenssinn ausrichten, wird sich alles leichter anfühlen. Alles wird sich von selbst ergeben. Was Sie zu sich nehmen, wie Sie leben werden, wie Sie zu anderen in Beziehung treten können – all das wird immer einfacher. Wenn Sie Ihren Lebenssinn nicht verwirklichen oder wenn eine eine andere der vier grundlegenden Arzneien für Sie nicht richtig funktioniert, dann fühlt sich alles merkwürdig an.

Es ist vielleicht nicht immer einfach, die vier grundlegenden Arzneien im Alleingang anzuwenden. Ein wenig Hilfestellung kann da nicht schaden. Genau darum geht es in Kapitel 3.

Kapitel 3

HEILMETHODEN

Wir alle brauchen ein bisschen Hilfe von unseren Freunden. Dieses Kapitel macht Sie mit einer ganzen Reihe solcher Freunde – oder Heilmethoden – bekannt. Sie können uns auf unserem Weg zur Absoluten Gesundheit unterstützen.

Bildlich gesprochen sind dies die Freunde, die im Gästehaus leben. Sie kümmern sich um uns, machen uns das Leben leichter, leiten die Heilung ein. Das alles geschieht voller Leichtigkeit, ohne jede Mühe. Wir müssen nicht kämpfen, um gut zu leben oder gesund zu sein. Wir müssen uns nur einfach hingeben – uns dem gegenwärtigen Moment überlassen. Wir können aufhören zu ackern. Wir können aufhören, uns anzustrengen. Wir müssen nur im Hier und Jetzt sein. Ja, so einfach ist es.

Eben zu dem Zweck sind diese Heilmethoden da. Das ist es, was uns diese Methoden und die Menschen, die sie anwenden, anbieten. Sie helfen uns, jenen Ort des Friedens in Geist und Körper aufzusuchen, an dem Heilung geschieht und sich Wohlbefinden einstellt. Welche Form die Heilung auch annehmen mag, der Geistesfriede ist Ihre Medizin. Und Präsentsein ist der Weg dorthin. Ihr Weg nach Hause zur Absoluten Gesundheit.

Im Folgenden möchte ich Ihnen eine Einführung in jene Methoden geben, die ich gut kennengelernt habe: Traditionelle Chinesische Medizin, Ayurveda, Homöopathie, Aromatherapie, Körperarbeit und körperzentrierte Arbeit, Energieheilung und Rückführungstherapien. Ich möchte Ihnen hier einen Überblick geben, denn eine ausführlichere Darstellung würde den Rahmen dieses Buches sprengen. Was ich hier beschreibe, spiegelt meine Erfahrungen sowohl als Heilerin wie auch als Patientin wider. Vielleicht kennen Sie einige dieser Techniken schon, vielleicht sogar alle oder überhaupt keine. Oder Sie arbeiten mit Methoden, die hier nicht vorgestellt werden. Trotzdem hoffe ich, Ihnen einige interessante Einblicke vermitteln zu können. Wenn Sie mehr zu dieser Thematik wissen wollen, finden Sie weiterführende Tipps im Anhang.

Den Abschluss dieses Kapitels bilden wieder Übungen, die Ihnen herauszufinden helfen, welche Technik am besten zu Ihnen passt. Richten Sie den Blick nach innen. Dort wartet Klarheit auf Sie. Der einzige Ort der Wahrheit, jener Wahrheit, die Ihre Wahrheit ist, jener Wahrheit, die für Sie richtig ist, liegt in Ihrem Inneren.

Traditionelle Chinesische Medizin (TCM)

TCM und Ayurveda (weiter unten) sind zwei starke Heilmethoden, die ihre Behandlung ganz auf die individuelle Person zuschneiden. Zu ihren Werkzeugen gehören Ernährung, Lebensstil, Akupunktur, Phytotherapie, Körperarbeit und vieles andere mehr. Manche Praktizierende verwenden mehrere dieser Instrumente, andere arbeiten nur mit einer Methode. So gibt es Akupunkteure, Kräuterheilkundige oder Heiler für ayurvedische Körpertechniken.

Ich selbst habe lange die Akupunktur als einzige Technik eingesetzt, sowohl für mich persönlich als auch in meiner Praxis. Für meinen eigenen Weg habe ich lange Jahre mit einem ausgesprochen begabten chinesischen Arzt namens Shen Yi Li zusammengearbeitet, der sowohl in westlicher als auch in chinesischer Medizin ausgebildet war. Seine Praxis lag in New York in den Außenbezirken von Queens. Dr. Li saß immer sehr lange absolut still und ruhig da und fühlte meinen Puls. Die Pulsdiagnose ist ein ganz wesentliches Element der TCM. Der Puls verrät den Ärzten, was im Körper vorgeht. Mitunter gibt er sogar Aufschluss über unsere Vorfahren und deren Erfahrungen.

Dr. Li praktizierte auch Akupunktur. Und er schickte mich immer mit einem Armvoll brauner Papiertüten nach Hause – angefüllt mit Wurzeln, Zweigen, Früchten, Borken und anderen Dingen, aus denen ich mir Tee brühen sollte. Ich ging immer dann in seine Sprechstunde, wenn ich so ein bisschen von der Rolle war und es nicht schaffte, ohne fremde Hilfe zurück ins Gleichgewicht zu finden. Einmal war ich tief in Sorge wegen einer privaten Beziehung. Mein Blutdruck, der gewöhnlich eher niedrig ist, war enorm hoch. Auch wenn ich Menstruationsbeschwerden hatte, ging ich zu ihm.

Dr. Li war Facharzt für Onkologie, aber er behandelte alle Krankheiten. So funktioniert die Traditionelle Chinesische Medizin. Für dieses ganzheitliche Denken ist die Akupunktur ein gutes Beispiel, von der wir im Westen eine völlig falsche Vorstellung haben. Die Leute glauben, dass sie bei ein paar Problemen ganz nützlich sein kann – in der Schmerzbehandlung zum Beispiel und gegen Übelkeit, und damit seien ihre Anwendungsmöglichkeiten auch schon erschöpft. Wir sehen die Akupunktur durch unsere Brille, vor dem Hintergrund unseres Verständnisses von Gesundheit und Krankheit. Aus Sicht der TCM aber ist Akupunktur bei allen gesundheitlichen Problemen von Nutzen.

Sie behandelt – wie alle nichtschulmedizinischen Ansätze – den Menschen, nicht die Krankheit. Allein *die Krankheit* zu diagnostizieren, wie es die westliche Medizin tut, ist da nicht von Belang. Die alternativen medizinischen Systeme haben eine ganz andere Art der Diagnostik: Sie konzentrieren sich *auf den Menschen* und seine Individualität. Dabei geht es nicht nur um Symptome, sondern auch darum, was der Mensch isst, wie er lebt, wie er zu anderen in Beziehung tritt, was er mag oder nicht mag, welches Klima und welche Jahreszeit er schätzt, und wie er denkt, handelt und fühlt. All diese Einzelheiten helfen dem Arzt herauszufinden, was jemand braucht, um gesund zu werden und zu bleiben.

Ayurveda

Ayurveda ist ein System, das ich sehr schätze. Als ich Dr. Vasant Lads ayurvedische Klinik in New Mexico aufsuchte, wollte ich vor allem meine Myome ohne Operation und ohne jene Medikamente loswerden, die Schulmediziner mir empfohlen hatten. Ich brachte den Großteil meiner Zeit mit Ruhen und Schlafen zu. Ruhe und Schlaf, das war meine Medizin. Dazwischen aß ich Kitchari, das seit Jahrtausenden ein wesentlicher Bestandteil ayurvedischer Medizin ist: ein Gericht aus Mungbohnen und Reis, das so gewürzt wird, wie es der eigenen Konstitution entspricht. Kitchari fördert die Heilung. Es ist leicht verdaulich, leitet Giftstoffe aus, nährt den materiellen Körper und beruhigt Geist und Gefühle.

Ich ließ mir auch Panchakarma-Behandlungen geben. Das ist eine Form der Körpertherapie, die ebenfalls an der Konstitution ausgerichtet wird. Dabei wird unter anderem der Körper mit Kräuterölen massiert, und zwar an den Marmapunkten (vergleichbar den Akupunkturpunkten). Diese Behandlung reinigt und verjüngt Körper und Geist. Außerdem fördert sie die Selbstheilung.

Ruhe, Schlaf, hilfreiche Ernährung und Panchakarma-Behandlungen – das war meine Medizin. Im Verlauf dieser Behandlung machte ich umwälzende Erfahrungen. Ich verspürte einen geistigen Frieden, wie ich ihn schon seit Jahren nicht mehr gekannt hatte: jenen Geistesfrieden, der Absolute Gesundheit ist. Ich hatte das Gefühl, mich auf den Heimweg gemacht zu haben. Oder vielmehr das Gefühl, zu Hause zu sein. Ayurveda half mir, an diesen Ort zu gelangen.

Homöopathie

Die Homöopathie wirkt, indem sie die Selbstheilungskräfte des Körpers anspricht. Sie funktioniert ganz anders als Allopathie – die moderne Schulmedizin.

Zu ihrer Entstehungsgeschichte: Samuel Hahnemann (1755–1843) war ein deutscher Arzt und Chemiker. Wie viele Ärzte seinerzeit experimentierte er auch an sich selbst. Er wusste, dass Chinarinde (ein Extrakt aus einer südamerikanischen Baumart) eine gute Arznei gegen Malaria ist. Also nahm er eine Abkochung davon zu sich. Bald darauf entwickelte er malariaähnliche Symptome. Hahnemann stellte ausgehend davon folgende Theorie auf: Wenn die Chinarinde, wie in seinem Fall, bei gesunden Menschen Symptome hervorrufen kann, die der Krankheit entsprechen, dann müsste sie aufgrund dieses Prinzips umgekehrt einen kranken Menschen von diesen Symptomen befreien. Damit lag er richtig.

Doch bei einem kranken Menschen sollte man die Abkochung verdünnen, damit sie die Symptome nicht verstärkt. Daher, so Hahnemann, muss man die Arznei so zubereiten, dass vom ursprünglichen Stoff nichts mehr vorhanden ist. Und Hahnemann beobachtete, dass die Wirkung nicht nachlässt, selbst wenn der Stoff Hunderte bis Tausende Male verdünnt wurde. Die therapeutische Wirksamkeit bleibt erhalten.

Rein sprachlich geht der Begriff auf das griechische *homoios* zurück, was »ähnlich« heißt, und auf *pathos*, »Leid«. Der Wortbestandteil *allos* in der Allopathie bedeutet »anders«. Die Allopathie versucht also Symptome und Krankheiten zu behandeln, indem sie sie unterdrückt oder beseitigt, und zwar mit pharmakologischen Wirkstoffen oder durch Operation.

»Gleiches heilt Gleiches«: Die Vorstellung, dass die Substanz, die die Krankheit verursacht hat, ebenso therapeutische Wirkung entfalten kann, ist der Hauptgrundsatz der Homöopathie. Das Heilmittel für ein Symptom oder eine Krankheit ist also eben jenes, das stärker dosiert diese Krankheit auslösen würde. Wenn dieses Mittel potenziert wird, also als hochgradig verdünnte, nichtmolekulare und nichtmaterielle Substanz verabreicht wird, dann ist praktisch kein Molekül, kein bisschen vom Ausgangsmaterial mehr darin enthalten. Dieses hochgradig verdünnte Mittel kann dann das Symptom oder die Krankheit heilen. Wenn wir ein homöopathisches Mittel zu uns nehmen, verpassen wir uns also eine minimale Dosis dessen, was die Krankheit oder das Symptom verursacht hat. Die Dosis aber ist so niedrig, dass sie nicht krank macht, sondern vielmehr unseren Körper zur Selbstheilung anregt.

Interessanterweise ist die Vorstellung, dass eine schwache Dosis einer Substanz, die in unverdünnter Form Krankheit verursachen würde, auch eine Heilwirkung entfalten kann, nicht unbekannt. Viele Impfungen wirken nach diesem Prinzip. In der Pharmazie nennt man dieses wohlbekannte und allgemein akzeptierte Phänomen *Hormesis* – unterschiedliche Dosen eines Medikaments können auch ganz andere Wirkungen haben, die man dann als Nebenwirkung klassifiziert.

Ein Beispiel dafür ist Nitroglyzerin, das ein Vasodilatans ist, also die Blutgefäße weitet. Man setzt es bei Angina pectoris ein, einem Enge- oder Beklemmungsgefühl in der Brust. Man gibt es sublingual, das heißt, unter die Zunge. Eine klassische Nebenwirkung sind Kopfschmerzen. Homöopathen nutzen homöopathisch hergestelltes Nitroglyzerin gegen Kopfschmerzen. Ein weiteres Beispiel sind Zwiebeln. Wenn wir sie schneiden, tränen uns die Augen. Das liegt an den Substanzen, die beim Schneiden frei werden. *Allium cepa* – ein aus Zwiebeln gewonnenes Homöopathikum – dient zur Behandlung von Reizungen und Entzündungen der Augen, Nasen- und Halsschleimhäute (z. B. bei Erkältungen oder Allergien).

Dass Gleiches Gleiches heilt, ist nicht erst seit Hahnemann bekannt. Tatsächlich durchzieht dieses Prinzip die gesamte Medizingeschichte. Schon Hippokrates erwähnt in seinen Schriften, dass jene Substanzen, die eine Krankheit auslösen, auch zu ihrer Heilung eingesetzt werden können.[35] In der Antike verabreichte man Kranken Arzneien aus geschädigtem Gewebe oder Organen. Die daraus gewonnenen Extrakte wurden verwendet, um die Menschen zu heilen, und wurden sogar vorbeugend eingesetzt. In China trocknete man beispielsweise Pocken-Pusteln und inhalierte sie – eine frühe Art der Impfung. Schlangengiftextrakte wurden bei Schlangenbissen verabreicht, und ein Abszess konnte Material liefern, um die entsprechende Infektion zu heilen.[36]

Heutzutage gibt es verschiedene Schulen innerhalb der Homöopathie, und jede hat ihre ureigenste Sicht der Behandlungsmethode und eigene Techniken entwickelt. Gemeinsam ist ihnen allen, dass sie Extrakte von Pflanzen, Tieren und Mineralen verwenden. Diese werden hochgradig verdünnt, damit daraus eine nichtmolekulare, nichtmaterielle »Energie«-Medizin entsteht, die wirkt, indem sie die Selbstheilungskräfte des Körpers anregt. Und nicht, indem sie die Symptome unterdrückt.

Die »klassische« Homöopathie ist die Schule, die sich auf Hahnemanns Arbeit stützt. Auch dies ist ein individueller Ansatz, der von jedem Menschen das individuelle »Symptombild« erstellt, das auch seine geistige und emotionale Verfassung berücksichtigt. So erhalten zwei Menschen mit einer Sinusitis nicht unbedingt das gleiche Heilmittel. Die Symptombilder sind bei jedem Menschen anders: Der eine empfindet seine Krankheit als »warm«, sodass Wärme sie verschlimmert. Der andere nimmt sie als »kalt« wahr, und Kälte verschlimmert die Symptomatik. Entsprechendes gilt auch für geistige und emotionale Zustände, die ja ebenfalls individuell veschieden sind.

Andere Schulen setzen diese nichtmolekularen, hochverdünnten Arzneien anders ein. Sie lassen z. B. aus krankem Gewebe oder infektiösem Material Mittel herstellen, um eben jene Organe und Gewebe zu behandeln, die von dieser Krankheit oder Infektion betroffen sind.

Da die Homöopathie als natürliche Medizin mit geringen oder gar keinen Nebenwirkungen gilt, ist sie sehr beliebt. Mittlerweile stellen große Pharmaunternehmen die Arzneien her. Man kann Substanzen, die man der Natur entnimmt, nicht patentieren lassen. Mit Kombinationen solcher Substanzen geht das sehr wohl. Und so bringen die Unternehmen immer mehr Kombipräparate auf den Markt, sogenannte »Komplexmittel« – die nicht auf das Individuum zugeschnitten sind, wie das die klassische Homöopathie fordert. Diese Medikamente werden »gegen« Symptome und Krankheiten wie Prämenstruelles Syndrom, Allergien und so weiter verschrieben. Sie werden in bunten Schachteln verkauft und sind manchmal sogar im Drogeriemarkt erhältlich.

Ich bezog meine homöopathischen Medikamente von Joe Lillard, einem wunderbaren Menschen, der solche Mittel verkaufte. Mittlerweile hat sich das Geschäft in den USA verändert, auch weil die US-Behörde für Lebens- und Arzneimittel, die *Food and Drug Administration* (FDA), massiv gegen die Homöopathie vorgeht (mehr dazu in Teil V). Joe hat viel mit Tierärzten gearbeitet. Er erzählte mir Geschichten über Medikamente, die aus dem kranken Gewebe dieser Tiere gewonnen wurden. Ein Fall ist mir heute noch im Gedächtnis: Ein Rind hatte einen Abszess am Hoden. Ein Medikament aus dem eitrigen Ausfluss hat diesen Abszess geheilt. Man nennt ein solches Präparat *Nosode:* ein homöopathisch aufbereitetes Mittel aus krankem Gewebe oder dem aktiven Prinzip einer Infektion, z. B. einem Bakterium, einem Virus etc. Das, was wir heute als Vakzin oder Impfstoff bezeichnen, folgt dem gleichen Prinzip: Wir gewinnen ein Medikament aus einer infektiösen Struktur, das künftig die Infektion verhindert.

Und was die homöopathische Behandlung von Tieren angeht, so gab mir mein vierbeiniger Freund Benjamin die Möglichkeit, mehr über Nosoden zu lernen. Konventionell arbeitende Tierärzte verschreiben gewöhnlich vorbeugend Medikamente gegen die Lyme-Borreliose und gegen Herzwurm-Infektionen, wenn diese regional auftreten. Ich habe mich diesbezüglich mit mehreren homöopathisch arbeitenden Tiermedizinern beraten und darauf verzichtet, denn diese Medikamente können schwere Nebenwirkungen entfalten. Stattdessen habe ich Benjamin Nosoden jener Erreger gegeben, die Lyme-Borreliose und andere durch Zecken übertragene Infektionen auslösen können, und gegen die Larven des Herzwurms.

Benjamin wurde bei keiner einzigen jährlichen Kontrolluntersuchung beim Tierarzt positiv auf Lyme-Borreliose oder Herzwurm getestet, im Gegensatz zu vielen seiner Artgenossen in unserer Gegend. Vor Kurzem hat man bei ihm Anaplasmose, eine von Zecken übertragene Infektion, festgestellt. Gegen diesen Erreger hatte er keine Nosode erhalten. Nach dem positiven Test ließ ich in einem homöopathischen Labor eine Nosode gegen Anaplasmose erstellen und gab sie

Benjamin über mehrere Wochen. Der darauffolgende Bluttest war normal. Sogar mein Tierarzt war tief beeindruckt.

Wenn Sie Tiere lieben, dann können Sie sie auch homöopathisch behandeln lassen. Mittlerweile gibt es viele Tierärzte, die das anbieten – neben Akupunktur oder ganzheitlicher Tiermedizin im Allgemeinen.

Auch in meiner Praxis verwende ich immer wieder Nosoden. Eine Patientin, die schon Ende siebzig war, litt seit Jahrzehnten unter Brucellose, einer bakteriellen Infektion, und schien einen Rückfall zu haben. Ich gab ihr die Nosode, und bald darauf ging es ihr besser. Einer 94-jährigen Patientin war eine künstliche Aortenklappe eingesetzt worden. Ansonsten war sie bei guter Gesundheit. Sie legte jeden Tag mehrere Meilen zu Fuß zurück, arbeitete immer noch als Schneiderin und war auch geistig fit. Leider entzündete sich die Aortenklappe, und die Ärzte sagten ihr, dass sie da leider nichts machen könnten. Sie wurde in die heimische Hospizbehandlung entlassen. Ich gab ihr eine Reihe von Nosoden, die ich aus Bakterien herstellen ließ, die eine Endokarditis der Herzklappen hervorrufen können. Bald darauf ging es ihr besser.

Kann ich beweisen, dass es die Nosode war, die die Besserung herbeiführte? Oder dass der Bluttest meines Hundes aufgrund der Nosode wieder normal war? Oder dass die Nosoden ihn vor Lyme-Borreliose und Herzwurm-Infektion schützten? Nein. Solche Beweise sind auch schwer zu führen. Das gilt für die Naturwissenschaft im Allgemeinen, aber für die Medizin im Besonderen. Es gibt Forschungsliteratur zur Homöopathie, aber die Forschungsarbeiten gestalten sich problematisch. Auch für Nosoden gibt es Forschungsresultate, aber eben nur sehr wenige. Und man findet sie auch nicht in den wissenschaftlichen Publikationen, die Ärzte normalerweise lesen. Daher akzeptieren die meisten Ärzte und Veterinärmediziner die Homöopathie nicht.[37]

In Teil V beschäftige ich mich noch einmal mit der Homöopathie, wenn es um die Geschichte der Alternativmedizin in den USA geht. Denn offensichtlich fällt es der konventionellen Medizin schwer, diese Art der Behandlung als sinnvolle Therapie zu akzeptieren. Wenn Sie mehr über Homöopathie wissen wollen, finden Sie auch einige Hinweise im Anhang.

Aromatherapie

Bevor ich diesen Abschnitt über die Aromatherapie zu schreiben begann, gönnte ich mir eine Pause. Ich war stundenlang am Schreibtisch gesessen und war nur kurz mit dem Hund draußen, einmal um den Block. Meine Augen waren müde, und ich hatte Schmerzen links im oberen Rücken. Es war klar, dass eine Pause überfällig war.

Also legte ich mich hin und nickte schließlich ein. Zuvor hatte ich Lavendelöl auf die Duftlampe gegeben. Als ich wieder aufstand, waren die Rückenschmerzen verschwunden. Ich kann nicht sagen, ob es der Lavendelduft war oder einfach nur die Ruhe. Aber ich verwende Lavendel auch so, und ich kann nur sagen: Das ist starkes Zeug!

Aromatherapie ist die Therapie mit ätherischen Ölen zu medizinischen Zwecken. Das kann über den Geruchssinn funktionieren, aber auch durch Auftragen auf die Haut. Die Aromatherapie ist Jahrtausende alt. Es gibt Hinweise, dass aromatische Substanzen schon 4500 vor unserer Zeitrechnung verwendet wurden.[38] Die alten Ägypter waren Experten im Umgang mit ätherischen Ölen. Das *Metropolitan Museum of Art* in New York City besitzt Alabastergefäße aus der Zeit zwischen 3000 und 2000 v. Chr., die als Behälter für ätherische Öle zum medizinischen Gebrauch verwendet worden waren. Auch im alten Griechenland, in Rom oder in den frühen arabischen Kulturen kannte man die Aromatherapie.

Im letzten Jahrhundert haben Schulmediziner diese Therapie wiederentdeckt. Dr. Jean Valnet war ein französischer Arzt, der im Zweiten Weltkrieg verwundete Soldaten behandelte. Er verwendete ätherische Öle zur Behandlung von Infektionen. Zu jener Zeit gab es immer wieder Wunden, die nicht heilen wollten und schließlich brandig wurden. Sogar Hautkrebs wurde mit ätherischen Ölen behandelt.[39]

Seit damals hat die Wissenschaft eine ganze Reihe von Entdeckungen gemacht, die die Wirksamkeit der Aromatherapie belegen. Ätherische Öle haben antibiotische, antivirale, antimykotische und antiseptische Wirkung.[40] Das ist weiter nicht erstaunlich, wenn man die Erfahrungen von Dr. Valnet mit Infektionen im Schützengraben kennt. Die Forschung stellte des Weiteren fest, dass ätherische Öle schmerzlindernde, antientzündliche, krampflösende, immunstärkende, antidepressive und angstlösende Eigenschaften haben. Schmerzlinderung, Angstlösung, verbesserte Konzentration, ja, sogar die Auflösung von Gallensteinen – all diese Effekte sind für ätherische Öle belegt. Manche dieser Öle entfalten sogar eine neuroprotektive Wirkung im alternden Gehirn – sie schützen also vor Demenz.[41] Mehr darüber erfahren Sie im Anhang.

Körperarbeit und körperzentrierte Therapien

Körperarbeit und körperzentrierte Behandlungsansätze setzen auf therapeutische Berührung. Sie sind per se ausgezeichnet geeignet, um Geist und Körper zu verbinden und so zur Selbstheilung beizutragen. Sie können uns also helfen, gesund zu werden und zu bleiben.

KRANIOSAKRALTHERAPIE

Die Kraniosakraltherapie ist eine subtile Form der Körperarbeit, die von Dr. John Upledger entwickelt wurde, einem Arzt und Osteopathen. Dabei wird mit schonenden Bewegungen das kraniosakrale System – die Membranen und die Rückenmarksflüssigkeit, die das Gehirn und das Rückenmark schützen – ertastet und unterstützt. Ich habe Dr. Upledger Mitte der 1990er-Jahre kennengelernt, als ich ihn als Gastredner an die medizinische Fakultät einlud. Wir trafen uns vor seinem Vortrag, und er bot mir eine Behandlung an. Für mich war dies eine tief gehende Erfahrung. Er schien meinen Gesundheitszustand genau zu kennen, dabei wusste er absolut nichts über mich. Ich bin immer noch nicht sicher, ob das an der Kraniosakraltherapie lag oder ob er als Arzt eine extrem gute Intuition hatte und so in meinen Körper förmlich »hineinsah«. In Teil IV werden wir uns mit der ärztlichen Intuition befassen, und ich werde Ihnen Geschichten von paranormalen Phänomenen, Heilern und Wundern erzählen.

Seit dieser Zeit suche ich des Öfteren eine Kollegin namens Candida auf und lasse mir Kraniosakral-Behandlungen geben. Wir haben uns kennengelernt, als ich mir das Handgelenk gebrochen hatte. Sie ist eigentlich Ergotherapeutin, und ich ging zu ihr, um mein Handgelenk wieder beweglich zu machen. Aber

Candida bietet eben auch Kraniosakraltherapie an, und auf ihrem Behandlungstisch habe ich wahre Wunder erlebt.

Die Forschungsarbeiten zur Kraniosakraltherapie sind breit gefächert, aber trotzdem nicht sehr umfangreich. Vom Autismus bis zu Angststörungen und Depressionen, von Kopf- und Rückenschmerzen bis zu Morbus Crohn gibt es wissenschaftliche Untersuchungen, die belegen, dass Patienten bei diesen Zuständen durch die Kraniosakraltherapie Besserung erfuhren.[42] Auch Berichte von Patienten stützen dies – persönliche Erfolgsgeschichten, von denen ich gehört habe, zu denen es jedoch keine offiziellen Aufzeichnungen gibt.

DIE ALEXANDER-TECHNIK

Sie ist nach ihrem Begründer benannt: Frederick Matthias Alexander (1869–1955), einem australischen Schauspieler. Alexander hatte irgendwann plötzlich seine Stimme verloren. Er bemerkte, dass er durch Veränderung seiner Körperhaltung – vor allem von Kopf und Nacken – die Stimme wiedergewann. Die Technik wurde in den 1890er-Jahren entwickelt und beruht auf Alexanders Theorie, dass bestimmte eingeschliffene Haltungs- und Bewegungsmuster unserer Gesundheit schaden können. Ziel der Alexander-Technik ist daher, andere Muster einzuüben, die die Gesundheit stärken können. Hierzu ist eine achtsame Körperwahrnehmung erforderlich – wie unsere Haltung ist, wie wir uns bewegen. Aber auch das Geistestraining ist ein wesentlicher Bestandteil dieser Methode.

Ich hatte eine ganze Reihe solcher Sitzungen mit einem Alexander-Lehrer namens Gary. Er hat alle möglichen gesundheitlichen Probleme auf diese Weise behandelt. Normalerweise wird die Alexander-Technik eingesetzt, um Probleme zu behandeln, die mit Muskulatur und Skelett zusammenhängen, z. B. Rückenschmerzen oder ein steifer Nacken. Garys Erfahrungen aber zeigen, dass diese Technik sehr viel tiefere Wirkung hat. Was im Grunde kein Wunder ist, denn auch diese Praxis bringt Geist und Körper zusammen, was unseren inneren Heiler auf den Plan ruft.

Gary berichtete mir von einer Parkinson-Patientin, die mit Anfang siebzig alle typischen Symptome aufwies: Handzittern, schlurfender Gang, Gleichgewichtsprobleme und gelegentliche Stürze. Sie konnte nicht mehr Auto fahren und war sehr deprimiert. Nach ungefähr vier Monaten mit wöchentlichen Alexander-Behandlungen waren all diese Symptome verschwunden, und sie konnte ihr Auto wieder gefahrlos durch die Straßen von Manhattan lenken. Gary arbeitete auch mit einer Frau, die unter schwerster Migräne litt. Sie war Anfang dreißig, und ihre Regelblutung kam sehr unregelmäßig. Nach vier Monaten Behandlung mit ein bis zwei Sitzungen pro Woche war nicht nur die Migräne verschwunden, sondern sie war auch noch schwanger. Dabei hatte sie seit siebzehn Jahren vergeblich versucht, ein Kind zu bekommen.

Was meine Sitzungen mit Gary anging, so arbeiteten wir bei einem Videoprojekt zusammen. Wir machten dazu in meinem Homeoffice an mehreren Sonntagen Aufnahmen. Ich stand damals allerlei Ängste aus – in meinem sozialen Umfeld gab es eine sehr unangenehme Belastung. Meistens war ich im Kampf-oder-Flucht-Modus, also in schierer Panik. Ich hatte brav geübt, was ich predigte. Ich nutzte alle Instrumente Absoluter Gesundheit: Atemübungen, Präsenz mit meinen Gefühlen, Tagebuchschreiben, Gefühle im Körper lokalisieren, Meditation und Yoga. Aber nichts schien zu helfen. Ich brauchte Unterstützung von außen, in Form einer Heilbehandlung.

Am ersten Sonntag bot Gary mir daher an, mich zu behandeln. Ich holte meinen Behandlungstisch aus der Kammer, legte mich auf den Rücken und überließ mich seinen kundigen Händen. Er legte mir an verschiedenen Körperstellen einfach die Hand auf, vor allem am Nacken und im oberen Rücken. Und er führte meinen Atem. Dabei sagte er nicht viel, sondern unterstützte mich nur bei der Bauchatmung. Die Sitzung dauerte zwanzig oder dreißig Minuten.

Danach bat er mich, mich aufzusetzen und dann aufzustehen. Ich fühlte mich sofort ruhiger. Geerdet. Und angstfrei. Gary sagte mir ein paar Sachen, was meine Körperhaltung anging. Dann erklärte er mir, dass ich mich verkrampft hätte – eine Körperhaltung, die meine Angst förderte und mich darin festhielt. Als ich meine Kopfhaltung änderte, meine Rumpfhaltung, die Bewegung meiner Arme und Beine, veränderten sich auch meine Gefühle. Und natürlich meine Atmung. Meine Ängste bewirkten, dass ich nur noch bis in den Brustraum hinein geatmet hatte – und damit permanent meinen Sympathikus aktivierte. Was mich noch ängstlicher machte.

Diese persönlichen Erfahrungen machten aus mir eine eingefleischte Überzeugungstäterin, was die Alexander-Technik angeht. Ich lasse mir immer wieder

Behandlungen geben, wenn ich das Gefühl habe, Unterstützung von außen zu brauchen.

Forschungsarbeiten zur Alexander-Technik sind rar. Aber was es dazu gibt, ist dafür umso interessanter. Denn die Technik fand Unterstützung seitens eines namhaften Wissenschaftlers: Nikolaas Tinbergen, der 1973 den Nobelpreis für Physiologie oder Medizin bekam. Er wies in seiner Rede anlässlich der Preisverleihung auf die Alexander-Technik hin.[43] Andere Studien zeigen, dass sie auch bei Parkinson wirkt, bei Atem-, Muskel- oder Skelettproblemen, bei Schmerzen und psychischem Stress.[44] Und natürlich sind das nicht alle Krankheiten, bei denen die Alexander-Technik Erfolge erzielt. Und es heißt auch nicht, dass Sie mit der Alexander-Technik gut fahren, wenn Sie eines dieser Probleme haben. Jeder Mensch ist ein Individuum. Und wo der Weg der Heilung verläuft, ist für jeden Menschen anders.

FELDENKRAIS

Wie *Hanna Somatics* (siehe weiter unten) ist auch Feldenkrais eine Bewegungsübung, die die Verbindung zwischen Geist und Körper stärkt. Wie bei der Alexander-Technik geht es auch hier um achtsames Selbstgewahrsein in Bezug auf Körperhaltungen und -bewegungen.

Die Technik wurde von Moshé Feldenkrais (1904–1984) entwickelt, der Ingenieur und Judolehrer war. Er litt an einer chronischen Knieverletzung. Daher entwickelte er seine Technik des »Gewahrseins durch Bewegung«, mit der er seine Knieverletzung heilte. Auch diese Technik arbeitet mit langsamen, bewussten Bewegungen. Wie Alexander glaubte auch Feldenkrais, dass gewohnheitsmäßige Bewegungsmuster Körper und Geist gleichermaßen belasten können. Umgekehrt können körperliche und geistige Belastungen auch Bewegungsmuster verursachen, die der Gesundheit schaden.

Bei der Feldenkrais-Technik trainiert man Geist und Körper, neue Formen der Bewegung und Körperkoordination zu entwickeln. Die Technik verschaltet das Gehirn sprichwörtlich neu, von außen nach innen.[45] Forschungsarbeiten zeigen, dass die Technik sehr gut gegen Schmerzen, Ängste, Herzkrankheiten, Multiple Sklerose und andere chronische Erkrankungen wirkt, die von der westlichen Medizin als unheilbar betrachtet werden.[46] Ich habe im Fitnessstudio entsprechende Kurse besucht und kann nur sagen, dass ich dabei immer Ruhe und Gelassenheit erlebt habe – während der Übung und danach. Es ist fast, als würde man auf Luft laufen. Eine weitere kraftvolle Technik also, mit der wir Wohlbefinden und inneren Gleichmut erzeugen können – eine Praxis für den Geistesfrieden. So kann Heilung geschehen.

HANNA SOMATICS

Diese Technik wurde von Thomas Louis Hanna ersonnen, der die Feldenkrais-Lehren weiterentwickelte. Meine Mutter zeigte mir vor einigen Monaten, wie das funktioniert. Sie macht die Übungen täglich, und sie halfen ihr, die zahlreichen Sportverletzungen zu überwinden, die sie sich in vielen Jahren zugezogen hatte. Wie bei Feldenkrais geht es auch hier um langsame, bewusste Bewegungen, die häufig auch die gegenüberliegenden Gliedmaßen auf ungewöhnliche Weise in eine Bewegung einbinden. Wie bei Feldenkrais wird das Gehirn so von außen her neu verschaltet.[47] Hannas Theorie ist, dass körperlicher und seelischer Stress zu chronischen Muskelverspannungen führt, die auch die Körperhaltung verändern. Dadurch können chronische Krankheiten entstehen oder sich verschlimmern. Heute mache ich nach meinem Spaziergang mit Benjamin im Central Park gerne einige dieser Übungen. Sie erden und zentrieren mich und helfen mir, zurückzufinden zu diesem Ort des inneren Friedens – an dem Wohlbefinden entsteht und Heilung geschieht.

Sowohl Feldenkrais als auch *Hanna Somatics* sind Techniken, die Sie allein praktizieren können. Wenn Sie neugierig geworden sind, können Sie sich ja eine Sitzung mit einem erfahrenen Lehrer oder einen ganzen Kurs spendieren.

Techniken der Energiemedizin

Energiemedizin ist ein recht breiter Begriff, der häufig verwendet wird. Dementsprechend kann er ganz Unterschiedliches bezeichnen. Ohnehin ist es schwierig, Behandlungskonzepte zu systematisieren, denn viele Techniken lassen sich mehr als einer Kategorie zuordnen. Einfach und sehr allgemein ausgedrückt, fällt unter »Energiemedizin« alles, was Gesundheit vom Standpunkt der Energie her betrachtet. Die Energie, die damit gemeint ist, ist unsere Lebenskraft.

Althergebrachte Heiltraditionen sehen Gesundheit als Wirkung dieser Lebenskraft, einer Kraft, die harmonisch in uns und zwischen uns und der Welt fließt. Die Traditionelle Chinesische Medizin nennt sie *Chi*, der Ayurveda spricht von *Prana*. Diese Lebenskraft ist die Kraft, die uns heilt. Die Aufgabe des Behandelnden ist es, diesen Prozess der Selbstheilung zu fördern. Die Homöopathie spricht von »Vitalkraft«, daher kann auch sie als Form der Energiemedizin gelten.

Manche Formen der Energiemedizin arbeiten mit Handauflegen, andere ohne Berührung. In letzterem Fall können sich Patient und Behandler im selben Raum aufhalten oder räumlich (auch über große Entfernungen) getrennt sein. Und dann gibt es noch Methoden, die auf Technik setzen – wie die Magnetfeldtherapie. Auch hier wird entweder mit oder ohne direkten Körperkontakt gearbeitet.

Akupunktur, TCM und ayurvedische Massagen sowie Qigong – eine Fernheilungstechnik aus China – sind Formen der Energiemedizin. Energetische Techniken, die mit Handberührung arbeiten, sind beispielsweise *Therapeutic Touch*, Reiki und Reflexzonenmassage. Weitere Fernheilungstechniken sind mediale oder spirituelle Heilung.

All diese Methoden haben eines gemeinsam: Dass wir eine Lebenskraft in uns tragen, die uns heilen kann. Diese Heilung erfolgt von innen her. Der Behandelnde, die Technik, die Arznei wirken nur unterstützend.

EMOTIONAL FREEDOM TECHNIQUES (EFT)

EFT, die *Emotional Freedom Techniques*, ist auch als »Klopfen« oder »Tapping« bekannt. Diese Methode habe ich sowohl für mich als auch für meine Patienten verwendet. Und ich bin immer noch erstaunt, wie schnell und gut sie wirkt. Sie wurde in den 1990er-Jahren von einem Ingenieur namens Gary Craig entwickelt und beruht auf den Erkenntnissen der Traditionellen Chinesischen Medizin und der Psychologie. Es geht darum, dass man auf bestimmte Akupunkturpunkte klopft, während man gleichzeitig laut ausspricht, was emotional in einem vorgeht oder was man körperlich verspürt. Für die EFT sind zwei Elemente wesentlich: erstens das Präsentsein mit allem, was wir im Augenblick körperlich oder seelisch empfinden, und das Benennen dieser Empfindungen. Zweitens werden Affirmationen, die einen selbst betreffen, laut ausgesprochen, ganz egal, in welcher Situation man sich gerade befindet.

Ich fand die Idee am Anfang ausgesprochen merkwürdig. Aber nach einem Selbstversuch gehöre ich heute zu den Überzeugungstätern. Im Übrigen gibt es auch eine ganze Reihe von wissenschaftlichen Untersuchungen, die belegen, dass EFT wirksam ist bei Angstzuständen, Depressionen, posttraumatischer Belastungsstörung, körperlichem Schmerz, Suchterkrankungen, Gewichtsverlust und mehr. Die Studien haben sowohl körperliche als auch psychische Wirkungen festgestellt. Die psychischen Wirkungen waren Linderung von Ängsten, Depressionen, posttraumatischen Belastungsstörungen, Schmerzen, weniger Heißhunger und ein erhöhtes Glücksempfinden.[48] Die physiologischen Effekte waren normalisierter Blutdruck, höhere Herzfrequenzvariabilität, verbesserter Herzrhythmus, niederer Ruhepuls und weniger Cortisol im Blut beziehungsweise verringerter Immunglobulin-G-Spiegel im Speichel. Die beiden letzten Werte sind Stressmarker.[49] Vereinfacht ausgedrückt hat EFT die Funktion des kardiovaskulären, des endokrinen und des immunologischen Systems verbessert.

Andere Studien belegten, dass sich durch EFT Gehirnfunktion und -struktur sowie die Genexpression verändern.[50] Funktionelle MRT-Aufnahmen – bei denen das Gehirn in Aktion beobachtet wird – zeigen, wie während einer EFT-Sitzung das Gehirn reagiert: Es deaktiviert das limbische System, das mit Emotionen, Erinnerungen und Instinktverhalten zu tun hat. Bei einer anderen Untersuchung von Menschen mit Angstzuständen wurden die Gehirnwellen per EEG aufgezeichnet. Es zeigte sich, dass die Betroffenen während des EFT ihre Emotionen besser regulieren konnten. Studien zur Genexpression unter EFT haben ergeben, dass es an mehr als zweiundsiebzig Genen Veränderungen gab: unter anderem an den Genen, die an der Funktion unseres Immunsystems beteiligt sind, an der Tumorsuppression, der Insulinsteuerung sowie der Lernfähigkeit und der Erinnerungsbildung. Und das sind längst nicht alle betroffenen Gene.

EFT kann bei allen gesundheitlichen Fragen angewendet werden, ob wir es nun mit körperlichen oder seelischen Schwierigkeiten zu tun haben. Ich finde, dass es auch enorm wirksam ist, wenn man seine Lebensumstände ändern möchte. EFT fördert die Selbstheilung und den Wandel im Leben. Das zentrale Thema in diesem Buch ist, wie wir bestimmte Umstände und Situationen im Leben transformieren können. Und das entscheidende Werkzeug hierfür ist, innezuhalten und mit dem, was wir erfahren, in jedem Augenblick präsent zu sein. Wir können die Dinge verändern, indem wir aufhören, sie willentlich ummodeln zu wollen. In Teil III werde ich Ihnen erklären, wie Sie notwendige Veränderungen von innen her anstoßen können.

Wie alle hier vorgestellten Methoden bringt auch EFT Körper und Geist wieder in Balance. Wenn Sie mehr über diese Klopftechnik wissen wollen, können Sie entweder einen Behandler in Ihrer Stadt suchen oder die Technik selbst lernen. Tipps dazu finden Sie im Anhang.

Rückführungstherapien

Manchmal ist der Anfang für das, was mit uns vorgeht – sei es Krankheit, eine emotionale Neigung oder Herausforderung oder eine schwierige Lebenssituation –, nicht in unserem eigenen Leben zu suchen. Was die konventionelle Medizin früher für unmöglich hielt, ist heute wissenschaftlich erwiesen: Wir können emotionale Traumata von unseren Vorfahren erben. Und wenn man diesen Gedanken zu Ende denkt, können Traumata auch aus früheren Leben herrühren. Da Körper und Geist, und damit auch Gedanken und Gefühle, eng miteinander verwoben sind, kann die Heilung von gesundheitlichen und emotionalen Problemen auch über die Beschäftigung mit alten Traumata erfolgen.

Dr. Rachel Yehuda, Professorin für Psychiatrie und Neurowissenschaften am *Mount Sinai Medical Center* in New York, hat auf diesem Gebiet Pionierarbeit geleistet. Sie hat bewiesen, dass wir unverarbeitete Traumata von unseren Eltern und Großeltern – und sogar weiter zurückreichend – erben können. Ihre frühen Arbeiten beschäftigten sich mit Kindern von Holocaust-Überlebenden, deren tiefe Verletzungen über epigenetische Mechanismen an die nächste Generation weitergegeben wurden.[51] Das Trauma der Eltern beeinflusste also die Genexpression der Kinder – das heißt, deren programmierte Reaktion auf Trauma und Stress. Yehudas Studien zeigten, dass die Kinder von Trauma-Überlebenden einen niedrigeren Cortisolspiegel hatten und einen hochreaktiven Sympathikus. Ein niedriger Cortisolspiegel verringert die Resilienz eines Menschen, was heißt, dass er schlechter mit Stress umgehen kann. Die erhöhte Reaktivität des Sympathikus bedeutet, dass wir für Stressfaktoren anfälliger sind und natürlich auch weniger gut mit Traumata umgehen können.

Daraufhin wurden mehrere Studien durchgeführt, die der intergenerationellen und transgenerationellen Weitergabe von traumatischen Erfahrungen nachgingen, also mit der Vererbung von traumatischen Erfahrungen von einer Generation an die nächste sowie über Generationengrenzen hinweg. Diese Untersuchungen führte man durch an den Kindern und Enkeln von Vietnamveteranen, von Überlebenden des Völkermordes an den Tutsi in Ruanda und von Überlebenden der Anschläge des 11. September. Man untersuchte auch Nachkommen der Sklaven in den USA und solche, deren Vorfahren unter der Kolonialisierung der USA gelitten hatten.[52]

Für mich war diese Entdeckung besonders interessant. Mein Vater war ein Holocaust-Kind und hatte Berlin kurz nach der Reichskristallnacht im November 1938 verlassen, als der SA-Pöbel gezielt die Wohnungen und Geschäfte von Juden sowie jüdische Krankenhäuser und Synagogen zerstörte. Mein Vater überlebte und baute sich in den USA ein neues Leben auf, doch er war traumatisiert. Dabei behielt er seinen Kummer stets für sich. Jahre später, kurz vor seinem Tod, erzählte er mir, wie tief diese Traumatisierung ging.

Meine Mutter war ebenfalls ein Kriegskind. Sie war an der Südküste Englands groß geworden und erzählte mir, wie deutsche Jagdflieger nicht verbrauchte Munition auf sie und ihre Geschwister abfeuerten, wenn sie auf den Wiesen von Dorset spielten. Meine Mutter hatte ihr Leben lang unter nächtlichen Albträumen und Flashbacks zu leiden.

Ich neigte immer zu Angstzuständen. Ich fühlte mich in der materiellen Welt unsicher, ganz egal, was um mich herum passierte. Ich fühlte mich nie sicher, beschützt oder geborgen. Dabei überstieg die Intensität meiner Gefühle das, was in meinem Alltag real geschah, beträchtlich. Sie waren völlig unverhältnismäßig.

Als ich der Möglichkeit nachging, dass diese Gefühle ihre Wurzeln gar nicht in meinem Leben haben könnten, sondern in der Erfahrung meiner Eltern und deren Vorfahren, veränderte sich die Angst nach und nach. Ich tat mich mit einem Paar zusammen, das systemische Familienaufstellungen anbot, auch Systemaufstellungen genannt. [Anm. der Red.: Diese Methode wurde von Bert Hellinger (1925–2019) weiterentwickelt, einem deutschen Psychoanalytiker. Sie macht die Geschichte unserer Vorfahren zum Teil unseres Heilungsprozesses.][53] Wir hatten mehrere telefonische Sitzungen und gingen im Rollenspiel die Geschichte meiner Eltern und meiner Großeltern durch. Wut tanzte durch meinen Körper, hinein und hinaus. Tränen flossen. Etwas veränderte sich für mich ein für alle Mal. Ich fühlte mich leichter. Spürte Verbundenheit. Ich fühlte mich sicherer. Nach diesen Sitzungen hatte ich nie mehr wieder diese unbegründeten panischen Ängste.

RÜCKFÜHRUNG IN FRÜHERE LEBEN

Der Heilung vergangener Leben liegt der gleiche Mechanismus zugrunde: Was wir erleben, muss nicht unbedingt seinen Anfang mit unserer Geburt haben. Dr. Brian Weiss, der Ausbildung nach Psychiater, war skeptisch, bis eine seiner Patientinnen plötzlich unangenehme Erinnerungen an etwas hatte, was sie als ihre früheren Inkarnationen bezeichnete. Sie litt seit Langem unter Ängsten und Albträumen. Doch nachdem diese Erinnerungen an die Oberfläche gekommen waren, war sie spontan geheilt. Und so machte Dr. Weiss dieses Geschehen zum Mittelpunkt seiner Arbeit: Er versetzte die Patienten in einen entspannten Zustand, in dem sie sich an ihre früheren Inkarnationen erinnern konnten.[54]

Ich habe diese Art der innerseelischen Arbeit für mich selbst angewandt und wiederhole es gelegentlich – mit geführten Audio-CD-Meditationen und mit einem Rückführungstherapeuten. Meine Sitzungen waren immer faszinierend und tiefgründig. Häufig hatte ich dabei außerkörperliche Erfahrungen. Diese haben mir vieles enthüllt, was mir nicht bewusst war. Plötzlich waren die Dinge kristallklar, und ich hatte ein Gefühl enormer innerer Freiheit. Ich empfand tiefen Frieden. Ich hatte bei den Sitzungen nicht immer klare und lebhafte Erinnerungen, fühlte mich aber trotzdem erleichtert.

Wenn Sie diese Technik für sich erkunden wollen, empfehle ich Ihnen, sich einen ausgebildeten, seriösen Therapeuten zu suchen. Manche Menschen finden die Vorstellung von früheren Leben einfach zu verrückt und esoterisch. Wenn dies auf Sie zutrifft, würde ich Ihnen raten, zunächst einmal Teil IV dieses

Buches zu lesen. Dort stelle ich Forschungsarbeiten zu Phänomenen vor, die den gesunden Menschenverstand schlicht übersteigen und damit unsere Vorstellungen von Raum, Zeit, Geist und Körper. Es wird ferner um die Idee gehen, dass unser Bewusstsein den körperlichen Tod überlebt und auch schon vor unserer Geburt da war.

Eines aber ist mir noch wichtig: Wenn wir ein Trauma erben, heißt das nicht, dass wir Rückführungstherapien machen müssen, um davon geheilt zu werden. Die Arbeit mit Traumata ist nur *ein* Weg zur Heilung. Sie aber sollten alle fünf Instrumente Absoluter Gesundheit ausprobieren – Atemübungen, Achtsamkeit und Meditation, Tagebuchschreiben, Spiegelarbeit und Somatic Experiencing. Sie können auch andere Heilmethoden anwenden. Jede Erfahrung, die Ihnen zu geistigem Frieden verhilft, zu Gleichmut, ist gut und nützlich, weil sie uns ins Gleichgewicht bringt und uns Wohlbefinden schenkt. Weil sie uns an den Ort bringt, an dem Heilung geschieht.

Gleichgewicht von Geist und Körper heilte meine Augenprobleme

Am Ende dieses Abschnitts möchte ich Ihnen eine Geschichte erzählen. Sie handelt von mir und meinen Augenproblemen. Ich dachte nicht, dass es einen Weg gäbe, sie zu heilen, bis ich es schließlich einfach ausprobierte.

Mein Sehvermögen verschlechterte sich in der fünften Klasse. Damals war ich neun Jahre alt. Ich musste blinzeln, wenn ich lesen wollte, was auf der Tafel stand. Und selbst aus kurzer Distanz sahen vertraute Gesichter plötzlich nicht mehr so vertraut aus. Ich wurde kurzsichtig.

Klassische Augenärzte behandeln Kurzsichtigkeit, indem sie Brillen oder Kontaktlinsen verschreiben. Diese gleichen aus, was unsere Augen nicht mehr leisten können. Genauso war es mir regelmäßig ergangen. Über viele Jahre hinweg bekam ich bei meinen jährlichen Augenarztbesuchen jedes Mal eine stärkere Brille verschrieben, damit ich wieder schärfer sehen konnte. Tatsächlich stand ich zuletzt kurz vor der Erblindung. Doch wenn Sie Brillen oder Kontaktlinsen benutzen, um Ihr Sehvermögen zu korrigieren, gehen Sie genauso vor wie Ärzte, die Symptome unterdrücken. So gelangen Sie nie an die Wurzel des Problems. Da niemand die Ursache meiner Sehschwierigkeiten behandelte, wurde meine Sehkraft schlechter und schlechter.

Einige Jahre später, als ich meine Praxis eröffnete, hörte ich, dass Kurzsichtigkeit sich ganzheitlich behandeln ließe. Ich begab mich daraufhin in die Hände von Dr. Marc Grossman – einem ganzheitlich arbeitenden Optiker, der auch Akupunktur anwendet. Dr. Grossman erzählte mir, dass unser Sehvermögen mit unserer körperlichen Gesundheit und unseren Emotionen zusammenhängt, mit unserer Sicht auf uns selbst und die Welt um uns herum. Mein Sehvermögen zu heilen hieß nicht nur, dass ich wieder wieder in der Lage war, ohne Sehhilfen scharf zu sehen. Tatsächlich berührte dieses Problem alles, womit ich konfrontiert war – körperlich und emotional. Ich machte Sehübungen und nutzte meine eigenen Techniken zur Wiederherstellung des Gleichgewichts zwischen Körper und Geist. Am Ende habe ich meine Kurzsichtigkeit abgelegt.

Wie bei allen Methoden, die in diesem Buch vorgestellt werden, finden Sie auch zur ganzheitlichen Behandlung von Sehschwierigkeiten Tipps im Anhang.

Eines sollten Sie wissen: Möglicherweise sind nicht alle der hier beschriebenen Methoden für Sie zugänglich. Wenn Sie in den USA leben, wo sich jeder Mensch unter 65 Jahren privat krankenversichern muss und es eine gesetzliche Krankenversicherung nur für einkommensschwache Menschen gibt, werden Sie feststellen, dass die Versicherungen die Kosten für viele dieser Behandlungen nicht erstatten. Sie müssen sie also selbst bezahlen. In anderen Ländern ist die Lage meist ähnlich, denn die Leistungen der Gesundheitssysteme sind immer abhängig von der jeweiligen wirtschaftlichen Situation. Doch auch wenn der finanzielle Aspekt ein Problem darstellt, sollten Sie versuchen, die Sie interessierenden Techniken anzuwenden. Folgende Übungen können dabei helfen.

Wie Sie diese Techniken für sich selbst erforschen können

Wenn Sie nicht wissen, welche Heilmethoden sich für Sie eignen oder womit Sie anfangen sollen, dann können Ihnen die folgenden Übungen helfen, das herauszufinden. Letztlich geht das nur, indem Sie den Blick nach innen richten und sich mit Ihrer inneren Weisheit verbinden, denn diese weiß, was Sie brauchen.

Suchen Sie nicht in der Außenwelt nach Rat. Geben Sie Ihre Entscheidungskompetenz nicht an andere ab. Natürlich ist es wichtig, eigene Recherchen anzustellen oder mit anderen Leuten über deren Erfahrungen zu reden. Aber gründen Sie Ihre Entscheidung nicht allein auf Ihre Rechercheergebnisse oder fremde Meinungen. Selbst wenn eine Technik einem Menschen mit einem bestimmten Problem gut geholfen hat, heißt das nicht, dass sie allen mit demselben Problem genauso gut hilft. Jeder von uns ist ein Individuum. Und was Heilung bringt, ist bei jedem Menschen individuell etwas anderes.

Außerdem sollten Sie darauf achten, woher Ihre Informationen stammen. In Wahrheit gibt es nämlich keine objektiven, neutralen Daten. Wie ich in Kapitel 1 erklärt habe, ist nicht einmal die Wissenschaft absolut objektiv. Und was sie herausfindet, ist nicht in jedem Fall der Wahrheit letzter Schluss. Das Internet ist bekanntermaßen voll von widersprüchlichen Informationen und Meinungen. Da viele alternativen Therapien von der Mainstream-Medizin nicht umfassend anerkannt – oder sogar rundweg abgelehnt – werden, finden Sie im Internet, vor allem auf Wikipedia, häufig recht negative Auslassungen über Homöopathie, Aromatherapie, Kraniosakraltherapie, EFT und so weiter.

Der einzige Ort, an dem der für Sie rechte Weg offenbar wird, ist Ihr Inneres.

Drei Übungen, mit denen Sie Ihren Weg erkunden können

Die folgenden drei Übungen gehören zum Programm der Absoluten Gesundheit. Sie helfen Ihnen, Klarheit darüber zu erlangen, welche Heilmethode für Sie die beste ist – mithilfe von Tagebuchschreiben, Meditation und Somatic Experiencing.

Tagebuch: Die innere Fragestunde

Diese Übung hilft Ihnen herauszufinden, ob Sie Unterstützung von außen brauchen, und, falls ja, wie diese aussehen könnte. Denken Sie über die folgenden Fragen nach, um sie dann zu beantworten. Schreiben Sie dabei alles auf, was in Ihrem Bewusstsein aufleuchtet. Bewahren Sie diese Notizen auf, denn Sie werden sie bei den beiden Folgeübungen brauchen.

- Suchen Sie sich einen ruhigen Ort, an dem Sie ungestört sind. Legen Sie Papier und Stift bereit, auch wenn Sie sonst lieber am Computer schreiben.

- Nun lesen Sie sich die folgenden Fragen durch:

    - Was brauche ich jetzt, in diesem Augenblick?

    - Brauche ich Unterstützung von außen für das, was in meinem Leben im Moment – gesundheitlich oder anderweitig – vorgeht?

    - Wenn ich Unterstützung von außen benötige: Wie sieht diese aus? Eine Übung, die ich täglich machen sollte? Ein Heiler? Oder beides?

    - Wenn ich mir nicht sicher bin, wie diese Unterstützung aussehen sollte, wie kann ich Klarheit erlangen?

    - Welche Umstände halten mich davon ab, mir Unterstützung von außen zu besorgen?

    - Ist Geld ein Problem, das verhindert, dass ich mir diese Unterstützung hole?

    - Wenn ich alles an Unterstützung von außen bekommen würde, was ich brauche, wie würde das aussehen?

  - Wenn ich all die Unterstützung bekäme, die ich brauche, wie würde es mir damit gehen?

  - Wenn ich all die Unterstützung bekäme, die ich brauche, wie würde sich dann mein Leben ändern?

  - Gibt es etwas, dem ich Ausdruck verleihen muss oder sollte?

- Nun bringen Sie Ihren Bewusstseinsstrom auf Papier. Achten Sie auf den ersten Gedanken, der Ihnen kommt, und lassen Sie sich von ihm leiten. Verlieren Sie keine Gedanken an Grammatik, Schönschrift, Interpunktion oder Rechtschreibung. Je freier Sie schreiben, desto besser finden Sie Zugang zu Ihrer inneren Weisheit.

- Wie immer: Bewerten Sie Ihre Antworten nicht. Es gibt kein Sollen oder Müssen. Es gibt keine »richtigen« oder »falschen« Antworten.

- Wenn Sie das Gefühl haben, dass die Übung abgeschlossen ist, praktizieren Sie einige Minuten lang die Bauchatmung.

Meditation über Ihre Bedürfnisse

Diese Achtsamkeitsübung hilft Ihnen, alles, was Sie zu Papier gebracht haben, in sich aufzunehmen. Sie können sie gleich nach dem Tagebuchschreiben machen oder später – wann immer es Ihnen passend erscheint. Tun Sie das, was sich für Sie am besten anfühlt. Halten Sie Ihre Notizen bereit, denn sie zu lesen ist Teil der Übung.

- Suchen Sie sich einen ruhigen Ort, an dem Sie ungestört sind und sich wohl- und sicher fühlen. Setzen oder legen Sie sich hin. Achten Sie darauf, dass Sie frei atmen können. Bei Bedarf lockern Sie die Kleidung am Bauch.

- Praktizieren Sie etwa eine Minute lang die Bauchatmung.

- Nun lesen Sie sich durch, was Sie aufgeschrieben haben.

- Schließen Sie die Augen und lassen Sie sich alles durch den Kopf gehen. Beobachten Sie, was dabei in Ihnen geschieht: Ihre Gedanken, Gefühle und körperlichen Empfindungen. Lassen Sie diese wie einen Film vor sich ablaufen.

- Wenn Sie aufhören möchten, sich mit der Übung unwohl fühlen, wenn Geräusche Sie ablenken, dann betrachten Sie all das einfach nur als weitere Gedanken und Empfindungen, die es zu beobachten gilt. Auch Gefühle werden Teil Ihrer Reflexion.

- Machen Sie diese Übung so lange, wie Sie mögen, bis Sie das Gefühl haben, dass sie abgeschlossen ist.

- Dann bedecken Sie die Augen leicht mit den Handflächen. Konzentrieren Sie sich auf die Bauchatmung. Öffnen Sie die Augen unter der schützenden Schale der Hände. Atmen Sie weiter. Dann legen Sie die Hände so ab, wie es sich am besten anfühlt.

Somatic Experiencing:
Widerstände loslassen und Unterstützung spüren

Diese zweiteilige Übung hilft Ihnen, jene Hindernisse zu überwinden, die Sie davon abhalten, Hilfe in der Außenwelt zu suchen. Dann kann diese Unterstützung endlich zu Ihnen kommen. Machen Sie die Übung, wann Ihnen danach ist: entweder gleich nach dem Tagebuchschreiben oder später. Halten Sie wieder Ihre Notizen bereit.

- Suchen Sie sich einen ruhigen Ort, an dem Sie sich geborgen fühlen und an dem Sie nicht gestört werden. Setzen oder legen Sie sich hin. Achten

Sie darauf, dass Sie ungehindert atmen können. Lockern Sie, wenn nötig, die Kleidung am Bauch.

- Schließen Sie die Augen und üben Sie kurz die Bauchatmung.

- Nun lesen Sie sich Ihre Notizen durch.

- Schließen Sie die Augen wieder, und fragen Sie sich, was Sie davon abhält, sich Unterstützung zu besorgen. Beobachten Sie dabei Ihre Gefühle. Registrieren Sie diese einfach und benennen Sie sie: Angst, Trauer, Ärger, Kummer oder anderes. Geben Sie ihnen einen Namen, ohne sie zu bewerten.

- Im nächsten Schritt lokalisieren Sie die Gefühle im Körper. Lassen Sie sich tief in Ihren Körper hineinfallen. Vielleicht registrieren Sie ja eine Empfindung, ein Unbehagen, Schmerzen oder einfach ein komisches Gefühl. Oder Sie spüren nichts dergleichen, aber Ihre Aufmerksamkeit wandert zu einem bestimmten Körperteil.

- Atmen Sie dann in diese Stelle hinein. Die Atmung geht vom Bauch aus, langsam und sachte. Versuchen Sie nicht, die Empfindungen zu vertreiben. Verweilen Sie einfach bei dem, was Sie empfinden.

- Wenn es ohne Verrenkungen machbar ist, legen Sie eine oder beide Hände auf diese Stelle, und atmen Sie weiter dort hinein. Verweilen Sie bei den Empfindungen, die aufkommen.

- Wenn neue Gefühle aufkommen, benennen Sie auch diese und wiederholen Sie den Ablauf.

- Wenn Sie bereit sind, diesen Teil der Übung zu beenden, kehren Sie mit der Aufmerksamkeit zum Atem zurück und praktizieren Sie einige Minuten lang die Bauchatmung.

- Nun öffnen Sie die Augen. Sie nehmen wieder Ihre Notizen zur Hand und lesen sich die Antworten nochmals durch, die Sie auf die letzten Fragen gegeben haben:

  - Wenn ich all die Unterstützung bekäme, die ich brauche, wie würde das aussehen?

  - Wenn ich alles an Unterstützung bekäme, was ich brauche, wie würde es mir damit gehen?

  - Wenn ich all die Unterstützung bekäme, die ich brauche, wie würde sich dann mein Leben ändern?

- Schließen Sie die Augen. Lassen Sie sich Ihre Antworten durch den Kopf gehen und übersetzen Sie sie in allen Einzelheiten in ein Bild. Spüren Sie diesem Szenario mit all Ihren Sinnen nach: Sie sehen es. Sie hören es. Sie riechen es. Sie schmecken es. Sie fühlen es.

- Tauchen Bewertungen oder Zweifel an Ihrer Vision auf, registrieren Sie diese. Dann lenken Sie Ihre Aufmerksamkeit wieder auf den Atem und tauchen von Neuem mit allen Sinnen in die Vision ein.

- Nun spüren Sie die Vision in Ihrem Körper. Lassen Sie sich tief in Ihren Körper sinken. Wie fühlt er sich an? Welche Empfindungen haben Sie? Registrieren Sie, wo es eine erhöhte Aufmerksamkeit gibt. Oder Stellen, an die Ihre Aufmerksamkeit wie von selbst wandert.

- Wenn Zweifel oder Bewertungen bleiben, spüren Sie ihnen im Körper nach. Dadurch werden sie sich ändern. Dann kehren Sie wieder zu Ihrer Vision und Ihren körperlichen Empfindungen zurück.

- Haben Sie das Gefühl, die Übung sei nun abgeschlossen, dann praktizieren Sie ein paar Mal die Bauchatmung. Bedecken Sie die Augen mit den Händen, und lösen Sie die Übung wie zuvor beschrieben auf.

ÜBERLEGUNGEN ZU DEN ÜBUNGEN

Diese drei Übungen werden Ihnen hoffentlich enthüllen, was Sie an Unterstützung von außen brauchen und was Sie davon abhält, sich diese Hilfe zu holen.

Vielleicht stellt sich heraus, dass Sie gerne eine bestimmte Methode praktizieren möchten, aber dafür nicht genug Geld haben. Oder ein anderer Umstand scheint Sie davon abzuhalten, sich Beistand zu suchen. Merken Sie was? Ich habe *scheint* gesagt. Denn was wir für den hinderlichen Umstand halten, ist keineswegs das, was uns zurückhält – ob es sich nun um Geld handelt oder um etwas anderes. Was immer auch geschieht, es geht von innen aus. Gerade Geldprobleme gehen von innen aus. Wie fast alle Herausforderungen, mit denen wir konfrontiert sind. Daher lassen sie sich auch von innen her meistern. Ich werde auf diese Ideen in Teil II, wo es um emotionale Heilung geht, noch ausführlicher eingehen. Und auch in Teil III, wo wir darüber sprechen, wie Sie von innen heraus Dinge Wirklichkeit werden lassen können.

Zu guter Letzt: Die Techniken, die ich hier vorgestellt habe, entstammen durchweg nicht der konventionellen Schulmedizin. Das aber soll nicht heißen, dass Sie Ihren Heilungsweg nicht innerhalb der Schulmedizin finden können. Wie ich in Kapitel 4 erzählen werde, bin ich einige sehr fruchtbare Partnerschaften mit klassischen Medizinern eingegangen, die mich ebenso nach Hause gebracht haben, zur Absoluten Gesundheit, zur Heilung, zum Wohlbefinden und zu einem veränderten Leben. In Kapitel 14 werde ich erklären, warum alle Heilansätze, welcher Art auch immer, Ihnen den Weg zur Heimkehr aufzeigen können.

Kapitel 4

PARTNERSCHAFTEN AUF DEM WEG ZUR HEILUNG

Die besten Behandler sind Partner. Sie gehen mit uns eine Partnerschaft ein und schlagen uns Wege zum Wohlbefinden vor. Sie begleiten uns auf unserem Weg, geben den Weg aber nicht vor. Denn unser Weg liegt in uns.

Heilende Partnerschaften. Ich ziehe diesen Begriff dem der »Arzt-Patienten-Beziehung« vor. Oder der »Heiler-Klienten-Beziehung«. Ohnehin ist »Patient« eine Bezeichnung, die uns regelrecht entmachten kann. Die moderne westliche Medizin ist recht hierarchisch – der Arzt trägt die Verantwortung, bestimmt das Heilmittel und gibt den Weg vor. Doch wenn die Beziehung zum Heiler unterstützend und selbstbestimmt ist, dann eröffnet sie bislang ungekannte Wege zur Heilung. Wenn nicht, dann steht sie der Heilung im Weg und kann die Krankheit sogar verschlimmern.

Ich kenne beide Arten von Beziehung.

Eine Ärztin – Geburtshelferin und Gynäkologin, Leiterin der Entbindungsstation in einem großen New Yorker Lehrkrankenhaus – sagte mir einmal, ich müsse verrückt sein, keine Hormone zu nehmen, um meine Gebärmuttermyome in den Griff zu bekommen. Eine andere rief aus: »Lieber Gott, die sind ja riesig! Sie müssen sich wirklich die Gebärmutter rausnehmen lassen«, während ich mit gespreizten Beinen auf dem Behandlungsstuhl saß. Vor einigen Jahren, als ich auf eine Ausschabung vorbereitet wurde, die zugleich ein Schwangerschaftsabbruch war, erklärte mir der Arzt, dass ich an der Schwangerschaft selbst schuld sei. Und überhaupt würde ich ihn am Samstagmorgen vom Golfspielen abhalten.

Diese Erfahrungen waren wirklich verstörend. Sie haben mich zutiefst aufgewühlt, wodurch meine Ängste und meine Verwirrung zunahmen, ebenso wie meine Wut. Ganz sicher behinderten sie mich beim Heilwerden. Jede Erfahrung, die Sorgen oder Unbehagen auslöst, kann unserer Gesundheit schaden.

Der Schwangerschaftsabbruch fiel in meine Zeit an der Uni. Meine Myome traten erst Jahre später auf, als ich längst als praktizierende Ärztin tätig war. Allerdings bin ich mir sicher, dass sie schon viel früher entstanden waren. Ich praktizierte meine ganzheitlichen Heilmethoden schon lange Zeit. Ich unterstützte andere Menschen auf ihrem Weg. Doch die erwähnten Äußerungen der Gynäkologen und Gynäkologinnen erschütterten mich bis ins Mark. Ich war ausgesprochen verwirrt, was diesen wachsenden Klumpen in meinem Bauch anging, und wusste immer weniger, was ich tun sollte.

Doch trotz dieser verstörenden Begegnungen war ich auch Partnerschaften mit Heilern eingegangen, die mir eine ständige Quelle der Selbstermächtigung und der Unterstützung waren. Partnerschaften, die mich auf meinem Weg begleiteten, ja, mir halfen, ihn zu finden: meinen inneren Weg.

Meine Hausärztin war mir zwanzig Jahre lang Partnerin in allen Heilmethoden. Sie hört immer zu. Sie tröstet. Und sie würdigt meine Entscheidungen. Sie schreibt mir nie vor, was ich zu tun habe. Als alle Gynäkologen meiner Gebärmutter mit Medikamenten und Skalpell zu Leibe rücken wollten, unterstützte sie mich in meiner Entscheidung, auf Chemie und Messer zu verzichten und alternative Wege zu beschreiten.

Als ich schließlich doch beschloss, mich operieren zu lassen, war der Chirurg ebenfalls ein Partner in der Heilung. Und hören Sie, was ich gesagt habe: Ich beschloss, mich operieren zu lassen. Aber die Operation allein befreite mich noch nicht von den Myomen. Die Behandlung der Ursache hingegen schon. Doch diese Geschichte möchte ich Ihnen in Kapitel 5 erzählen.

Ich beriet mich mit mehreren Gynäkologinnen und Gynäkologen. Diejenige, die mir zur Totaloperation riet, meinte, ich sei ja ohnehin über vierzig und würde keine Kinder mehr bekommen. Ich bräuchte also meine Gebärmutter nicht mehr. Außerdem sei die Operation so einfacher: Es sei leichter, alles auf einmal herauszunehmen, als einen Teil der Organe – Uterus und Eierstöcke –

drinzulassen . Auch eine andere, ganzheitlich orientierte Gynäkologin empfahl mir die Entfernung der gesamten Gebärmutter. Am Ende entschied ich mich für einen Mann als Operateur. Das war für mich eine wichtige Lektion. Ich hatte mich so gegen einen männlichen Chirurgen gewehrt – ich beharrte auf meiner Vorstellung, dass nur eine Frau für mich richtig war. Vor allem nach meiner Erfahrung mit dem Golfer-Arzt, der die Abtreibung vorgenommen hatte.

Es stellte sich heraus, dass der männliche Arzt am offensten, flexibelsten und freundlichsten war und mich am besten in meiner Selbstbestimmung unterstützte. Er bestand darauf, nur die Myome zu entfernen und meine Reproduktionsorgane intakt zu lassen. Er hatte auch nichts dagegen einzuwenden, dass ich mich mit Homöopathie und Akupunktur behandelte, obwohl er beides nicht gelernt hatte. Vor und unmittelbar nach der Operation nahm ich homöopathische Medikamente, um die Nachwirkungen der Narkose zu mildern und das Abheilen der Operationswunden zu unterstützen. Und während der Operation hatte ich selbstklebende Akupunkturnadeln an Armen und Beinen.

Ich fühlte mich sicher und ernst genommen – obwohl der Doktor ein Mann war und vergleichsweise wenig Ahnung von alternativen Heilmethoden hatte. Die Operation verlief gut, ohne die geringste Komplikation. Als ich eine Woche später zur Kontrolluntersuchung kam, fiel ihm auf, wie schnell und gut der Schnitt verheilt war – besser, als er es in vielen Jahren als Arzt erlebt hatte. Vielleicht lag es ja an der Homöopathie und den Akupunkturnadeln. Ich jedenfalls bin sicher, dass sie dazu beigetragen haben. Aber unsere »Heilungspartnerschaft« war sicher auch ein ganz wesentliches Element.

Heilungspartnerschaften geben uns ein Gefühl der Sicherheit. Wir können uns auf den anderen verlassen und gleichzeitig bleibt der Draht zu unserer inneren Wahrheit bestehen. Dies wiederum gibt uns den geistigen Frieden, der für jede Heilung unerlässlich ist – ein Zusammenhang, den auch Forschungsarbeiten belegen. Studien haben gezeigt, dass sich die Gesundheit von Betroffenen in höherem Grad verbesserte, wenn ihre Ärzte eine offene Kommunikation pflegten, sich Zeit für die Fragen, Sorgen und emotionalen Bedürfnisse ihrer Patienten nahmen, mitfühlend waren und nicht autoritär, und wenn sie ihre Patienten selbst entscheiden ließen. Diese Patienten wiesen einen besseren Blutdruck, einen besseren Blutzucker- sowie einen besseren Triglyzeridspiegel auf – all dies sind Stressmarker –, außerdem hatten sie weniger Schmerzen und kamen emotional besser mit der Situation zurecht. Die Genesung verlief deutlich schneller, bei anderen erhöhte sich die Überlebenszeit – das heißt, sie erholten sich schneller oder besser.[55]

Vielleicht empfinden Sie das als selbstverständlich. Man muss diese Zusammenhänge auch nicht unbedingt wissenschaftlich belegen. Was jedoch genauso wichtig und vielleicht weniger klar ist: Nicht nur das, was ein Behandler sagt oder tut, hat Einfluss auf unser Wohlbefinden. Auch seine Gedanken, Emotionen und Absichten haben einen Auswirkung auf uns: Etwa wenn er an uns glaubt, an unsere Fähigkeit, Heilung zu finden, ganz egal, was über unsere Krankheit oder Diagnose bekannt ist. Oder wenn er uns nicht mehr oder weniger wortlos ein Todesurteil oder eine schockierende Diagnose zumutet. Wenn er Demut kennt. Solche Menschen beeinflussen unsere Gesundheit und unser Wohlbefinden positiv. Dass ein Mensch mit seinen Gedanken die Wirklichkeit beeinflussen, ja, sogar die Realität anderer Menschen formen kann, wurde von der modernen Wissenschaft unzweifelhaft nachgewiesen. Alles, was ich Ihnen in Teil IV berichte, zeigt, wie mächtig unser Geist sein kann.

Energieräuber und Pfleger

Hier sind nun ein paar Worte der Warnung angebracht: Bitte behalten Sie im Hinterkopf, dass Partnerschaften auch negative Wirkungen zeitigen können und dass dies nicht unbedingt auf Anhieb erkennbar ist. Manche Behandler sind regelrechte »Energieräuber«. Es kommt nämlich recht häufig vor, dass Menschen, die einen Pflegeberuf ergreifen, selbst Fürsorge bräuchten. Statt gesunde Grenzen zu setzen, die sie und ihre Klienten schützen, gehen sie emotional so sehr in ihrer Arbeit auf, dass sie die Energie ihrer Klienten aufsaugen. In der Sprache der modernen Psychotherapie nennt sich das »Co-Abhängigkeit«. Die Folge ist, dass sowohl Behandler wie Klient weiter in ihrem Zustand von Unwohlsein verharren.

Dieser Effekt kommt vor allem bei der Körperarbeit recht häufig vor. Wenn wir uns nach einer Behandlung (auch nach einer Massage) erschöpft und ausgelaugt fühlen, kann das am Behandler liegen. Nach Massagen und Körpertherapien kann manchmal ein Gefühl von Müdigkeit auftreten, vor allem wenn Geist und Körper Ruhe brauchen. Aber diese Erschöpfung kann auch vom Behandler auf uns übertragen werden.

Ich habe Psychologen, Akupunkteure und konventionelle Ärzte kennengelernt, die Energieräuber waren. Wir fühlen uns von solchen Menschen angezogen, wenn wir nach jemandem suchen, der unser Leben in Ordnung bringt, uns bemuttert, uns unsere Probleme abnimmt. Aber jeder, der uns in Ordnung bringen, uns bemuttern und uns unsere Probleme abnehmen will, ist kein geeigneter Partner für unseren Heilungsweg. Wenn wir uns an eine solche Persönlichkeit binden, schreiben wir nur unser Unwohlsein fort, ganz egal, in welcher Hinsicht. Ich weiß das nur zu gut, weil auch ich genau das gemacht habe.

Vergessen Sie nicht: Ihre Stärke liegt in Ihnen. Wenn Sie keinen Gebrauch davon machen, wenn Sie sie an jemand anderen abtreten, dann verlieren Sie sie. Wenn wir uns ganz in die Hände eines anderen Menschen begeben, damit dieser für uns sorgt, dann ist der Grund häufig Angst – Angst vor dem, was in unserem Leben vorgeht. Angst davor, dass wir an unseren Lebensumständen nichts ändern können. In Teil II wird es darum gehen, wie Sie mit Angst arbeiten können, um emotionale Heilung zu finden.

Was Sie sich merken sollten: Wählen Sie Ihre heilenden Partner sorgfältig aus. Die hilfreichste Partnerschaft sieht so aus: Sie fühlen sich vollkommen sicher und gut aufgehoben. Sie können auf eine offene und ehrliche Kommunikation bauen. Und Sie behalten die Verantwortung für Ihre Gesundheit und Ihr Wohlbefinden. Damit Sie sich besser und nicht schlechter fühlen.

Zwei Übungen, damit Sie Ihren Weg finden

Vielleicht fragen Sie sich nun, ob Sie eine solche Partnerschaft überhaupt finden können. Die folgenden zwei Übungen aus dem Spektrum der Absoluten Gesundheit werden Ihnen helfen, eine heilende Partnerschaft zu finden und aufrechtzuerhalten.

Tagebuch: Wie Sie feststellen, wer Ihr heilender Partner sein kann

Zunächst beschäftigen Sie sich mit der Frage, welche Art Partner Sie brauchen oder suchen. Sie schreiben dabei auf, was immer in Ihrem Bewusstsein aufscheint. Bewahren Sie das Geschriebene auf, denn Sie werden es für die zweite Übung brauchen.

- Suchen Sie sich einen ruhigen Ort, an dem Sie ungestört sind. Legen Sie Papier und Stift bereit, auch wenn Sie normalerweise am Computer schreiben.

- Bevor Sie mit dem Schreiben anfangen, lesen Sie sich erst die folgenden Fragen durch und denken über die Antworten nach:

    - Brauche ich jetzt gerade eine Person von außen, die mir bei allem hilft, was momentan in meinem Leben vorgeht? Wenn nicht, warum? Wenn ja, dann fahren Sie fort.

    - Mit welcher Art von Behandler möchte ich arbeiten? Wenn Sie sich nicht sicher sind, merken Sie es sich. Beschreiben Sie Ihre Unsicherheit. Beschreiben Sie Ihre Fragen oder Sorgen.

    - Wie sieht meine Vision einer heilenden Partnerschaft aus? Beschreiben Sie sie in allen Einzelheiten. Welche Qualitäten hat diese Partnerschaft? Wie gehen Sie miteinander um? Wie möchten Sie sich in Ihrer idealen Heilpartnerschaft fühlen?

    - Ist das Geschlecht wichtig? Wenn ja, beschreiben Sie, warum das der Fall ist.

    - Gibt es praktische Probleme, die Ihre Entscheidung beeinflussen? Wohnort, Finanzen oder andere Gründe? Beschreiben Sie diese detailliert, und erklären Sie, warum das ein Problem ist.

  - Wenn die Finanzen das Problem sind, halten Sie das fest. Sobald Sie das Gefühl haben, dass Ihnen nichts mehr einfällt, registrieren Sie auch das.

  - Gibt es noch etwas, was Sie wissen möchten? Wenn die Antwort Nein lautet oder Sie sich nicht sicher sind, erforschen Sie, warum das so ist. Gehen Sie diesen Gefühlen von Unsicherheit sowie der Verwirrung nach.

- Jetzt schreiben Sie. Bringen Sie alles zu Papier, was Ihnen einfällt. Achten Sie auf Ihren ersten Gedanken und lassen Sie sich davon führen. Grammatik, Rechtschreibung, Interpunktion und Stil bleiben außen vor. Je freier Sie schreiben, desto leichter finden Sie Zugang zu Ihrer inneren Weisheit.

- Wie immer bewerten Sie das Geschriebene nicht. Es gibt nichts, was Sie tun müssten. Es gibt kein »Richtig« oder »Falsch«.

- Wenn die Übung für Sie abgeschlossen ist, praktizieren Sie etwa eine Minute lang die Bauchatmung.

Somatic Experiencing:
die Vision von heilender Partnerschaft

Bei der nun folgenden Übung spüren Sie tief in sich hinein und finden heraus, was für Sie das Richtige ist. Sie können sie unmittelbar an die Tagebuchübung anschließen oder auf später verschieben.

- Suchen Sie sich einen ruhigen Ort, an dem Sie sich sicher und geborgen fühlen und an dem Sie nicht gestört werden. Setzen oder legen Sie sich hin, was auch immer sich besser anfühlt. Achten Sie darauf, dass Sie ungehindert atmen können. Im Zweifelsfall lockern Sie die Kleidung am Bauch.

- Schließen Sie die Augen und üben Sie eine Minute lang die Bauchatmung.

- Dann lesen Sie, was Sie über Ihre ideale Heilpartnerschaft geschrieben haben.

- Schließen Sie wieder die Augen. Lassen Sie vor Ihrem inneren Auge ein Bild entstehen, das diese ideale Partnerschaft zeigt. Nehmen Sie dieses Bild mit allen Sinnen wahr: Sie sehen es. Sie hören es. Sie schmecken es. Sie riechen es. Sie spüren es.

- Bleiben Sie bei dieser Vision. Wenn Zweifel oder Bewertungen aufkommen sollten, registrieren Sie sie, um dann wieder zum Atem zurückzukehren und mit allen Sinnen in die Vision einzutauchen.

- Spüren Sie die Vision in Ihrem Körper. Lassen Sie sich tief in Ihre Körperlichkeit sinken. Wie fühlt sich Ihr Körper an? Welche Empfindungen verspüren Sie? Gibt es Stellen, die Sie besonders stark wahrnehmen? Oder die Ihre Aufmerksamkeit automatisch anziehen?

- Seien Sie im Körper präsent. Mit all seinen Empfindungen. Auch hier gilt: Wenn sich Zweifel oder Bewertungen einstellen, spüren Sie diesen Gefühlen im Körper nach und verweilen Sie mit ihnen. Dadurch werden sie sich verändern. Dann kehren Sie zu Ihrer Vision und den damit verbundenen körperlichen Empfindungen zurück.

- Wenn Sie das Gefühl haben, dass die Übung für Sie abgeschlossen ist, praktizieren Sie wieder einige Minuten lang die Bauchatmung. Legen Sie die Handflächen leicht über die Augen und lassen Sie die Übung so ausklingen wie die vorhergehenden.

Machen Sie sich Ihre Wahrheit zu eigen und erteilen Sie ihr das Wort

Viele Menschen finden es schwierig, sich ihre innere Wahrheit zu eigen zu machen und ihre Bedürfnisse auszudrücken – ob sie es nun mit Angehörigen, Partner oder Partnerin, Freunden, Kollegen, Bekannten oder Ärzten und anderem medizinischen Personal zu tun haben. Wie alle Beziehungen wollen auch Heilpartnerschaften gepflegt werden. Es kann auch hier zu allerlei Auf und Ab, zur einen oder anderen Reibungsfläche kommen. Wie bei anderen Beziehungen auch ist der Schlüssel, dass wir den Blick nach innen wenden, unsere Wahrheit erkennen und sie kommunizieren.

Meine heilenden Partnerschaften haben nicht immer mein Idealbild widergespiegelt. Es gab auch Zeiten, in denen es mir nicht nur schwerfiel, meiner Wahrheit Ausdruck zu verleihen, sondern ich hatte schon Probleme damit, sie überhaupt klar zu erkennen.

Die folgende zweiteilige Spiegelübung kann helfen, wenn Sie bereits einen Behandler haben, die Kommunikation mit ihm aber schwierig finden. Vielleicht wissen Sie nicht, was Sie sagen sollen oder wie Sie überhaupt den Dialog aufnehmen können. Mit dem ersten Teil der Übung stellen Sie fest, wie es Ihnen mit dieser Beziehung geht und was Sie gerne sagen würden. Im zweiten Teil lernen Sie, wie Sie Ihre Bedürfnisse und Gefühle ausdrücken können.

Spiegelarbeit: Wie Sie Ihre Bedürfnisse ausdrücken

- Suchen Sie sich einen ruhigen Ort, an dem Sie sich geborgen fühlen und nicht gestört werden. Setzen oder legen Sie sich hin, je nachdem, was Sie vorziehen.

- Nehmen Sie einen Handspiegel – entweder mit beiden Händen oder mit Ihrer nichtdominanten Hand. Wenn Sie beidhändig sind, verwenden Sie die Hand, mit der Sie gewöhnlich nicht schreiben.

- Sehen Sie Ihrem Spiegelbild in die Augen und wenden Sie den Blick nicht ab. Im ersten Teil der Übung sprechen Sie nur mit sich selbst.

- Nun rufen Sie sich Ihren Behandler ins Bewusstsein, mit allem, was Sie in Bezug auf diese Person empfinden.

- Sie schauen Ihrem Spiegelbild weiter in die Augen und sprechen alles aus, was Sie fühlen und was Sie dieser Person sagen wollen.

- Sprechen Sie laut aus, was Ihnen durch den Kopf geht. Wenn sich das komisch anfühlt oder Sie nicht wissen, was Sie sagen sollen, dann sagen Sie das. Bewerten Sie Ihre Gefühle nicht, lassen Sie sie zu. Wenn Sie Scham empfinden oder Ihnen das Gesagte peinlich ist, dann sprechen Sie auch das aus. Sind Sie wütend, dann geben Sie diesem Gefühl Raum.

- Wenn dieser Teil der Übung für Sie abgeschlossen ist, legen Sie den Spiegel weg und schließen Sie die Augen. Wieder praktizieren Sie etwa eine Minute lang die Bauchatmung.

- Nehmen Sie wieder den Spiegel zur Hand. Sehen Sie sich in die Augen, aber stellen Sie sich vor, dass Sie dem Behandler in die Augen schauen.

- Schildern Sie diesem Menschen ganz genau, wie Sie sich fühlen. Lassen Sie nichts weg. Wiederholen Sie all das, was Sie gerade zu sich selbst gesagt haben. Hören Sie nicht auf zu sprechen. Lassen Sie die Worte fließen.

- Wenn Sie verunsichert sind, Ihnen etwas heikel vorkommt, wenn Bewertungen aufkommen oder Sie nicht wissen, was Sie sagen sollen: Dann sagen Sie eben genau das. Hören Sie damit nicht eher auf, bis Sie Ihrem Behandler alles gesagt haben, was Sie empfinden.

- Sobald Sie das Gefühl haben, dass die Übung abgeschlossen ist, legen Sie den Spiegel weg. Schließen Sie die Augen und praktizieren Sie ungefähr eine Minute lang die Bauchatmung.

Teil II

HEILUNG VON INNEN HER

… eine Schar von Sorgen …
Der dunkle Gedanke, die Scham, die Bosheit,
öffne ihnen lachend die Tür und lass sie eintreten.

… am schönsten lächeln Menschen, die weinen.

Die Heilung für den Schmerz ist der Schmerz.

Dschallal al-Din Rumi, aus drei verschiedenen Gedichten

Kapitel 5

HEILUNG DER EMOTIONEN

Jede Art der Heilung ist letztlich emotionale Heilung, Heilung von innen her. Buchstäblich eine Aufgabe für unser Innenleben. Wenn wir unsere Präsenz kultivieren, sein können mit dem, was ist – auch mit schwierigen Gefühlen und schmerzlichen Empfindungen –, können wir emotionale Heilung finden. So kehren wir heim zu unserer grundlegenden Natur, zur Absoluten Gesundheit.

Wie gesagt: Wir leiden nicht an unseren Lebensumständen, sondern darunter, wie wir über sie denken und empfinden. Daher liegt die Beendigung unseres Leidens nicht darin, diese Umstände zu verändern, sondern unsere Einstellung dazu. Bei der emotionalen Heilung geht es darum, unser Denken und Fühlen zu verändern. Unsere Gedanken und Gefühle an der Tür zu begrüßen und sie einzulassen – das ist der Weg der emotionalen Heilung. Alles, was wir tun müssen, ist, einfach nur zu sein.

Emotionale Heilung ist unsere Methode, auch körperliche Symptome zu heilen, unser Weg, von Krankheiten zu genesen. Alle körperlichen Symptome, alle Krankheiten haben immer auch eine emotionale Komponente. Wenn wir nicht erforschen, was emotional in uns vorgeht, wenn wir unsere Gefühle nicht heilen, werden auch die körperlichen Symptome nicht abklingen. Wir mögen Wege finden, diese Krankheiten zu lindern – indem wir die Symptome behandeln und unterdrücken. Hier leistet die westliche Medizin Hervorragendes. Bei akuten Problemen oder in Notfällen ist Symptombehandlung auch der einzige Weg. Aber wenn wir nicht zugleich auch eine emotionale Heilung anstreben, werden die unterdrückten Symptome irgendwann an anderer Stelle zum Vorschein kommen.

Selbst wenn wir die vier grundlegenden Arzneien anwenden – selbst wenn mit unserer Ernährung, mit Lebensstil, Beziehungen, Gemeinschaft und unserem Lebenssinn alles stimmen sollte –, wird all das nichts fruchten, wenn wir an bestimmten Gefühlen festhalten oder sie unterdrücken. Wir müssen unsere Gefühle wahrnehmen und spüren.

Wie das geht, habe ich keineswegs von Kindesbeinen an gelernt. Auch meine Eltern nicht. Mein Vater war ein Holocaust-Überlebender und in vierter Generation als Arzt und Kardiologe erfolgreich. Aber seinen Schmerz hatte er tief in sich vergraben. Ich hatte immer das Gefühl, dass sein Schlaganfall dadurch verursacht war – dieses Heer von Sorgen, die er mit sich herumtrug. Meine britische Mutter – ein Kind des Zweiten Weltkriegs – war eine Pionierin und ihrer Zeit in vielerlei Hinsicht voraus. Aber das Reich der Gefühle war ihr damals noch fremd. Gefühlen aus dem Weg zu gehen, sie zu unterdrücken, aber im Angesicht der Not zu überleben, sich etwas aufzubauen – das war es, was ich in der Kindheit an Verhaltensweisen lernte.

Schon als junger Teenager hatte ich ein problematisches Verhältnis zum Essen und zu meinem Körper. Das hatte mit meiner Ernährung und meinem Körper nichts zu tun, aber alles mit dem Wahrnehmen meiner Gefühle. Genauer gesagt damit, dass ich eben nicht wusste, wie das geht. Das war eine geheime Beziehung, vor anderen verborgen, hinter verschlossenen Türen. Ich war eine zwanghafte Esserin. Nachts stopfte ich mich heimlich voll. Ich litt an Bulimie. Manchmal hungerte ich mich selbst aus. Mit 16 war ich anorektisch und wog mit meinen 1,67 m Körpergröße nur noch knapp 37 Kilogramm.

Die Heimkehr in meinen Körper dauerte mehrere Jahre. Weitaus länger brauchte ich, um mein Verhältnis zum Essen zu heilen. Diese unglückselige Beziehung zwischen der Nahrung und meinem Körper überdauerte meine Teenie-Jahre und setzte sich während des Studiums beziehungsweise der ersten Jahre als ganzheitliche Ärztin fort. Ich magerte nicht mehr so krass ab, aber mein Gewicht schwankte stets hin und her zwischen sehr dünn und 20 Kilo Übergewicht. Ich wusste einfach nicht, wie ich meine Gefühle spüren sollte. Stattdessen füllte ich mich mit Essen. Oder hungerte mich aus, statt sie wahrzunehmen.

Die Weisheit der Alten

Dass Gedanken und Gefühle unsere Gesundheit beeinflussen, ist in den uralten Weisheitstraditionen der Welt nichts Neues. Jedes nichtkonventionelle Heilsystem betrachtet die enge Verbindung zwischen Gedanken, Gefühlen und dem Körper als Schlüssel für das Verständnis von Krankheit und Heilung. Jedes nichtkonventionelle Heilsystem geht davon aus, dass Emotionen, wenn man an ihnen festhält und keine Lösung für sie findet, unsere Gesundheit beeinträchtigen.

In der Chinesischen Medizin und im Ayurveda gelten Gefühle und körperliche Symptome als eng miteinander verbunden. Die Traditionelle Chinesische Medizin kennt sieben grundlegende Gefühle: Zorn, Trauer, Angst, Schrecken, Melancholie, Anspannung und Freude. Wenn eines davon im Übermaß auftritt, dann entsteht Krankheit. Sogar zu viel Freude kann unserer Gesundheit schaden. So erhebend und schön dieses Gefühl ist, ein Zuviel davon bringt uns aus dem Gleichgewicht, führt zu Unwohlsein und Krankheit.

Außerdem sind unsere Gefühle mit bestimmten Organen verbunden: Trauer gehört zur Lunge, Wut zur Leber, Angst zu den Nieren. Ärger gilt als wesentliche Ursache von Krankheiten, weil er nicht nur die Leber betrifft, sondern auch Herz, Magen und Gehirn. Unterdrückte Wut kann gar zu Krebs führen. Die TCM sieht bei jedem Tumor, egal ob gut- oder bösartig, eine Verbindung zum Gefühl der Wut.

Der Ayurveda geht davon aus, dass Krankheiten von *ama*, Gift, verursacht werden. Ama kann emotionale, körperliche, spirituelle oder karmische Form annehmen – und es kann vererbt werden. Emotionen, die entweder unterdrückt werden oder im Gegenteil überschießenden Ausdruck finden, erzeugen Ama. Auch hier sieht man Verbindungen zwischen bestimmten Gefühlen und körperlichen Problemen, und speziell Wut gilt als starke Kraft, die jede Art von Entzündung auslösen kann. Sie hat ihren Sitz im Magen und im oberen Verdauungstrakt. Wenn sie nicht aufgelöst wird, zieht sie Krankheiten nach sich.

Selbst die Begründer der westlichen Medizin, zum Beispiel Hippokrates, glaubten, dass unsere Gedanken, Einstellungen und Gefühle unsere Gesundheit beeinflussen. Als Ärztin konnte ich diese Zusammenhänge immer wieder in meiner Praxis beobachten. Als Reisende auf dem Weg habe ich sie an mir selbst erlebt.

So wie unsere Gedanken, Überzeugungen und Gefühle Krankheiten erzeugen, können sie natürlich auch Krankheiten heilen. In den alten Weisheitstraditionen heißt es daher, dass körperliche Krankheiten geheilt werden können, wenn ihre emotionale Komponente behandelt wird. Magengeschwüre können abheilen, bösartige Wucherungen können sich zurückbilden. Herzkrankheiten und Diabetes können verschwinden. Wenn wir ihre emotionalen Wurzeln heilen, bringen wir uns in Ordnung.

Moderne Wissenschaft trifft auf alte Weisheit

Diese uralten Erkenntnisse werden mittlerweile durch die Untersuchungen moderner Wissenschaft bestätigt. Leider erkennt die medizinische Community diese Belege trotzdem nicht an.

Dass unsere Gefühle unsere Gesundheit beeinflussen, dazu gibt es ein breites und immer breiter werdendes Spektrum an wissenschaftlichen Studien. Diese belegen eindeutig, dass Gefühle, ob sie nun unterdrückt werden oder übersteigerten Ausdruck finden, zu Krankheiten führen beziehungsweise eine Heilung verhindern können. Dies gilt sogar für Krebs und für andere Krankheiten, die die konventionelle Schulmedizin für unheilbar hält. Die Wissenschaft belegt auch, dass emotionale Heilung uns wieder ins Gleichgewicht bringt.

Unzählige Forschungsarbeiten zeigen, dass unterdrückte oder verdrängte Gefühle – zum Beispiel Wut, Kummer oder Trauer – den Spiegel unserer Stresshormone steigen lassen. Diese wiederum fahren das Immunsystem herunter, verstärken Entzündungen und verursachen Krankheiten. Wenn solche Gefühle nicht verarbeitet werden, kann dies das Herz in Mitleidenschaft ziehen und erwiesenermaßen Herzinfarkte beziehungsweise Schlaganfälle verursachen.[56] Als weitere Folgen von nicht verarbeiteten Emotionen sind durch Studien belegt: tödlich verlaufende Krebserkrankungen, Auftreten beziehungsweise Verstärkung von körperlichen Schmerzen sowie Depressionen beziehungsweise Angstzustände.[57]

Umgekehrt beweisen wissenschaftliche Untersuchungen, dass das Präsentsein mit schwierigen Gefühlen – also das Gegenteil von Verdrängung – die genannten gesundheitlichen Probleme verringert.[58] Die Studie, die betont, wie sehr sich emotionale Akzeptanz bei Brustkrebspatientinnen positiv auf die Gesundheit auswirkt, habe ich bereits zitiert.

Die Erkenntnisse uralter Weisheitstraditionen werden von der Wissenschaft belegt: Spezifische Gefühle weisen eine Verbindung zu spezifischen gesundheitlichen Problemen auf. So lässt sich Ärger mit zu hohem Blutdruck, Herzkrankheiten, Schlaganfällen, Magengeschwüren, Diabetes, Kopfschmerzen, Rückenschmerzen und anderen chronischen Schmerzen sowie einer Reihe weiterer Störungen in Verbindung bringen.[59] Forscher haben nachgewiesen, dass unterdrückter Ärger die Entzündungsmarker im Blut ansteigen lässt – und systemische Entzündungen sind Risikofaktoren für Krankheit.[60]

Wie emotionale Heilung uns hier helfen kann, darüber gibt es – wenig überraschend – leider nur sehr wenige Untersuchungen. Die konventionelle Medizin kennt Gefühle nicht als Arznei. Aber ein paar Studien gibt es doch.[61]

Sie, nicht Ihre Gene bestimmen Ihr Schicksal

Die Schulmedizin glaubte lange Zeit, dass die Gene gänzlich unser Schicksal bestimmen, dass sie die Wurzel all dessen bilden, was uns gesundheitlich im Laufe unseres Lebens widerfährt. Doch die jüngsten wissenschaftlichen Erkenntnisse sagen etwas anderes. Die Forschung hat ganz im Gegenteil bewiesen, dass die Gene nicht immer unser Schicksal sind.

Jeder Mensch hat seinen ureigensten genetischen Code, der vorgibt, wie unser Körper funktioniert. Aber wir können beeinflussen, wie dieser Code konkret umgesetzt wird – wie die Genexpression verläuft, was die Gene also tatsächlich tun. Das sich entwickelnde Forschungsgebiet der Epigenetik beschäftigt sich damit, wie Gene funktionieren, was sie beeinflusst und was ihre Funktionsweise prägt. Studien zeigen, dass unser Lebensstil, die Ernährung sowie unsere Gedanken und Gefühle die Genexpression beeinflussen. Zu diesen unter die Epigenetik fallenden Funktionen gehören zum Beispiel die Immunantwort, der Alterungsprozess und die Onkogene – jene Gene, die in den Zellen unkontrolliertes Krebswachstum auslösen können.[62]

Die Studien besagen, dass wir Krankheit nicht unbedingt erben. Wir ererben vielmehr bestimmte Veranlagungen. Es ist nicht richtig, wenn wir annehmen, dass wir Brustkrebs bekommen müssen, weil Großmutter und Tante auch Brustkrebs hatten. Oder weil wir angeblich »das Brustkrebsgen« haben. Es ist auch nicht richtig, wenn wir glauben, wir würden Herz- oder Kreislauferkrankungen bekommen, weil Mutter und Großvater darunter litten oder weil »das in der Familie liegt«. Denn diese Krankheit muss nicht automatisch jeden in der Familie betreffen. Wir erben nämlich höchstens eine Veranlagung, keine Krankheit.

Und wir können diese genetische Veranlagung mit unserem Geist beeinflussen, mit unseren Gedanken und Gefühlen. Wir können werden, was wir glauben. Wir können uns mit unseren Gedanken und Gefühlen krank machen. Und wir können uns dank unserer Gedanken und Gefühle gesund erhalten. Wir können uns auch mit Gedanken und Gefühlen heilen.

Wenn wir glauben, dass wir eine Krankheit bekommen werden, dann stellen wir damit die Weichen für diese Erkrankung. Aber wir können auch die Weichen für unser Wohlbefinden stellen, indem wir präsent sind. Indem wir mit allem, was wir fühlen, jetzt und hier sind. Das ist der Weg, auf dem wir unsere Gedanken und Gefühle verändern, der Weg zur emotionalen Heilung.

Wie die moderne Medizin in die Irre ging

Vielleicht überraschen Sie diese wissenschaftlichen Erkenntnisse ja nicht weiter. Unsere Urgroßmütter oder Hippokrates jedenfalls würden darauf nicht mit Erstaunen reagieren.

Trotzdem habe ich im Medizinstudium davon nichts gehört. Trotz der uralten Erkenntnisse und trotz jüngster wissenschaftlicher Untersuchungen hörte ich im Studium nie etwas über das Band zwischen Gedanken, Gefühlen und körperlicher Gesundheit. Gut, heutzutage ändert sich das gerade ein wenig, aber als grundlegendes Prinzip steht diese Verbindung immer noch nicht auf dem Lehrplan. Wenn Ihr Arzt keine ganzheitlichen Methoden praktiziert, dann werden Sie in seiner Sprechstunde auch nichts davon hören.

Ohnehin stempelte man im Studium Gefühle als Krankheit ab. Ich lernte: Wenn Sie niedergeschlagen, deprimiert oder ängstlich sind, wenn Sie sich geistig oder emotional angeschlagen fühlen, dann sollten Sie zum Psychiater gehen.

Und nachdem die molekulare Medizin und die Pharmakologie aufkamen, gab es bald für jede emotionale Befindlichkeit eine Pille.

Das ist der Grund, warum wir den Draht zu den alten Erkenntnissen verloren haben: Die Schulmedizin hat seit der Zeit des Hippokrates viele Veränderungen erfahren – sie wurde so modernisiert, dass die uralten Weisheiten, die die Begründer dieser Medizin ans Licht gebracht hatten, als überholt galten. Die Medizin wurde immer reduktionistischer: Sie verstand den Menschen bald nur noch als Summe individueller Teile und nichts sonst. Und sie konzentrierte sich ausschließlich auf das Körperliche. Unter Heilung verstand man lediglich, die körperlichen Signale zu lesen und die materiellen Symptome zu bekämpfen. Die Fortschritte in der Chemie führten dazu, dass Medikamente bald als das einzig wirksame Instrument im Köcher des Arztes galten – und zwar gegen alle möglichen körperlichen und seelischen Krankheiten. Die Fortschritte in der Biologie, im Besonderen der Zellbiologie und der Mikrobiologie, verstärkten diese ausschließliche Konzentration auf die materielle Seite der Krankheiten noch.

Dazu kommt die um sich greifende Spezialisierung, die Mitte des 20. Jahrhunderts einsetzte und heute noch andauert. Wieder teilt man den Menschen in seine Bestandteile auf, und für jedes dieser Teilstücke ist ein anderer Spezialist zuständig. Das hat uns noch weiter weggeführt von der alten Weisheit. Wir gehen zum Kardiologen, der unser Herz untersuchen soll, zum Gastroenterologen für das Verdauungssystem, zum Dermatologen, wenn wir Hautprobleme haben, und so weiter und so fort. Diese Spezialisten sind so hoch spezialisiert, dass sie häufig den Wald vor lauter Bäumen nicht sehen – sie sind Experten für bestimmte Bäume, aber den Wald kennt heutzutage keiner mehr.

Das sind die Wahrheiten und die Mythen der modernen medizinischen Kultur. Im Namen des Fortschritts in Wissenschaft und Medizin haben uns diese Entwicklungen weit weggeführt von unseren Wurzeln. Man möchte doch annehmen, dass wir mit all den Fortschritten unserer hoch spezialisierten Medizin auch Fortschritte in Gesundheit und Wohlbefinden verzeichnen können. Gut, wir sind besser geworden, was die Verlängerung des Lebens angeht. Und wir sind besser bei Notfällen oder Infektionskrankheiten. Aber Gesundheit und Wohlbefinden sind trotzdem nicht der Normalzustand. Die moderne Medizin hat vergessen, was schon Hippokrates wusste: Dass man den Menschen behandelt, nicht die Krankheit, und dass eine unverbrüchliche Beziehung besteht zwischen unseren Gedanken beziehungsweise Gefühlen und dem Körper. Und so haben wir nun ein Gesundheitssystem, das nicht unbedingt den Erhalt der Gesundheit im Auge hat. Es kümmert sich vielmehr um die Bekämpfung von Krankheiten.

Dass so viele Mediziner die Forschungsarbeiten nicht kennen, die den unmittelbaren Einfluss von Gedanken und Gefühlen auf unsere Gesundheit belegen, liegt daran, dass sie damit nicht viel anfangen können. Wissenschaftliche Erkenntnisse beeinflussen die klinische Praxis erst spät oder gar nicht. Denn was Ärzte im Studium lernen, hinkt aktuellen Erkenntnissen um Jahre hinterher. Dies ist insbesondere dann der Fall, wenn die Forschung sich mit Methoden beschäftigt, die nicht unbedingt ins aktuelle medizinische Paradigma passen. In diesem Fall beschließt die medizinische Community meist, sie zu abzulehnen. In Kapitel 14 wird es noch ausführlicher um die Frage gehen, welche politischen, wirtschaftlichen und wissenschaftlichen Faktoren Einfluss haben auf den aktuellen Zustand der modernen Medizin.

Trotz alledem bin ich optimistisch. Ein Wandel zeichnet sich ab. Langsam holt die moderne konventionelle Medizin auf. Mit der Zeit werden die Erkenntnisse der jüngeren Forschung die Ausbildung und die Arbeit künftiger Ärzte prägen. Und die neuen Generationen der Medizinstudenten sind für diese Ideen auch offener. Ich habe dies als Lehrende selbst erlebt. Mit der Zeit werden die traditionellen Weisheiten wieder zur Geltung kommen und auch in der modernen medizinischen Kultur Akzeptanz finden.

Wie ich von der emotionalen Heilung erfuhr

Wie bereits gesagt, habe ich als Kind und Jugendliche nicht gelernt, mir meine Gedanken und Gefühle anzusehen, sie hereinzulassen und mit ihnen zu verweilen. Ich verstand die Verbindung zwischen Gedanken beziehungsweise Gefühlen und meinem Körper nicht. Noch nicht einmal, als ich meine ganzheitlich orientierte Arztpraxis eröffnete.

Im Medizinstudium hatte ich von emotionaler Heilung nie etwas gehört. Meine Ausbildung ermutigte mich nicht gerade, mich für solche Dinge zu interessieren. Mit Mitte dreißig lehrte ich alternativmedizinische Ansätze für Medizinstudenten und Ärzte. Ich bot Workshops für ein Laienpublikum an und hatte gerade meine Praxis eingerichtet. Trotzdem wusste ich nicht, wie ich Gefühle wahrnehmen sollte, wie ich mit ihnen präsent sein konnte. Ich wusste gar nichts über die Heilung der Emotionen.

Ich hatte tief gehende Begegnungen mit meinen Patienten und fühlte mich geehrt, weil diese Menschen mir einen so intimen Einblick in ihr Leben gewährten. Meine Studenten inspirierten mich. Im Austausch mit ihnen fühlte ich mich lebendig. Nach Workshops beschäftigten mich unsere Gespräche und Reflexionen noch lange Zeit. Manchmal aber kam ich auch nach Hause und hatte keinen Boden unter den Füßen. Ich war unsicher und irgendwie daneben. Ich wusste zu jener Zeit noch nicht, wie ich mich im Hier und Jetzt verankern kann, präsent sein kann mit dem, was ich empfinde. Ich hatte noch keine Ahnung, dass Ernährung, Lebensstil, Beziehungen und Gemeinschaft beziehungsweise der eigene Lebenssinn die vier grundlegenden Arzneien sind. Wenn ich etwas aß, dann häufig, um mich zu erden, um meine Gefühle abzustumpfen und vor ihnen wegzulaufen.

So kämpfte ich immer mehr mit meinem Körpergewicht. Ich begriff nicht, dass dieser Kampf mit meinen Gedanken und Gefühlen zu tun hatte. Wie die Heiler alter Kulturen ganz genau wussten, ist unser Körper eng, untrennbar und unmittelbar mit unseren Emotionen verknüpft. Gedanken und Gefühle bestimmen sogar die Form unseres Körpers und auch die Kleidergröße. Ob wir Ärger nun unterdrücken oder ihn ausagieren, er kann dafür sorgen, dass wir Fett am Bauch ansammeln. Medizinisch nennt man dies »Stammfettsucht«. Forschungsarbeiten belegen, dass sie das Risiko für Herz-Kreislauf-Erkrankungen deutlich erhöht. Angst wiederum führt eher dazu, dass man Fett an den Hüften und den Oberschenkeln abspeichert, jenen Körperpartien, die für die Erdung eine Rolle spielen. Der Körper versucht sprichwörtlich, sich gegen die Angst zu erden, indem er mehr Masse aufbaut. Umgekehrt leiden Menschen mit Untergewicht ebenfalls häufiger unter Ängsten, da ihr physischer Körper nicht genug Masse hat, um sie zu zentrieren.

Der Körper spiegelt wider, was wir emotional erleben. Wenn wir also mit unserem Körperbild hadern – ob wir nun unter- oder übergewichtig sind , dann müssen wir unsere Emotionen heilen. Erinnern Sie sich an die Darm-Hirn-Achse, über die wir in Kapitel 2 gesprochen haben? Alles ist miteinander vernetzt. Natürlich haben Probleme mit Gewicht und Körperbild auch körperliche Ursachen. Und es kann durchaus nützlich sein, sich zuerst mit der körperlichen Seite zu beschäftigen. Aber Heilung umfasst immer die ganze Person. Wenn Sie zum Wohlgefühl zurückfinden wollen, wenn Sie eine Körperform erreichen wollen, die Sie als stimmig empfinden, dann ist emotionale Heilung dafür die Voraussetzung. Heilung von innen her.

Ich hatte keine Ahnung, dass zu viel oder zu wenig essen damit zu tun hat, dass wir unser Innenleben ausgleichen wollen. Oder dass unsere Emotionen uns nach bestimmten Nahrungsmitteln verlangen lassen oder uns den Appetit nehmen. Erst viel später lernte ich, mich selbst zu heilen, meinem Körper zu erlauben, das Gewicht zu erreichen, das für mich am besten ist: indem ich mich für meine Gefühle öffnete und sie einließ.

Das Dasein als Workaholic war ein weiteres Stück »Nahrung« für mich. Ich liebte meine Arbeit. Aber sie war auch Ablenkung für mich. Sie hielt mich davon ab, präsent zu sein, mit dem zu sein, was in mir vorging. Ich versuchte es auch mit Alkohol, aber das funktionierte nicht. Obwohl ich mir das manchmal wünschte. Alkohol zu trinken erschien mir so viel weniger beschämend als meine Beziehung zum Essen. Es gab auch kurze Flirts mit angeblich gesunden Süchten – mit Laufen, Schwimmen, Work-outs, ja, sogar mit Yoga. Doch all diese körperlichen Aktivitäten dienten mir nur dazu, nicht präsent sein zu müssen. Im Augenblick fühlte sich all das großartig an, aber im Grunde war es auch eine Art emotionaler Bypass, denn diese Aktivitäten lenkten mich davon ab, präsent zu sein und meine Gefühle zu spüren.

Ich war Mitte dreißig, als meine Myome diagnostiziert wurden. Und ich war fest entschlossen, von den konventionellen Behandlungsmöglichkeiten der Schulmedizin keinen Gebrauch zu machen, obwohl mehrere Ärzte mir das empfahlen. Das Problem war, dass sie ja auch entarten konnten oder so groß werden, dass sie Darm und Nieren in ihrer Funktion behindern würden. Aber die Vorstellung, so viele Medikamente zu nehmen oder mich operieren zu lassen, störte mich einfach.

Ich kannte Frauen, die dasselbe Problem ohne die üblichen Therapien konventioneller Medizin in den Griff bekommen hatten. Wenn andere das konnten und wenn ich meinen Patientinnen dazu verhelfen konnte, dann sollte ich das doch auch hinkriegen.

Was mir nicht klar war: Die Myome hatten eben auch emotionale Ursachen, vor allem Ursachen im gestörten Gleichgewicht der Chakren. Chakren sind Energiezentren, die den Erkenntnissen altindischer Weiser zufolge mit der körperlichen, emotionalen und spirituellen Ebene unseres Daseins in Verbindung stehen. Ich fühlte mich nicht geerdet, sicher und geborgen – erstes Chakra. Ich wusste nicht, wie ich mit Beziehungen, Nähe und Sex umgehen sollte – zweites Chakra. Ich lebte mit einer ganzen Menge Ärger, den ich teils ausdrückte, teils stumm in mir beerdigte. Und Angst – diese stille Angst war mein ständiger Begleiter. All diese Gefühle waren irgendwo in meinem Körper vergraben.

Selbst meine feste Entschlossenheit, auf eine konventionelle Behandlung zu verzichten, war ein Krankheitsfaktor. Ich kämpfte. Ich hatte keinen Frieden mit diesen Dingen. Der Kampf behinderte meine Heilung.

Doch die verschiedenen Heiltraditionen dieser Welt hielten für all meine Probleme faszinierende Bilder bereit. Im Ayurveda heißt es, dass Myome die Tränen der Eierstöcke sind, die trauern, weil sie ihre Lebenskraft nicht ausdrücken können. Offensichtlich treten Myome öfter auf bei Frauen, die keine Kinder haben und die wie ich eine Abtreibung hinter sich haben. Zumindest besagt das die Forschung. In der Chinesischen Medizin geht man davon aus, dass solche Wucherungen mit Ärger zu tun haben. Ärger war mein Bettgenosse – ob ich ihn nun ausdrückte oder nicht.

All das war mir nicht klar. Ich war völlig darauf fixiert, meinen immer größer werdenden Bauch kleinzukriegen und die Myome loszuwerden. Ich probierte einiges aus, was anderen Frauen geholfen hatte. Ich machte ein fast dreißigtägiges Saftfasten, was sie auf ein Drittel ihrer Größe schrumpfen ließ. Ich versuchte es mit Akupunktur und Homöopathie. Ich befolgte die ayurvedischen Empfehlungen zu Ernährung und Lebensstil. Ich unterzog mich einem Panchakarma, einer Reinigungskur aus der ayurvedischen Tradition. Die Myome wurden regelmäßig kleiner, aber kaum hörte ich mit der Behnandlung auf, wucherten sie munter weiter.

Erst Jahre später, als ich begriff, dass meine unerforschte Gefühlswelt für die Probleme meines Körpers verantwortlich war, begann ich, von innen her zu heilen. Sobald ich anfing, all die vergrabenen Gefühle freizulegen – die ich in der Hektik meines Lebens, im Fleisch meines Körpers, in meiner Obsession mit einem perfekten, von Krankheiten freien Körper verbarg –, wurde mir klar, dass Vollkommenheit nur im geistigen Frieden zu finden ist.

Die emotionale Heilung hat mich an diesen Punkt gebracht. Als ich lernte, die Verbindung zwischen Gedanken, Gefühlen und Körper in mir zu spüren, als ich lernte, im Augenblick präsent zu sein, fand ich meinen Weg zur Heilung. Ich ließ alles zu, lud alles zu mir ein, und das war der Beginn meiner Gesundung.

Manchmal habe ich immer noch Probleme, mit meinen Gefühlen präsent zu sein. Aber wenn mir das passiert, weiß ich, dass mir der Weg nach Hause immer offensteht. Mein Heim ist hier, in diesem Augenblick. Und ich gelange dorthin, indem ich innehalte und präsent bin mit meinen Gefühlen.

Präsenz ist der Weg zur Heimkehr nach innen. Präsenz ist der Weg zum Wohlbefinden.

Über Verdrängung, emotionale Bypässe und Werturteile

Das Prinzip der emotionalen Heilung ist einfach: Mit unseren Gefühlen in Kontakt zu kommen und mit ihnen präsent zu sein ist unser Weg zum Wohlbefinden. Wenn wir uns unseren Gefühlen ohne Unterschied öffnen, befreien wir Geist und Körper. Auf diese Weise gelangen wir an den Ort, an dem die Absolute Gesundheit wohnt, der innere Friede. Wie ich bereits erklärt habe, ist es das, was wir brauchen für alles, was in unserem Leben gesundheitlich und auf anderem Gebiet vorgeht. Gefühlen aus dem Weg zu gehen, sie zu leugnen, vor ihnen wegzulaufen – all das funktioniert nicht. Wenn wir etwas bekämpfen, dann führen wir ihm Energie zu. Und das erzeugt Stress in Körper und Geist, Dysbalancen und Krankheit.

Und doch ist es nicht ganz so leicht, sich immer seinen Gefühlen zu stellen. Auch wenn wir die emotionale Heilung als solche akzeptieren, neigen wir dazu, schwierige Gefühle zu leugnen oder zu verdrängen – vor allem, wenn sie uns nicht nützlich oder dienlich scheinen.

Ein Mittel, »negativen« Gefühlen aus dem Weg zu gehen, ist das positive Denken. Die Macht des positiven Denkens ist ein beliebtes Thema moderner Selbsthilfeklassiker wie *The Secret* und aller Bücher, die das Gesetz der Anziehung empfehlen. Sie alle versprechen Ihnen: Wenn Sie Ihre Gedanken ändern,

ändern Sie Ihr Leben. Das hört sich gut an, aber das positive Denken und die zugehörigen Affirmationen funktionieren oft nicht. Für manche Menschen funktionieren sie überhaupt nicht.

Und der Grund ist folgender: Affirmationen maskieren häufig Gefühle von Angst, Zweifel oder Unsicherheit, oder andere Gedanken und Gefühle, die dem, was wir affirmieren, diametral entgegengesetzt sind. Fast immer werden unsere besten Absichten, unsere positivsten Gedanken und Affirmationen von einem dunklen Zwilling begleitet, der das genaue Gegenteil sagt. Und die Gedanken und Gefühle, die wir auf diese Weise verdrängen, haben ebenfalls die Kraft, sich zu manifestieren. Genauso wie unsere positiven Gedanken, Absichten und Affirmationen dies tun.

Daher müssen wir zuerst diese verdrängten Gedanken und Gefühle heilen, statt sie willentlich mit positivem Denken und Affirmationen vertreiben zu wollen. Sonst werden sie irgendwann an die Oberfläche kommen und unsere Pläne sabotieren.

Wir können sogar die Methoden, die eigentlich Körper und Geist zusammenbringen sollen, einsetzen, um unseren Gefühlen aus dem Weg zu gehen. Atmung, Achtsamkeit und Meditation zum Beispiel. Diese Techniken tragen dazu bei, dass wir uns emotional besser fühlen, wenn es uns nicht gut geht. Aber wenn schwierige Gefühle auftauchen und wir sie uns nicht ansehen, dann ist das ein emotionaler Bypass: Wir gehen ihnen aus dem Weg. Denn genau das heißt »emotionaler Bypass«. Wir gehen an unseren Gefühlen vorbei, indem wir unser Denken oder Tun dazu benutzen, sie nicht zu empfinden. Wie bereits gesagt, habe ich das mit Sport und Bewegung so gemacht. Selbst wenn das, was wir denken oder tun, uns ein besseres Gefühl vermittelt, gehen die schwierigen Gefühle davon nicht weg. Sie werden nur gut sichtbar festzementiert oder aber tief vergraben.

Werturteile sind eine weitere Methode, Gefühlen aus dem Weg zu gehen. Wie wir über unser Denken und Fühlen denken, ist wichtig. Es gibt keine schlechten oder negativen Gefühle. Gefühle sind weder gut noch schlecht. Das sind nur Etiketten, die wir ihnen aufkleben.

Nehmen wir nur mal Wut, Angst und Trauer. Sie sind normal, ganz natürliche Aspekte des Menschseins. Doch Kultur und Gesellschaft sind da häufig anderer Ansicht. Das gilt besonders für die Wut, und ganz besonders für die Wut von Frauen. Frauen sollen am besten keinen Ärger zeigen.

Um unseren Weg nach Hause an den Ort des Friedens und der Absoluten Gesundheit zu finden, müssen wir unsere Gefühle akzeptieren und wahrnehmen, ohne sie zu bewerten. Wenn wir uns dafür verurteilen, bestimmte Gefühle zu haben, dann können diese Bewertungen unseren Körper belasten sowie Stress, Disharmonien und Krankheiten verursachen. Natürlich möchten wir Gefühle und Gedanken, die uns nicht guttun, gerne loshaben. Doch zuerst müssen wir sie erkennen und sie akzeptieren, wie sie sind, bevor wir sie loslassen können.

In der Folge finden Sie einige Übungen, die Ihnen dabei helfen sollen. Wenn Sie damit arbeiten, sollten Sie freundlich zu sich selbst und zu Ihren Gedanken und Gefühlen sein. Was immer Sie denken, was immer Sie empfinden – Sie sollen wissen, dass Sie normal und in Ordnung sind, so wie Sie sind.

Instrumente Absoluter Gesundheit für emotionale Heilung

Begrüßen Sie Ihre Gefühle schon an der Tür und bitten Sie sie herein. Dies ist der Weg zur emotionalen Heilung. So können Sie heimkehren zu Ihrer grundlegenden Natur, zur Absoluten Gesundheit. So können Sie den Weg nach Hause finden zu Geistesfrieden und Gleichmut. So können Sie alles heilen, was in Ihrem Leben vorgeht: indem Sie bei Ihren Gefühlen verweilen.

Präsenz ist der Weg zur Heimkehr. Mit dem zu sein, was ist, mit allem, was Sie denken oder empfinden.

Dieses Kapitel schließt mit verschiedenen Instrumenten, die Ihnen helfen können, mit dem in Kontakt zu kommen, was Sie fühlen. Die Kultivierung des Selbstgewahrseins ist der Schlüssel, der Ihnen den Weg zum Frieden öffnet: Gewahrsein Ihrer Gedanken, Gewahrsein Ihrer Gefühle, Gewahrsein Ihrer körperlichen Empfindungen. Die ersten drei Übungen sollten Sie unmittelbar nacheinander machen: Tagebuchschreiben, Entspannung mit dem Atem und eine Achtsamkeitsmeditation. So können Sie Ihre Gefühle erkunden und lernen, mit Ihnen zu sein. Wenn Sie mit Ihren Gefühlen verweilen, können sich diese verändern. Danach folgen noch weitere drei Übungen zum Tagebuchschreiben mit Ihrer nichtdominanten Hand. Auf diese Weise können Sie sich tiefer einlassen auf das, was in Ihnen vorgeht. Und Sie finden Zugang zu Ihrer Kreativität und Vorstellungskraft, wenn Sie den Eindruck haben festzustecken.

Praktizieren Sie diese Übungen immer dann, wenn Sie das Gefühl haben, den Draht zu Ihren Emotionen verloren zu haben. So finden Sie wieder heraus, was emotional in Ihnen vorgeht.

Tagebuch: Reflexion mit offenem Ende

Bei dieser zweiteiligen Übung schreiben Sie alles auf, was in Ihrem Bewusstsein aufscheint. Sie bestimmen selbst die Dauer, damit Sie genügend Raum haben, um mit dem, was ist, in Kontakt zu treten. Wenn wir zu unseren Gefühlen Distanz empfinden, hilft uns das Tagebuchschreiben, innezuhalten und nach innen zu lauschen. Und in diesem Augenblick vollkommen präsent zu sein mit dem, was wir fühlen.

- Suchen Sie sich einen ruhigen Ort, an dem Sie ungestört sind. Legen Sie Papier und Stift bereit, selbst wenn Sie üblicherweise nur noch am Computer schreiben.

- Nun fangen Sie an zu schreiben. Lassen Sie aufs Papier fließen, was immer Ihnen durch den Kopf geht – alle Gedanken und Gefühle, die sich melden. Achten Sie auf den allerersten Gedanken und lassen Sie sich von ihm leiten. Grammatik, Rechtschreibung, Interpunktion und Stil lassen wir jetzt mal außen vor. Je freier Sie im Schreiben sind, desto eher finden Sie heraus, was in Ihrem Innenleben so passiert.

- Sie bewerten, wie immer, das Geschriebene nicht, ganz egal, was Sie denken oder fühlen mögen. Es gibt kein Müssen oder Sollen. Schreiben Sie einfach ohne Bewertung weiter.

- Wenn Sie merken, dass Sie bewerten, dann schreiben Sie das auf. Wenn Sie Widerstände gegen diese Übung spüren und lieber etwas anderes machen würden, dann schildern Sie das. Alles, was in Ihrem Geist aufscheint – schreiben Sie es auf.

- Schreiben Sie einfach immer weiter, auch wenn Sie das Gefühl haben, dass Ihnen nichts mehr einfällt. Wenn Sie Unsicherheit verspüren, schreiben Sie das auf. Schreiben Sie weiter, auch wenn Sie eigentlich schon aufhören möchten.

- Wenn Sie das Gefühl haben, sich alles von der Seele geschrieben zu haben, halten Sie kurz inne und üben Sie für etwa eine Minute die Bauchatmung.

- Dann fragen Sie sich: Was fühle ich jetzt? Vielleicht viele unterschiedliche Gefühle. Geben Sie jedem einen Namen, der nur aus einem Wort besteht: traurig, wütend, ängstlich, besorgt, zufrieden, gelangweilt, ungeduldig, angeregt … Was auch immer es ist, benennen Sie es. Und schreiben Sie das auf.

- Bei jedem Gefühl, das Sie so benennen, fragen Sie sich: Warum fühle ich das jetzt? Diese Frage beantworten Sie, indem Sie wieder einfach alles aufs Papier fließen lassen, was Ihnen einfällt. Beschreiben Sie Ihre Gedanken und Gefühle. Lassen Sie die Worte aufs Papier strömen, ohne sie zu bewerten.

- Schreiben Sie weiter, auch wenn Sie nicht so recht wissen, was. Wenn Sie sich unsicher sind, schreiben Sie das auf. Schreiben Sie, auch wenn Sie gar keine Lust mehr haben. Wenn Sie aufhören möchten, beschreiben Sie das.

- Wenn Sie über das benannte Gefühl schreiben, tauchen vielleicht andere Gefühle auf. Benennen Sie diese neuen Gefühle, geben Sie ihnen Namen und machen Sie in diesem Stil weiter.

- Wenn Sie das Gefühl haben, am Ende angelangt zu sein, praktizieren Sie für einige Minuten die Bauchatmung.

Atemarbeit: Verlängertes Ausatmen

Bei dieser Atemübung geht es darum, die Ausatmung gegenüber der Einatmung zu verlängern. Die Rückkehr zur Bauchatmung hilft uns, jene Gefühle zu verarbeiten, die während des Tagebuchschreibens aufgetaucht sind – nicht mit Worten, Gedanken oder Gefühlen, sondern auf tief körperliche Weise. Diese Art der Verarbeitung erfordert kein aktives Eingreifen.

- Suchen Sie sich einen ruhigen Ort, an dem Sie sich wohl- und sicher fühlen und nicht gestört werden. Setzen oder legen Sie sich hin, was immer Ihnen mehr zusagt. Stellen Sie sicher, dass Sie frei durchatmen können. Falls nötig, lockern Sie Ihre Kleidung am Bauch.

- Schließen Sie die Augen und konzentrieren sie sich etwa eine Minute lang auf Ihre Atmung. Atmen Sie durch die Nase ein und aus. Spüren Sie, wie der Luftstrom an den Nasenlöchern vorbeistreift.

- Wenn Sie merken, dass Gedanken oder unangenehme Empfindungen aufkommen, registrieren Sie diese. Dann kehren Sie wieder zur Konzentration auf den Bauch und die Atmung zurück.

- Nun lassen Sie die Ausatmung sich ausdehnen. Atmen Sie so lange aus, wie es Ihnen möglich ist. Praktizieren Sie dies wenigstens eine Minute lang.

- Nun atmen Sie durch die Nase ein, aber durch den Mund aus. Öffnen Sie den Mund nur so weit wie nötig. Konzentrieren Sie sich noch einmal für etwa eine Minute auf den Atem und lassen Sie die Ausatmung so lang werden, wie es sich noch gut anfühlt.

- Dann kehren Sie zur Bauchatmung zurück, so, wie es für Sie angenehm ist. Atmen Sie durch den Mund aus oder atmen Sie sowohl beim Ein- als auch beim Ausatmen durch die Nase. Praktizieren Sie dies mindestens eine Minute lang.

- Wenn Sie das Gefühl haben, dass die Übung abgeschlossen ist, praktizieren Sie weiter die Bauchatmung. Legen Sie die Handflächen über die Augen. Beenden Sie die Übung so wie alle vorherigen.

Meditation: Zum Beobachter werden

Nach dem Tagebuch und der Atemübung folgt eine Meditation in Achtsamkeit. Sie hilft Ihnen, bei dem zu verweilen, was Sie gerade geschrieben und verarbeitet haben. Sie können sie aber auch ohne die vorausgegangenen Übungen durchführen. In dieser Übung können Sie mit allem präsent sein und zu jenem Ort finden, der sichtbar wird, wenn wir innehalten und unsere Gedanken, Gefühle und körperlichen Empfindungen einfach nur beobachten. Beobachten Sie, statt zu reagieren und in Aktionismus zu verfallen.

- Suchen Sie sich einen sicheren Ort, an dem Sie ungestört sind. Setzen oder legen Sie sich hin, was immer Sie vorziehen. Achten Sie darauf, dass Sie frei durchatmen können. Lockern Sie nötigenfalls die Kleidung am Bauch.

- Schließen Sie die Augen und üben Sie ein paar Mal die Bauchatmung.

- Dann werden Sie für einige Minuten zum Beobachter. Beobachten Sie Ihre Gedanken. Schauen Sie Ihren Gefühlen zu. Registrieren Sie Ihre körperlichen Empfindungen. Sie sehen nur einfach zu, als liefe das alles auf einem Bildschirm vor Ihnen ab.

- Wenn Sie aufhören möchten, wenn Sie sich unwohl fühlen, wenn Geräusche Sie ablenken, beobachten Sie all diese Dinge. Es sind nur weitere Gedanken und Gefühle, denen Sie zuschauen können.

- Wenn Sie das Gefühl haben, dass das Beobachten zu einem Abschluss gekommen ist, praktizieren Sie einige Minuten lang die Bauchatmung.

Legen Sie die Handflächen über die Augen und beenden Sie die Übung wie alle vorhergehenden.

Tagebuch: Mit der nichtdominanten Hand schreiben

Mit der nichtdominanten Hand zu schreiben (also der, mit der wir üblicherweise nicht schreiben, außer wenn wir beidhändig sind) ist eine Technik, um den logischen, rationalen, denkenden Teil unseres Gehirns für eine Weile abzuschalten. So öffnet sich für uns der Zugang zu unseren Gefühlen und unserem intuitiven Selbst.

Hier noch einige Informationen zum Thema »Händigkeit«: Die Neurowissenschaft lehrt, dass viele Gehirnfunktionen lateralisiert sind. Das bedeutet, dass sie entweder von der rechten oder der linken Gehirnhälfte gesteuert werden. Und tatsächlich scheint auch die Händigkeit mit bestimmten Gehirnfunktionen einherzugehen. Linkshändigkeit scheint mit Kreativität, Vorstellungsvermögen und Intuition verbunden zu sein. Für alle Rechtshänder kann der Gebrauch der linken Hand also Kreativität, Vorstellungsvermögen und Intuition fördern. Bei Linkshändern scheinen beide Gehirnhälften effektiver zu arbeiten – zumindest weisen sie eine Balance der Gehirnfunktionen auf, die Rechtshänder nicht kennen.[63]

Für Rechtshänder ist das Schreiben, Zeichnen oder Kritzeln mit der linken Hand ein kraftvoller Prozess, bei dem sich buchstäblich Geist, Körper und Gehirn verändern. Zunächst einmal sorgt schon die Schwierigkeit, mit der nichtdominanten Hand zu schreiben, dafür, dass wir langsamer werden und mehr Präsenz entwickeln. Das Nervensystem schaltet um auf den Parasympathikus – jenes System also, das wir für Ruhe, Reparatur- und Verjüngungsprozesse brauchen. Und für unsere Heilung. Wir bekommen so Zugang zu Funktionen, die Linkshändern eher zur Verfügung stehen – Kreativität, Vorstellungsvermögen und Intuition –, wodurch im Gehirn neue Verbindungen und Pfade gelegt werden. Und diese Pfade werden später nicht wieder »verschüttet«.

Auch Linkshänder werden diese Schreibübung nützlich finden. Grundsätzlich verändert es das Gehirn, wenn wir unsere nichtdominante Hand gebrauchen. Auch hier entstehen neue neuronale Pfade. Und selbst Menschen, die beidhändig sind, machen bestimmte Dinge meist lieber mit der einen Hand als mit der anderen. Daher sollten Sie Ihre »Lieblingshand« bei der folgenden Übung nicht benutzen.

Diese Tagebuchübung besteht aus zwei Teilen. Im ersten Teil machen Sie sich nur mit Ihrer nichtdominanten Hand vertraut. Erst im zweiten Teil geht es konkret ans Schreiben.

- Suchen Sie sich einen ruhigen Ort, an dem Sie ungestört sind. Legen Sie unliniertes Papier und einen Stift bereit. Verwenden Sie möglichst große Papierbögen, je größer, desto besser. Unter DIN A4 sollten Sie nicht gehen. Und legen Sie sich ausreichend Papier bereit, denn Ihre Buchstaben werden vermutlich recht groß geraten.

- Bevor Sie zu schreiben beginnen, machen Sie ein oder zwei Minuten lang die Bauchatmung. Atmen Sie durch die Nase ein und aus.

- Dann nehmen Sie den Stift in die nichtdominante Hand. Halten Sie ihn so locker wie möglich. Entspannen Sie die Hand und die Finger und führen Sie den Stift übers Papier. Noch schreiben Sie keine Buchstaben oder Worte. Bewegen Sie einfach nur die Hand übers Papier. Lassen Sie alle Spannung aus Arm, Hand oder Fingern abfließen. Gewöhnen Sie sich daran, Ihre nichtdominante Hand zu benutzen.

- Kritzeln Sie ein paar Minuten lang. Bewegen Sie einfach den Stift übers Papier, und lassen Sie die Zeichen fließen, ohne abzusetzen. Kritzeln Sie die ganze Seite voll. Gönnen Sie sich den Spaß. Strengen Sie sich nicht an dabei. Es ist egal, wie es aussieht.

- Nun schließen Sie die Augen und schreiben, kritzeln und zeichnen weiter. Mit geschlossenen Augen sind Sie sofort freier. Sie kümmern sich nicht mehr um das, was auf dem Papier erscheint.

- Wenn Sie Anspannung im Arm, in der Hand oder den Fingern spüren, halten Sie kurz inne. Atmen Sie tief in den Bauch hinein. Dann lassen Sie den Stift wieder übers Papier gleiten und experimentieren beziehungsweise spielen so lange, wie Sie Lust haben.

- Wenn Sie den Eindruck haben, dass Zeit ist aufzuhören, üben Sie noch circa eine Minute die Bauchatmung.

- Wenn Sie das Gefühl haben, nun mit Ihrer nichtdominanten Hand arbeiten zu können, beginnen Sie mit Teil 2 der Übung. Doch zuvor nehmen Sie sich die Zeit, über die folgenden Fragen nachzudenken:

    - Wie fühlen Sie sich jetzt? In diesem Augenblick?

    - Was brauchen Sie jetzt? In diesem Augenblick?

- Nun halten Sie den Stift locker in Ihrer nichtdominanten Hand und beantworten beide Fragen. Schreiben Sie, was immer Ihnen in den Sinn kommt. Sieben Sie Ihre Antworten nicht aus. Achten Sie auf den ersten Gedanken, der sich meldet, und lassen Sie sich von ihm leiten.

- Sie müssen weder lesbar noch in Schönschrift schreiben – Buchstaben und Worte müssen nicht aussehen wie gedruckt. Sinnen Sie einfach über die Fragen nach. Lassen Sie die Antworten in sich aufsteigen und Hände und Finger sich entsprechend bewegen. Befreien Sie Ihre Art zu schreiben. Schreiben Sie große Buchstaben. Je größer, desto freier wird sich das Schreiben vollziehen.

- Wie immer bewerten Sie das Geschriebene nicht. Es gibt kein Sollen, kein Müssen, keine »richtigen« oder »falschen« Antworten.

- Zweck des Ganzen ist, dass Sie im Gebrauch Ihrer nichtdominanten Hand so frei wie möglich werden. Es geht darum, Ihre logischen, rationalen, denkenden Gehirnareale für eine Weile zu verlassen und Zugang zu Ihren Gefühlen und Ihrem intuitiven Selbst zu bekommen. Lassen Sie Ihre Hand übers Papier wandern – schreiben, zeichnen, kritzeln Sie.

- Wenn beim Schreiben neue Gefühle auftauchen, halten Sie sie schriftlich fest. Schreiben Sie alles auf, was Ihnen an Gedanken kommt.

- Wenn Sie möchten, können Sie auch probieren, wie es ist, mit geschlossenen Augen zu schreiben. Vielleicht macht Sie das noch freier.

- Wenn Sie das Gefühl haben, dass die Übungen für Sie beendet ist, legen Sie den Stift weg und praktizieren Sie kurz die Bauchatmung.

Überlegungen zur Übung

Ich bin Rechtshänderin. Als ich mir vor einigen Jahren mein rechtes Handgelenk brach, lernte ich, vieles mit der anderen Körperseite zu machen, auch das Schreiben. Anfangs war es sehr schwierig, ja, geradezu frustrierend. Aber mit der Zeit und mit einiger Übung konnte ich mit der linken Hand Zwiebeln hacken, Avocados aufschneiden, Schecks unterzeichnen, mir die Zähne putzen, mein Haar kämmen und waschen und es mit einem Haargummi aufbinden und vieles mehr. Ich habe mir nicht nur neue Fähigkeiten für meine linke Seite erobert, sondern musste dabei auch noch enorm präsent sein. Ich war also mehr oder weniger gezwungen, immer im Augenblick zu leben. Dieses Präsentsein im gegenwärtigen Moment aktiviert den Parasympathikus, der uns Ruhe und Heilung schenkt und Verjüngungs- und Reparaturprozesse anstößt. Das gebrochene Handgelenk war ein großartiger Lehrer für mich.

Wenn Sie diese Übung gemacht haben, sollten Sie hin und wieder mehr mit Ihrer nichtdominanten Hand machen als nur zu schreiben. Versuchen Sie, sie für Alltagstätigkeiten einzusetzen, fürs Zähneputzen, Türöffnen, Kämmen, mit der Computermaus hantieren, auf dem Handy scrollen und so weiter. Und beobachten Sie genau, was dabei in Ihnen vorgeht. Sind Sie präsenter? Kommen irgendwelche Gefühle auf? Oder Ideen? Beobachten Sie, was passiert.

Tagebuch: Kontakt zum inneren Kind

In Verbindung zum inneren Kind zu treten – zu jenem Teil, der Hilfe braucht, beziehungsweise der weiß, was Sie brauchen – ist ein weiterer kraftvoller Prozess, mit dessen Hilfe Sie Ihre Gefühle erkennen können. Kindheitserfahrungen hinterlassen in uns tiefe Eindrücke. Das innere Kind im Tagebuch zu ergründen ist eine Möglichkeit, diese Verbindung herzustellen, Kontakt aufzunehmen zu jenem grundlegenden Teil Ihrer Natur, der gerne spielt, sich frei und ungezwungen fühlt, unbeschwert von allen Vorschriften und Vorstellungen, wie das Leben aussehen sollte. Zu einem Teil von Ihnen, der möglicherweise vernachlässigt oder verletzt wurde. So können Sie herausfinden, was Sie als Erwachsener brauchen.

Bei dieser Tagebuchübung kommt ebenfalls Ihre nicht-dominante Hand ins Spiel. Mit ihr schreiben Sie nieder, wie Sie sich in der Kindheit gefühlt haben. In der frühen Kindheit, soweit Sie sich daran erinnern können, aber auch als Jugendlicher. Wenn es für Sie zu anstrengend wird, mit der nicht dominanten Hand zu schreiben, dann wechseln Sie zu Ihrer Schreibhand. Entspannen Sie aber vorher Hand und Finger, damit Sie frei drauflos schreiben können.

- Suchen Sie sich einen ruhigen Ort, an dem Sie ungestört sind. Legen Sie einen Stift bereit und große Bögen unliniertes Papier. Je größer, umso besser, aber mindestens DIN A4.

- Wie bei der vorherigen Übung fangen Sie mit der nicht dominanten Hand an: Halten Sie den Stift ganz locker. Entspannen Sie bewusst Hand und Finger. Machen Sie große Buchstaben. Je größer, umso freier vollzieht sich das Schreiben.

- Zuerst aber praktizieren Sie ein oder zwei Minuten lang Bauchatmung.

- Bevor Sie zu schreiben beginnen, lesen Sie sich die folgenden Fragen durch:

  - Was sind Ihre schönsten Kindheitserinnerungen? Was haben Sie gerne getan?

- Was, wenn dem so war, war an Ihrer Kindheit schwierig? Haben Sie sich vernachlässigt gefühlt? Haben Sie traurige, schmerzliche oder schwierige Erinnerungen?

- Gab es damals etwas, was Sie gebraucht hätten, aber nicht bekommen haben? Wenn ja, was? Das können materielle Dinge sein, emotionale Unterstützung oder was auch immer.

- Wenn Ihr inneres Kind Ihnen heute etwas sagen könnte, was wäre das wohl?

- Gibt es etwas, was Ihr inneres Kind immer noch braucht?

- Gibt es einen Ratschlag, den Ihr inneres Kind für Sie bereithält?

- Im nächsten Schritt beantworten Sie nun die Fragen der Reihe nach, und zwar in der ersten Person, also mit Ich-Sätzen. Schreiben Sie, was immer Ihnen einfällt. Achten Sie auf den ersten Gedanken, der sich herauskristallisiert, und folgen Sie ihm. Schreiben Sie alles nieder, was Ihnen durch den Kopf geht. Entweder in einem Wort oder einem ganzen Satz – was immer zu schreiben Sie drängt und was für Sie Sinn ergibt.

- Sie müssen nicht in Ihrer Sonntagsschrift schreiben. Buchstaben und Worte müssen nicht aussehen wie gedruckt. Denken Sie einfach über die Fragen nach. Lassen Sie die Antworten kommen und Hände und Finger darauf reagieren. Je freier Sie beim Schreiben sind, desto offener wird der Zugang zu Ihrem inneren Kind.

- Wie immer bewerten Sie das Geschriebene nicht. Es gibt nichts, was Sie sollten, keine »richtigen« oder »falschen« Antworten.

- Haben Sie das Gefühl, die Übung zu Ende gebracht zu haben, dann üben Sie für eine oder zwei Minuten die Bauchatmung.

Tagebuch: Kontakt zum höheren Selbst

Ihr höheres Selbst ist jener Teil von Ihnen, der über ein erleuchtetes Verständnis, über Weisheit verfügt. Es ist Ihr innerer Guru. Jener Part, aus dem die kreativen, fantasievollen und intuitiven Lösungen aufsteigen. Tagebuch über das höhere Selbst zu führen ist ein Weg, den Kontakt zu diesem inneren Guru herzustellen. Mit dieser Technik können Sie Klarheit, Einsicht und Lösungen für alles finden, was Sie im Moment als schwierig empfinden. Schreiben Sie auch hier mit der nichtdominanten Hand. Das ist ein kraftvoller Weg, Zugang zu dieser inneren Weisheit zu finden. Wenn Ihnen das allerdings zu schwerfällt, nehmen Sie Ihre Schreibhand, aber lassen Sie Ihre Gedanken frei aufs Papier fließen.

- Suchen Sie sich einen ruhigen Ort, an dem Sie ungestört sein können. Legen Sie einen Stift bereit und große Bögen unliniertes Papier, mindestens Format DIN A4.

- Wie bei der vorherigen Übung verwenden Sie Ihre nichtdominante Hand: Halten Sie den Stift ganz locker. Entspannen Sie Hand und Finger. Schreiben Sie in großen Lettern. Je größer, desto freier vollzieht sich das Schreiben.

- Zuerst aber praktizieren Sie ein oder zwei Minuten lang die Bauchatmung.

- Bevor Sie zu schreiben beginnen, überlegen Sie, was Sie zu folgenden Fragen zu sagen haben:

  - Was ist mein Lebenssinn? Wozu bin ich hier?

  - Was läuft gerade in meinem Leben ab, was ich schwierig finde? Machen Sie eine Liste. Halten Sie alles fest, was Ihnen in den Sinn kommt.

  - Dann lesen Sie sich diese Liste durch und beantworten zu jeder Frage folgende vier Zusatzfragen: Was habe ich an dieser Situation zu verstehen? Was lehrt sie mich? Wie kann ich dieses Problem lösen? Gibt es noch etwas, was ich wissen sollte?

- Gibt es etwas, was ich über das momentane Geschehen wissen sollte? Was ich tun sollte?

- Dann antworten Sie schriftlich der Reihe nach auf die Fragen. Schreiben Sie, was immer Ihnen in den Sinn kommt. Achten Sie auf den ersten Gedanken, den Sie haben, und lassen Sie sich von ihm leiten.

- Je freier Sie schreiben können, desto stärker ist der Zugang zu Ihrem inneren Lehrer.

- Wie immer bewerten Sie das Geschriebene nicht. Es gibt kein Müssen, kein Sollen, kein Richtig, kein Falsch.

- Wie bei allen Übungen mit der nichtdominanten Hand ist das Ziel, so frei wie möglich zu schreiben und dabei über die logischen, rationalen und denkenden Areale des Gehirns hinauszugehen. Um Zugang zum höheren Selbst zu erhalten, jenem Teil Ihrer selbst, der Ihnen Klarheit, Einsicht und Lösungen eingibt.

- Wenn Sie möchten, können Sie auch versuchen, mit geschlossenen Augen zu schreiben. Das kann den Schreibfluss noch freier machen.

- Wenn Sie das Gefühl haben, dass keine neuen Informationen mehr kommen, üben Sie kurz die Bauchatmung.

Überlegungen zu den Übungen

Sich mithilfe des Tagebuches dem inneren Kind und dem höheren Selbst zu nähern, hat für unsere emotionale Heilung einen hohen Stellenwert. Kontakt zu jenem Teil Ihrer selbst aufzunehmen, der kindlich ist, der vielleicht verletzt wurde, der mehr spielerische Elemente braucht oder irgendwelche anderen Dinge – das setzt gebundene Energie frei. Es bringt Sie in Fluss, sodass Sie eintauchen können in diese Leichtigkeit. Tagebuch zu schreiben kann all das ermöglichen.

Wenn Sie Ihr höheres Selbst anrufen – jenen Teil Ihrer selbst, der weise und allwissend ist, der alle Antworten kennt –, können Sie jene Gedanken und Gefühle verändern, die Sie behindern.

Ein Vorschlag: Nehmen Sie zuerst Kontakt zum inneren Kind auf, bevor Sie sich dem höheren Selbst zuwenden. Hören Sie diesem Kind zu, nehmen sie seine Gefühle wahr. Machen Sie zu diesem Zweck von allen Instrumenten Absoluter Gesundheit Gebrauch, die Ihnen dafür nützlich erscheinen. Danach wird es Ihnen leichterfallen, Zugang zum höheren Selbst, zur inneren Weisheit zu finden.

Dabei verändern Sie die Verschaltung Ihres Gehirns, wie das bei allen Übungen zur Absoluten Gesundheit der Fall ist. Die neuronalen Pfade und Verbindungen werden neu gelegt. Und diese Veränderungen können bestehen bleiben. Je öfter Sie üben, desto leichter wird Ihnen der Zugang fallen. Desto müheloser sind Kreativität, Vorstellungskraft, Intuition und Weisheit für Sie verfügbar. Umso selbstverständlicher können Sie Verständnis und Mitgefühl für sich selbst aufbringen. Umso einfacher tauchen Sie ein in den inneren Frieden.

Probieren Sie alle diese Übungen immer wieder mal aus. Richten Sie den Blick nach innen. Finden Sie heraus, was Sie wirklich empfinden. Was Sie brauchen. Was Ihnen Ihre innere Weisheit sagen will.

Wenn Sie heilen wollen, was in Ihrem Leben geschieht, müssen Sie auch Ihre Gefühle heilen. Und dabei geht es nicht darum, Gefühle loszuwerden. Nein. Vielmehr verändern wir unsere Beziehung zu ihnen durch emotionale Heilung. Der Weg dorthin heißt Präsenz. Wir sind mit unseren Gefühlen präsent, öffnen ihnen die Tür und lassen sie ein. Das ist unser Weg zum Frieden, zur Absoluten Gesundheit und zum Wohlbefinden.

Kapitel 6

WUT

Der Dalai Lama wurde einmal gefragt, ob er denn jemals wütend werde. Er lachte und meinte, selbstverständlich werde er wütend. Er sei schließlich auch nur ein Mensch. Dann erklärte er, dass mit uns etwas nicht stimmen würde, wenn wir niemals wütend würden. Tatsächlich sei Wut eine ausgesprochen produktive Emotion.[64]

Wir pappen manchen Gefühlen einfach das Etikett »negativ« auf. Und Wut gilt als ausgesprochen negatives Gefühl. Vor allem bei Frauen.

Aber es gibt keine negativen Emotionen. Es ist nichts falsch daran, wenn man Wut empfindet. Keines der Gefühle, die wir haben, ist falsch. Wenn etwas Probleme verursacht, dann die Tatsache, dass wir Gefühle nicht anerkennen, nicht zulassen, nicht akzeptieren, ohne sie zu bewerten. Wir können diese Gefühle nur dann verändern, wenn wir offen für sie sind und sie annehmen, ohne über sie zu urteilen.

Wut war für mich immer ein Thema. Ob ich sie nun »rausließ« oder unterdrückte und sie in mein Fleisch einbrannte. Oder ob ich sie auf eine Weise ausdrückte, die mir nicht förderlich war. Häufig aber war sie tatsächlich sehr produktiv – sie spornte mich an, gab mir Energie für meine Arbeit. Vor allem dann, wenn ich etwas verändern wollte, was ich für eine himmelschreiende Ungerechtigkeit hielt.

Als ich an diesem Kapitel arbeitete, ergab sich ein Problem, das mich wütend machte. Die Energie dieser Wut trug mich durch meine Arbeit. Die Wut wirkte positiv: Ich war produktiv, schaffte vieles. Aber friedvoll war dieses Erleben nicht. Ich war hektisch und konfus. Als ich las, was ich geschrieben hatte, fühlte sich auch der Text so an – er spiegelte wider, was ich empfand.

Als die Wut aufloderte, tat ich nichts, um sie abzukühlen oder zu verändern. Am Ende dann aber doch. Als ich innehielt, um bei meinen Gefühlen zu verweilen – nachzudenken, meine Emotionen im Körper zu spüren, darüber Tagebuch zu führen, der Wut nachzugehen –, kühlte sich mein Ärger ab. Dann machte ich die Übung zur Vergebung, die Sie weiter unten finden werden. Ich ließ den getriebenen, aufgeregten Zustand hinter mir und ging darüber hinaus zur inneren Ausgeglichenheit und Leichtigkeit. Danach konnte ich an meinen Computer zurückkehren, und was ich schrieb, kam aus dieser inneren Ruhe.

Instrumente Absoluter Gesundheit für die Heilung von Wut

Es kann sein, dass wir die Wut tief in uns vergraben haben, ohne es zu wissen. Manchmal aber ist die Wut auch voll präsent. Die folgenden vier Übungen werden Ihnen helfen, Zugang zu Ihrer Wut zu finden, mit ihr präsent zu sein und allen Gefühlen nachzugehen, die sich hinter dieser Wut verbergen mögen. Diese vier Übungen sollten Sie nacheinander machen, entweder in zeitlicher Nähe oder auf mehrere Tage aufgeteilt. Was immer für Sie am besten ist.

Sie beginnen mit dem Tagebuchschreiben. Diese Übung ist wieder zweigeteilt und soll Sie in Kontakt mit Ihrer Wut bringen, egal, ob sie verschüttet oder präsent ist. Daran schließt sich eine Spiegelübung an, bei der Sie Ihre Gefühle laut zu einem Zwiegespräch willkommen heißen. Es folgt eine weitere Tagebuchübung, bei der Sie der Wurzel Ihres Ärgers nachgehen. Denn die Wut kann auch ein Schutzmantel sein, hinter dem sich Angst, Trauer oder andere Gefühle verbergen. Den Abschluss bildet eine Übung zum Somatic Experiencing, bei der Sie die Wut im Körper orten und fühlend mit ihr präsent sind.

Tagebuch: Wut aufspüren

Bei dieser zweiteiligen Übung machen Sie zuerst eine Liste, die Sie für die folgenden Übungen brauchen.

- Suchen Sie sich einen ruhigen Ort, an dem Sie nicht gestört werden können. Legen Sie Stift und Papier bereit, auch wenn Sie sonst nur noch am Computer schreiben.

- Lesen Sie sich zuerst die Anleitung durch. Dann erstellen Sie eine Liste von allen Menschen und allen Vorkommnissen, über die Sie sich ärgern oder geärgert haben. So ausführlich wie möglich. Lassen Sie nichts weg.

- Denken Sie an Ihre Kindheit zurück, an Gefühle der Wut gegenüber Ihren Eltern, Geschwistern oder Freunden. Gehen Sie andere enge Beziehungen durch, zum Partner, zu den Kindern, anderen Angehörigen, guten Freunden oder Kollegen.

- Dann überlegen Sie, welche Institutionen, politischen Aktionen oder sozialen Gegebenheiten Sie verärgern. Alles, was Sie je in Rage gebracht hat.

- Bevor Sie mit der eigentlichen Übung beginnen, ist Ihnen vielleicht nicht bewusst, dass Sie diese Gefühle der Wut mit sich herumtragen. Aber wenn Sie wütend werden, sobald Sie an bestimmte Menschen oder Umstände denken, dann heißt das, dass das Gefühl auf der Schwingungsebene noch da ist und dass Sie es im Körper halten.

- Wie immer halten Sie sich mit Bewertungen zurück. Es gibt kein Sollen, kein Müssen. Alle Gefühle, gleichgültig welche, gleichgültig, wie unangenehm, sind normale und natürliche Aspekte Ihres Menschseins.

- Sobald Sie das Gefühl haben, dass Ihre Liste vollständig ist, halten Sie kurz inne und üben Sie für etwa eine Minute die Bauchatmung.

- Im zweiten Teil der Übung gehen Sie Ihrer Wut weiter nach. Nehmen Sie sich jeden Punkt Ihrer Liste einzeln vor und fragen Sie sich: »Warum macht mich das wütend?« Lassen Sie Ihre Antworten ungefiltert auf das Papier strömen. Erklären Sie die Umstände näher. Tun Sie das so detailliert wie möglich.

- Schreiben Sie auf, was Ihnen als Erstes einfällt. Grammatik, Rechtschreibung, Interpunktion und Stil interessieren hier nicht. Je weniger Sie in den Schreibfluss eingreifen, desto direkteren Kontakt haben Sie zu Ihren Gefühlen.

- Wenn sie nicht sicher sind, was Sie als Nächstes schreiben sollen, wenn Sie keine Lust mehr haben, dann schreiben Sie auch das auf. Was immer Ihnen einfällt, lassen Sie auf das Papier fließen. So bleiben Sie im Fluss mit Ihren Gefühlen.

- Bewerten Sie das Geschriebene nicht. Es gibt keine Vorschriften oder »richtige« beziehungsweise »falsche« Antworten.

- Wenn Sie jeden Punkt auf Ihrer Liste abgearbeitet haben und sich das Gefühl einstellt, dass nichts mehr nachkommt, praktizieren Sie wieder einige Minuten lang die Bauchatmung. Legen Sie die Handflächen sachte über die Augen und beenden Sie die Übung wie die vorherigen.

Spiegelarbeit: Dem Ärger eine Stimme geben

- Suchen Sie sich einen Ort, an dem Sie sich sicher fühlen und nicht gestört werden. Setzen oder legen Sie sich hin, was immer Sie bequemer finden.

- Nehmen Sie einen Handspiegel und halten Sie ihn mit Ihrer nichtdominanten Hand. Während der gesamten Übung schauen Sie Ihrem Spiegelbild in die Augen. Weichen Sie Ihrem Blick nicht aus.

- Vor der eigentlichen Übung machen Sie eine Minute lang die Bauchatmung, damit Sie »herunterkommen« und sich auf die Übung einlassen können.

- Nun nehmen Sie die Liste zur Hand, die Sie zuvor erstellt haben. Konzentrieren Sie sich auf einen Punkt, der Sie besonders ärgert – was immer momentan ganz im Vordergrund steht, was immer die stärkste Wut in Ihnen auslöst.

- Dann reden Sie mit dem Spiegel. Sagen Sie, was Sie fühlen. Buchstäblich alles, was Ihnen durch den Kopf geht und was Sie belastet. Beschreiben Sie die Umstände, die Situation, die Person, und teilen Sie dem Spiegel Ihre Gefühle mit.

- Ist es eine Person, die diese Wut auslöst, dann stellen Sie sich vor, Sie blickten ihr direkt in die Augen. Sagen Sie Ihr, wie es Ihnen geht.

- Wenn Sie das Gefühl haben, alles gesagt zu haben, legen Sie den Spiegel weg. Üben Sie die Bauchatmung und bedecken Sie mit den Handflächen die Augen wie in den vorherigen Übungen.

Tagebuch: Andere Emotionen freilegen

Auch hier verwenden Sie die Liste aus der ersten Übung. Nun versuchen Sie herauszufinden, was möglicherweise hinter dieser Wut steckt, welches Gefühl oder welche Gefühle die Wut überdeckt, sodass Sie sie nicht spüren müssen.

- Suchen Sie sich einen ruhigen Ort, an dem Sie ungestört sind. Legen Sie Papier und Stift bereit.

- Üben Sie eine oder zwei Minuten lang die Bauchatmung.

- Dann beantworten Sie für jeden einzelnen Punkt auf der Liste die Frage: »Wie habe ich mich dabei gefühlt?«

- Das wirkt auf den ersten Blick banal. Natürlich waren Sie wütend. Aber was war außer dem Ärger noch da? Welche anderen Gefühle stellten sich ein? Häufig ist Ärger nur der Schutzmantel, der andere Gefühle maskiert. Vielleicht haben Sie sich ja z. B. missverstanden gefühlt, verletzt, ängstlich oder besorgt.

- Schreiben Sie auf, was immer Ihnen in den Sinn kommt. Lassen Sie den Stift übers Papier sausen. Grammatik, Rechtschreibung, Interpunktion oder Schönschrift bleiben außen vor. Je freier Ihr Schreibfluss, desto klarer zeigen sich die Gefühle, die sich hinter der Wut verbergen.

- Wenn Sie nicht wissen, was Sie noch schreiben sollen, dann halten Sie das fest – alles, was Ihnen im Moment durch den Kopf geht. So bleiben Sie im Fluss der Gefühle.

- Wie immer bewerten Sie auch hier das Geschriebene nicht. Es gibt keine Vorschriften, keine »richtigen« oder »falschen« Antworten.

- Wenn die Übung für Sie abgeschlossen ist und Sie jeden Punkt auf Ihrer Liste abgearbeitet haben, praktizieren Sie einige Minuten lang die Bauchatmung. Legen Sie sachte die Handflächen über die Augen und beenden Sie die Übung wie alle vorherigen.

Somatic Experiencing: Mit der Wut sein

Bei dieser Übung werden Sie der Wut im Körper nachspüren. Auf diese Weise sind Sie sehr präsent mit ihr, sodass sie sich verändern kann.

- Suchen Sie sich einen ruhigen Ort, an dem Sie sich sicher fühlen und an dem Sie nicht gestört werden. Setzen oder legen Sie sich hin, was immer Ihnen lieber ist. Achten Sie darauf, dass Sie frei durchatmen können. Wenn nötig, lockern Sie die Kleidung am Bauch.

- Schließen Sie die Augen und üben Sie einige Minuten lang die Bauchatmung. Konzentrieren Sie sich auf den Atem, auf die Atemluft, die Sie an den Nasenlöchern spüren.

- Denken Sie an die Liste aus der ersten Übung. Konzentrieren Sie sich auf einen Punkt, ob es nun um eine bestimmte Person, ein Ereignis oder eine soziale Situation geht – was immer bei Ihnen die stärkste Reaktion auslöst.

- Stellen Sie sich vor, wie all die Gedanken und Gefühle, die Sie bei diesem Punkt empfinden, den Raum hinter Ihrer Stirn füllen. Keine Sorge, Sie fühlen sich danach nicht schlechter. Das ist einfach nur ein Schritt in diesem Prozess, bei dem Sie Ihre Gefühle wahrzunehmen lernen.

- Dann lenken Sie Ihre Aufmerksamkeit wieder auf den Atem. Spüren Sie im Körper nach, wo Sie diese Gedanken und Gefühle orten können. Lassen Sie sich dazu tief in Ihren Körper sinken.

- Sie können die Emotionen als Bewusstsein spüren, als Sinneswahrnehmung oder als körperliche Empfindung. Sie können sich an einer Stelle bemerkbar machen oder an mehreren. Viele Menschen spüren Ärger im Nacken oder im Kieferbereich. Vielleicht lässt sich bei Ihnen auch kein eindeutiger Punkt ausmachen und Sie spüren diese Emotionen im gesamten Körper. Was immer Sie empfinden, ist für Sie richtig.

- Wenn Sie die Gefühle orten können, atmen Sie in diese Stelle oder diese Stellen hinein. Wenn es sich um ein allgemeines Gefühl handelt, lassen Sie den Atem den ganzen Körper durchströmen. Atmen Sie mehrere Minuten lang ganz bewusst, ohne zu versuchen, das körperliche Gewahrsein, die Empfindungen zu vertreiben. Sie verweilen einfach dabei.

- Wenn Sie das Gefühl haben, dass dieser Teil der Übung an sein Ende gekommen ist, dann praktizieren Sie einige Minuten lang die Bauchatmung. Wenn Sie danach in Ihren Alltag zurückkehren wollen, tun Sie das langsam und ruhig. Oder Sie ruhen sich nach der Übung ein wenig aus. Sie kann nämlich tiefe Veränderungen auslösen, die durch Ruhe intensiviert werden.

Überlegungen zu den Übungen

Diese vier Übungen helfen Ihnen hoffentlich, Ihren Ärger aufzuspüren und ihn gründlich zu durchleuchten. Die Tagebucheintragungen stellen eine Möglichkeit zum Innehalten dar. Sie können nach innen horchen und die ganze Bandbreite Ihrer Gefühle zulassen. Manchmal genügt das schlichte Zulassen schon, um sie zu ändern. Wenn Sie hingegen den Eindruck haben, immer noch in diesen Gefühlen festzustecken, dann hilft Ihnen das Somatic Experiencing weiter. Sie gehen dabei mit dem Gewahrsein tief in den Körper hinein.

Falls Sie Wut für etwas Inakzeptables halten, hilft Ihnen die Spiegelarbeit, diese Gefühle auszudrücken, selbst wenn Sie gerade keinerlei Ärger verspüren. Sie können alle vier Übungen beliebig kombinieren, um Ihre Gefühle offenzulegen, mit ihnen in Kontakt zu treten und sie zu erforschen. Das allein kann schon helfen, sie loszulassen.

Doch eines möchte ich Ihnen noch mit auf den Weg geben: Erwarten Sie nicht, von sogenannten »schwierigen« Gefühlen, angefangen bei Wut und Ärger, je ganz frei zu werden. Gefühle sind Dauergäste, sie kommen und gehen. Während die einen verblassen, leuchten die nächsten auf. Wir sollten uns für alle Gefühle öffnen. Gerade die Wut ist – vor allem, wenn sie sich aufgestaut hat und wir sie tief in uns vergraben haben – eine Emotion, die wir würdigen sollten. Sie kann ein Zeichen dafür sein, dass wir etwas nicht bekommen, was wir unbedingt brauchen. Unter dem Schutzmantel der Wut verstecken sich häufig tiefere Gefühle, die Aufmerksamkeit erfordern.

Als ich selbst beim Schreiben dieses Kapitels meiner Wut nachspürte, kam etwas anderes zum Vorschein, nachdem ich diese Übungen gemacht hatte: Gefühle von Wertlosigkeit, Angst und Trauer. Mit den Emotionen von Angst und Trauer werden wir im Folgenden arbeiten.

Wut und Vergebung

Mitte der 1960er-Jahre beschloss ein Chirurg namens Dabney Ewin in New Orleans, Patienten zu behandeln, die Verbrennungen erlitten hatten. Ewin war zu seiner Zeit ein Pionier, da er schon sehr früh auf Hypnose setzte. Er machte die Feststellung, dass seine Patienten sich schneller erholten, wenn er ihnen in der Hypnose »Gelassenheit und Ruhe« suggerierte. Ihm war aufgefallen, dass viele von ihnen extrem wütend waren. Er beschrieb sie als »innerlich lodernd«. Also fing er an, mit seinen Patienten über Wut und Vergebung zu reden. Wer seinen Ärger loslassen und auch vergeben konnte, erholte sich schneller und hatte weniger Komplikationen.[65]

Ein außerordentlicher Fall war der eines Metallarbeiters, der so schwere Verbrennungen hatte, dass er mehrere Hauttransplantationen brauchen würde. Darüber hinaus würden mehrere Amputationen unvermeidlich sein. Der Mann arbeitete mit seiner Wut, gelangte zur Vergebung und war nach achtzehn Tagen vollständig geheilt. Üblicherweise nimmt eine solcher Heilungsprozess mehrere Monate in Anspruch.

Vergebung ist also starke Medizin – eine Erkenntnis, die auch die uralten Weisheitslehren vermitteln. Und die von der modernen Wissenschaft gestützt wird. Für den Zusammenhang zwischen emotionaler Heilung und Vergebung gibt es eine ganze Reihe wissenschaftlicher Belege. So kam es zum Beispiel zu einem verbesserten Blutfluss bei Menschen mit koronarer Herzkrankheit, zu einer Stärkung des Herzens, weniger Ängsten und Depressionen, zu einem aktiveren Immunsystem, besserem Schlaf und weniger Asthmaanfällen. Sogar Warzen verschwanden schließlich. Vergebung half Menschen mit posttraumatischer Belastungsstörung und steigerte bei Menschen mit diagnostizierter Schizophrenie die geistige und emotionale Gesundheit. Und das sind nur ein paar der positiven Effekte.[66]

Und selbst das Gehirn verändert sich. Funktionelle MRT-Aufnahmen zeigen, dass Vergebung sowohl die Gehirnstruktur als auch deren Funktion verändert.[67] Menschen, die vergeben konnten, zeigten eine erhöhte Aktivität in jener Gehirnregion, die mit emotionaler Regulierung und Empathie zu tun hat; unter anderem im präfrontalen Cortex. Dort hat das sogenannte Zeugenbewusstsein seinen Sitz, mit dem Sie Emotionen, Vernunft und Klarheit wahrnehmen. Anders ausgedrückt: Im Gehirn von Menschen, die bereit sind zu vergeben, geht es glücklicher, gesünder und friedlicher zu.

Interessant an diesen Forschungsarbeiten ist vor allem, dass die jeweiligen Vergebungstechniken sich zuerst mit dem Ärger auseinandersetzten. Denn die eigene Wut zu erforschen, sie offenzulegen, wenn sie verdrängt ist, und sie zuzulassen und zu würdigen, das ist der erste Schritt zur Vergebung.

Vergebung ist Ihre Arznei

Wenn Sie wütend oder verletzt sind, wenn Sie das Gefühl haben, dass niemand Sie achtet, wenn Sie sich als Opfer fühlen – dann ist Vergebung für Sie die richtige Medizin. Das gilt ohnehin für jede Art von Gefühl. Wenn sich irgendetwas in Ihrem Körper tut – ein Symptom, ein Unwohlsein, eine Krankheit mit medizinischem Namen –, dann ist Vergebung die richtige Medizin.

Eine Patientin namens Lorraine, die schon weit in den Achtzigern war und zu ihren Kindern seit Jahren keinen Kontakt hatte, sagte mir einmal, dass wir niemals Opfer seien. Sondern immer Freiwillige. Lorraine war alleinerziehende Mutter. Nach einer schlimmen Scheidung kümmerte sie sich allein um die Kinder. Sie war ihnen Mutter und Vater zugleich. Dabei war sie sehr streng zu den Kindern, was ihr diese nie vergaben. Das machte sie wütend. Und sie hatte schon viele Jahre das Gefühl, ungerecht behandelt zu werden.

Aber sie war auch eine fortschrittliche Frau und interessierte sich sehr für Heiltraditionen außerhalb der konventionellen Medizin. Sie erzählte mir von einer Technik namens *Ho'oponopono*, die sie von einem Schamanen erlernt hatte. Dieses Vergebungsritual ist von indigenen Heilern auf Hawaii entwickelt worden. Es handelt sich um eine mehrstufige Übung, bei der man zuerst seine Wut und Verletztheit erforscht. Man lässt diese Gefühle ohne jede Bewertung zu, um sie zu heilen und über sie hinauszugehen. Dann, und nur dann, können Sie mehr und mehr vergeben, indem Sie Mitgefühl und Liebe für andere Menschen entwickeln.

Mittlerweile wurde das Ho'oponopono von konventionellen Heilern übernommen, die es eher als Gebet betrachten – eine Art Mantra-Meditation, bei der das Gebet ständig wiederholt wird. Das Gebet lautet: »Ich liebe dich. Es tut mir leid. Bitte vergib mir. Danke.«

Als Lorraine dieses Gebet in ihr tägliches Leben integrierte, veränderte sich dieses vollkommen. Ihre Gesundheit verbesserte sich. Ihre Gastritis heilte ab. Ihre Verstopfung verschwand. Ihre Gelenkschmerzen ließen nach. Und ihre Beziehung zu ihren Kindern veränderte sich. Sie traten wieder in ihr Leben.

Sie hörte auf, sich als Opfer zu sehen und ihren Kindern die Schuld zu geben, weil sie ihr nicht verzeihen wollten. Sie war nicht mehr länger Geisel ihrer Emotionen, Gefangene ihres Ärgers und ihrer seelischen Wunden. Ihr wurde klar, dass sie sich diese Rolle selbst zugeteilt hatte. Sie hatte sich dafür entschieden. Als sie sich von ihrer Opfermentalität verabschiedete, als sie sich zu ihrer Wut und ihrer Verletztheit bekannte, konnte sie nach und nach vergeben. Durch Vergebung fand sie Heilung. Vergebung war ihre Wundsalbe.

Leider stellt sich Vergebung nicht immer so leicht ein. Sie ist auch ein mehrstufiger Prozess. Wenn wir verletzt sind und wütend auf andere, fällt es uns schwer, Mitgefühl und Vergebung für sie zu empfinden. Daher müssen wir zuerst unsere Gefühle von Ärger, Verletztheit oder was auch immer zulassen. Wenn wir diese Gefühle nicht erforschen, stecken sie weiter in uns fest, in unserem Körper.

Aber Ho'oponopono lehrt uns genauso wie die moderne Wissenschaft, dass sich Vergebung mühelos einstellt, wenn wir unsere Gefühle würdigen.

Instrumente Absoluter Gesundheit für die Praxis der Vergebung

Mit folgender zweistufiger Übung können Sie durch Gefühle von Groll und Ähnlichem hindurchgehen und den Ort der Vergebung erreichen. Doch Sie sollten diese Übung erst machen, nachdem Sie die vier Übungen zur Erforschung Ihrer Wut absolviert haben. Denn Ärger kann heftig an der Oberfläche brodeln, er kann aber auch im Innersten und Verborgenen schwelen. Wo auch immer er sitzt, Sie müssen mit ihm in Kontakt treten, ihn erkunden und durch ihn hindurchgehen, bevor Sie an Vergebung auch nur denken können.

Der erste Schritt der Vergebung ist eine geführte Meditation, bei der Sie sich mit der Person auseinandersetzen, die Sie als Verursacher Ihrer Wut wahrnehmen. Die zweite Meditation kombiniert Atmung und Somatic Experiencing, während Sie Mitgefühl für sich selbst und Ihr Gegenüber entwickeln.

Meditation: Der Stein des Anstoßes

- Suchen Sie sich einen Ort, an dem Sie sich wohl- und sicher fühlen und an dem Sie nicht gestört werden. Setzen oder legen Sie sich hin, was auch immer Ihnen lieber ist. Achten Sie darauf, dass Sie frei atmen können. Vielleicht müssen Sie Ihre Kleidung am Bauch etwas lockern.

- Schließen Sie die Augen und praktizieren Sie einige Minuten lang die Bauchatmung.

- Nun stellen Sie sich die Person vor, an der sich Ihr Ärger und Ihre Verletztheit entzünden. Und denken Sie über folgende Dinge nach:

    - Dieser Mensch ist für Ihre Gefühle nicht verantwortlich. Das sind Sie selbst.

    - Dieser Mensch leidet vielleicht selbst.

    - Dieser Mensch durchleidet vielleicht tiefe emotionale Verletzungen, die ihm nicht bewusst sind.

- Verweilen Sie bei dem, was kommt, wenn Sie über diese Dinge nachdenken. Beobachten Sie Ihre Gedanken und Gefühle, ohne sie zu bewerten. Bleiben Sie eine Weile bei diesen Betrachtungen.

- Wenn Sie das Gefühl haben, dass diese Kontemplation abgeschlossen ist, legen Sie sachte die Handflächen über die Augen. Konzentrieren Sie sich einige Minuten lang auf Ihre Atmung. Dann schlagen Sie die Augen auf und atmen weiter, während die Hände immer noch Ihre Augen bedecken. Danach legen Sie die Hände so ab, wie es Ihnen bequem ist.

Meditation: Entwickeln Sie Mitgefühl

In diesem Teil geht es um eine geführte Herzmeditation, die ins Somatic Experiencing überleitet. Sie können diese Meditation unmittelbar im Anschluss an die vorige oder auch zu einem späteren Zeitpunkt machen. Zu Beginn entwickeln Sie Liebe, Güte und Mitgefühl für sich selbst, danach übertragen Sie diese Gefühle auf andere Menschen.

- Suchen Sie sich einen ruhigen Ort, an dem Sie sich sicher und geborgen fühlen und ungestört sind. Setzen oder legen Sie sich hin, was auch immer Ihnen am angenehmsten ist. Stellen Sie sicher, dass Sie unbehindert atmen können. Nötigenfalls lockern Sie die Kleidung am Bauch.

- Schließen Sie die Augen und konzentrieren Sie sich einige Minuten lang auf den Atem. Folgen Sie dem Atemfluss, wie er durch Ihre Nasenlöcher ein- und ausströmt. Beim Einatmen wölbt sich der Bauch sachte nach außen, beim Ausatmen sinkt er zurück.

- Konzentrieren Sie sich nun auf das Herzzentrum. Praktizieren Sie weiter die Bauchatmung, aber stellen Sie sich vor, Sie würden durch das Herzzentrum aus- und einatmen. Machen Sie dies ungefähr eine Minute lang.

- Nun stellen Sie sich vor, dass im Herzzentrum ein Bild von Ihnen ruht. Mindestens eine Minute lang halten Sie dieses Bild von sich fest, während Sie weiter durch das Herzzentrum aus- und einatmen.

- Sie bleiben bei dem Bild und schicken ihm nun Liebe, Güte und Mitgefühl. Tun Sie dies mehrere Minuten lang.

- Wenn sich das für Sie schwierig anfühlt, dann denken Sie an die Liebe, die Güte und das Mitgefühl, die Sie für Ihren Partner, eine gute Freundin oder Ihr Haustier empfinden. Die gleichen Gefühle senden Sie nun dem Bild von sich in Ihrem Herzen.

- Dann verweilen Sie dabei, wie sich das körperlich anfühlt – im Herzzentrum und im übrigen Körper, wo immer Ihre Aufmerksamkeit Sie auch hinführt.

- Wenn Sie bereit sind, ziehen Sie die Aufmerksamkeit von sich ab und lenken sie auf die Person, die Sie als Ursache Ihrer Wut oder Ihres Schmerzes wahrnehmen. Stellen Sie sich ein Bild dieser Person in Ihrem Herzen vor.

- Sie halten die Augen weiterhin geschlossen und lenken die Atmung in das Herzzentrum hinein und wieder heraus, während Sie diese Person visualisieren. Machen Sie dies einige Minuten lang.

- Sollte es Ihnen schwerfallen, sich ein Bild dieser Person in Ihrem Herzen vorzustellen, oder sollten Gefühle von Wut und Schmerz aufkommen, dann brechen Sie die Meditation am besten an diesem Punkt ab. Kehren Sie zu den Wut-Übungen zurück, und machen Sie diejenigen, die Sie im Moment besonders anziehen.

- Gelingt es Ihnen jedoch, ein Bild dieser Person im Herzzentrum zu visualisieren, dann schicken Sie Ihr Liebe, Güte und Mitgefühl. Tun Sie das mehrere Minuten lang.

- Seien Sie präsent mit dem, wie sich das in Ihrem Körper anfühlt, in Ihrem Herzzentrum und im übrigen Körper, wo auch immer Ihre Aufmerksamkeit Sie hinführt.

- Wenn Sie das Gefühl haben, dass dieser Teil der Übung abgeschlossen ist, dann praktizieren Sie noch ein paar Minuten lang die Bauchatmung. Legen Sie die Handflächen über die Augen und beenden Sie die Übung so wie die vorherigen.

Überlegungen zur Übung

Der Balsam der Vergebung ist starke Medizin. Wir müssen ihn vielleicht des Öfteren auftragen. Wenn wir hart zu uns selbst sind, dann brauchen wir Vergebung für unser Selbst. Das trifft auf viele Menschen zu, mich eingeschlossen. Viele Menschen haben das Gefühl, nichts zu taugen, nicht gut genug zu sein. Wir glauben, wir müssten beweisen, dass wir einen Wert haben. Das Sollen bestimmt unser ganzes Leben. Ich kenne das. Und manchmal bin ich heute noch so drauf.

Wenn wir unbarmherzig mit uns selbst umspringen und uns unwert fühlen, dann wirkt sich das sofort aus, wie bei allen anderen Gefühlen und Gedanken, die wir mit uns herumtragen. Stress im Geist, Stress im Körper. Wenn wir das hinter uns lassen und stattdessen Selbstliebe, Selbstmitgefühl und Selbstverständnis entwickeln, dann kehren wir heim an den Ort der Leichtigkeit und des Gleichgewichts. Dann springt das parasympathische System an, und Ruhe, Heilung sowie Reparatur- und Verjüngungsprozesse werden möglich. All das geschieht wie von selbst. Friede im Geist, Friede im Körper. Und Vergebung für uns selbst: Das ist es, was wir brauchen.

Noch etwas möchte ich Ihnen mit auf den Weg geben: Bevor Sie sich an die Vergebung wagen, ob nun für sich oder für andere, sollten Sie Ihre Wut, Ihren Schmerz und alle anderen Gefühle durcharbeiten, die verborgen in Ihnen lauern mögen. Wenn Sie an Ihrer Wut festhalten, an Ihrem Groll – dann gibt es etwas oder jemanden, dem Sie vergeben sollten. Aber Sie müssen sich zuerst mit diesen anderen Gefühlen auseinandersetzen. Sonst wird es nie zur Vergebung und zur Heilung kommen.

Kapitel 7

ANGST

Angst. Sorgen. Gedankenkarussell. Alles, was uns am Einschlafen hindert oder nachts aufschrecken lässt: Das sind die Gesichter der Angst, die unter vielen Namen bekannt ist. Wenn Sie eine andere Bezeichnung vorziehen, setzen Sie beim Weiterlesen gedanklich diese ein.

Angst ist gewöhnlich die Wurzel all unserer Herausforderungen und Schwierigkeiten. Wenn wir frei von Angst in jeder Form wären, würden wir uns nie Sorgen machen. Wir fänden alles in Ordnung. Wir würden inneren Frieden empfinden. Wir würden wissen, dass alles gut ist, jetzt und immerdar.

Wie Angst hilft oder verletzt

Unser Gehirn ist so verkabelt, dass wir auf furchterregende Dinge automatisch reagieren. Das ist in unsere DNS eingebrannt, weil unsere Jäger- und Sammlervorfahren von Beutegreifern bedroht waren, von wilden Tieren und den Elementen. Jede Bedrohung rief Ängste wach, und diese emotionalen Zustände aktivieren den Sympathikus, der uns zu Kampf oder Flucht animiert. Das sympathische Nervensystem liefert uns alles, was wir brauchen – nämlich die Kraft zu kämpfen oder zu fliehen. Und diese Angst hat noch heute ihren Sinn: Wenn wir uns in einem brennenden Gebäude aufhalten, wenn uns ein bissiger Hund anbellt oder wenn wir bei Rot die Straße überqueren. Das Schreckmoment wirft den Sympathikus an, der uns blitzschnell reagieren lässt.

Andererseits kann chronische Angst uns krank machen und krank bleiben lassen. Diese Form der Angst, die Sie vielleicht als permanente Angstzustände, Sorgsucht oder Gedankenkreisen kennen, lähmt uns und verhindert, dass wir uns in irgendeiner Richtung bewegen. Diese Angst lässt uns zwanghaft versuchen, eine Situation, den Ausgang einer Entwicklung zu kontrollieren. Diese Angst verstellt uns den Zugang zu unserer inneren Weisheit – und wir bleiben stets im Ungewissen und finden keine Lösungen, handeln nicht aus dem Gefühl der Leichtigkeit und der Inspiration heraus. Wenn wir im Kampf-oder-Flucht-Modus sind, finden wir keinen Draht zur inneren Weisheit. So sind wir nun mal strukturiert.

Wissenschaftliche Untersuchungen belegen, wie Angst uns in die Krankheit führt und dort festhält. Chronische Angstzustände in jeder Form schwächen unser Immunsystem. Sie bringen unseren Hormonhaushalt durcheinander, beeinträchtigen die Funktion von Herz, Lunge und Nieren und schwächen das Nervensystem. Menschen mit chronischen Ängsten leiden vermehrt unter Herzkrankheiten, bekommen eher Krebs oder Autoimmunkrankheiten. Sie haben häufiger Diabetes oder Krankheiten des Verdauungssystems, von den Hautkrankheiten ganz zu schweigen. Menschen mit chronischen Ängsten sterben auch früher.[68]

Das Mittel gegen Angst ist die Angst

Wir können unsere Gefühle nur dann ändern und heilen, wenn wir sie auch wahrnehmen. Das ist nicht schwer. Wir müssen nicht mehr tun, als mit der Angst präsent zu sein. Wenn wir bei der Angst verweilen, können wir sie heilen. Nur indem wir mit der Angst präsent sind, gelangen wir vom Ort der Angst (Nervosität, Sorgsucht, Gedankenkarussell) zum Ort des inneren Friedens.

Die Angst zu heilen bringt auch all die anderen guten Dinge in unser Leben, die sich mit Geistesfrieden verbinden: Klarheit und Lösungen, müheloses und inspiriertes Handeln. Bessere Gesundheit. Ja, sogar die Veränderung unserer Lebensumstände.

Ich weiß, dass sich das unrealistisch, ja unmöglich anhört, wenn wir mit massiven Schwierigkeiten kämpfen, die unser Gefühl von Sicherheit bedrohen:

finanzielle Probleme beispielsweise oder eine schlechte Diagnose oder ein Beziehungskrieg. Aber der einzige Weg, um an solchen Situationen – ganz egal welchen – etwas zu verändern, ist das Spüren unserer Gefühle. Im Hier und Jetzt zu sein. Mit all unseren Emotionen, sogar mit der Angst.

Das Mittel gegen die Angst ist die Angst selbst. Nicht der Widerstand dagegen. Denn alles, was wir ablehnen, binden wir emotional an uns. Wenn wir innehalten, um zu spüren, was im gegenwärtigen Moment da ist, uns unseren Gefühlen öffnen, befreien wir uns aus der Umklammerung dieses Gefühls und von allem, was diese Angst unserer Gesundheit antun kann – von allem, wozu die Angst uns treiben kann und wovon sie uns abhält.

Instrumente Absoluter Gesundheit für die Heilung von Angst

In der Folge finden Sie vier Übungen für Absolute Gesundheit, die Ihnen helfen, sich mit Ihren Ängsten anzufreunden. Damit Sie mit ihnen präsent sein können, sodass sie sich wandeln. An sich sind diese Übungen so konzipiert, dass man sie nacheinander ausführen kann. Aber Sie müssen nicht alle auf einmal machen.

Bei der ersten Übung schreiben Sie wieder Tagebuch. Sie listen auf, was Ihnen Angst verursacht – so wie Sie in Kapitel 6 die Wurzeln Ihres Ärgers aufgeschrieben haben. Darauf folgt eine Spiegelübung, bei der Sie lernen, mit diesen Gefühlen zu sprechen und sich mit ihnen zu verbinden. Darauf folgt eine weitere Tagebuchübung. Sie fragen sich: »Was wäre, wenn …« und malen sich alle möglichen Szenarien dazu aus. Den Schluss macht eine Übung zum Somatic Experiencing: Sie orten die Angst in Ihrem Körper, um sie zu verändern.

Tagebuch: Ängste identifizieren

Wenn Sie diese Übung beendet haben, bewahren Sie die Liste auf, die Sie erstellt haben. Sie werden sie bei den nächsten Übungen brauchen.

- Suchen Sie sich einen ruhigen Ort, an dem Sie nicht gestört werden. Legen Sie Papier und Stift bereit, auch wenn Sie gewöhnlich nur noch am Computer schreiben.

- Erstellen Sie eine durchnummerierte Liste von allem und jedem, was Ihnen Angst macht. Schreiben Sie wirklich alles auf, was Ihnen dieses mulmige Gefühl einflößt, alles, was Sie am Einschlafen hindert oder nachts aufschrecken lässt. Was immer Ihnen durch den Kopf geht: Schreiben Sie es nieder.

- Richten Sie den Blick nach innen. Benennen Sie, was im Moment vorgeht, und bringen Sie es zu Papier. Je freier Sie drauflosschreiben, desto leichter fließen die Gedanken. Halten Sie sich nicht mit umständlichen Formulierungen auf. Ein Stichwort, mehrere Worte oder ein Satz, der den Sachverhalt wiedergibt – mehr brauchen Sie nicht.

- Wie immer bewerten Sie das Geschriebene nicht. Hier können Sie nichts falsch machen.

- Wenn Sie das Gefühl haben, diese Liste endlos fortführen zu können, dann ist das okay. Haben Sie aber den Eindruck, dass es jetzt gut ist, dann halten Sie kurz inne. Kommen neue Gedanken auf? Ergänzen Sie Ihre Liste jetzt oder wiederholen Sie die Übung irgendwann später.

- Wenn Sie das Gefühl haben, dass die Übung abgeschlossen ist, praktizieren Sie etwa eine Minute lang die Bauchatmung.

Spiegelarbeit: Ängste aussprechen

- Auch hier suchen Sie sich einen ruhigen Ort, an dem Sie sich sicher und geborgen fühlen und an dem Sie nicht gestört werden. Setzen oder legen Sie sich hin, was immer Ihnen zusagt.

- Nehmen Sie einen Handspiegel entweder mit beiden Händen oder mit Ihrer nichtdominanten Hand. Während der Übung schauen Sie sich die ganze Zeit direkt in die Augen.

- Üben Sie ein paar Mal die Bauchatmung, um innezuhalten und sich ganz auf die Übung einlassen zu können.

- Erinnern Sie sich an Ihre Angst-Liste? Welche dieser Ängste ist für Sie emotional am lautesten und stärksten? An diese Angst denken Sie jetzt, ob sie nun mit einer Situation oder einer bestimmten Person in Zusammenhang steht.

- Nun sprechen Sie mit dem Spiegel. Sagen Sie, was immer Sie empfinden. Wirklich alles, was Ihnen durch den Kopf geht. Erzählen Sie dem Spiegel, wie Sie sich fühlen. Wenn Ihre Ängste mit einer bestimmten Person zu tun haben, dann stellen Sie sich vor, Sie würden ihr in die Augen schauen. Sagen Sie ihr, wie es Ihnen geht.

- Wenn die Übung Ihrem Empfinden nach abgeschlossen ist, legen Sie den Spiegel weg und bedecken Sie mit den Handflächen Ihre Augen. Beenden Sie die Übung so wie alle vorherigen.

Tagebuch: »Was wäre, wenn …«

- Suchen Sie sich einen ungestörten, ruhigen Ort und nehmen Sie Papier und Stift zur Hand.

- Gehen Sie die Liste der Ängste durch, die Sie in der ersten Übung erstellt haben. Wählen Sie das Thema aus, das für Sie im Augenblick im Vordergrund steht, auch wenn es nicht dasselbe wie bei der Spiegelübung ist. Entscheiden Sie sich für das Thema, das Ihnen die größten Ängste und Sorgen verursacht, das am lautesten zu Ihnen spricht.

- Stellen Sie sich sodann, bezogen auf Ihr Thema, die folgenden Fragen:

    - Was wäre, wenn meine größte Angst wahr würde?

    - Was wird passieren?

    - Was ist das Schlimmste, was passieren könnte?

    - Was werde ich tun, wenn das passiert?

    - Melden sich noch andere Ängste, während ich über diese Fragen nachdenke?

    - Wenn ja, welche?

- Schreiben Sie Ihre Antworten auf diese Fragen nieder. Notieren Sie, was immer Ihnen in den Sinn kommt. Lassen Sie Ihren Bewusstseinsstrom sich auf das Blatt ergießen. Achten Sie auf den ersten Gedanken, den Sie haben, und überlassen Sie ihm die Führung. Kein Kopfzerbrechen wegen Grammatik, Rechtschreibung, Stil oder Interpunktion. Je freier Sie schreiben, desto eher finden Sie Zugang zu Ihrer inneren Weisheit.

- Wie immer bewerten Sie das Geschriebene nicht. Es gibt kein Sollen, kein Müssen, keine »richtigen« oder »falschen« Antworten.

- Wenn neue Ängste auftauchen, wiederholen Sie die Übung mit diesen Ängsten. Oder Sie entscheiden sich für das nächstwichtigere Thema auf Ihrer Liste und machen weiter. Wenn Sie möchten, können Sie Ihre sämtlichen Ängste sofort mit diesen Fragen abarbeiten. Oder Sie arbeiten später an Ihrer Liste weiter – was immer sich für Sie stimmig anfühlt.

- Wenn Sie das Gefühl haben, dass die Übung abgeschlossen ist, praktizieren Sie ein paar Minuten lang die Bauchatmung.

Somatic Experiencing: Mit der Angst sein

- Suchen Sie sich einen ruhigen Ort, an dem Sie sich geborgen fühlen und nicht gestört werden. Legen oder setzen Sie sich hin, was immer Ihnen lieber ist.

- Schließen Sie die Augen. Praktizieren Sie einige Minuten lang die Bauchatmung.

- Dann rufen Sie sich die Ängste ins Gedächtnis, mit denen Sie bei den vorherigen Übungen gearbeitet haben. Oder neue Ängste, die seitdem dazugekommen sind. Konzentrieren Sie sich auf das Gefühl, das sich am lautstärksten bemerkbar macht.

- Nun tauchen Sie ein in die Präsenz. Beobachten Sie alle Gedanken und Gefühle, die auftauchen. Spüren Sie in all diese Emotionen hinein.

- Wo im Körper spüren Sie diese? Lassen Sie sich vollkommen in Ihren Körper fallen.

- Das spezielle Gefühl mag sich als bloße Empfindung bemerkbar machen oder als Schmerz. Vielleicht fühlt sich eine Körperpartie einfach nur komisch an. Oder es ist nichts von alldem, sondern nur Ihre Aufmerksamkeit, die sich auf einen bestimmten Punkt richtet. Angst spüren wir häufig in der Region um den Solarplexus. Aber was immer Sie fühlen und wo immer: Für Sie ist das normal und natürlich.

- Dann atmen Sie in diese Stelle hinein. Mit langsamer, sanfter Bauchatmung. Versuchen Sie nicht, was an Gefühlen oder Empfindungen da ist, zu verscheuchen. Bleiben Sie einfach bei dem, was Sie spüren.

- Wenn Sie sich dafür nicht verrenken müssen, legen Sie Ihre Hand auf diese Stelle. Es können auch beide Hände sein. Atmen Sie weiter in diesen Punkt hinein, und verweilen Sie mit allem, was Sie fühlen.

- Wenn neue Emotionen auftauchen sollten, beobachten Sie diese Gedanken und Empfindungen. Wiederholen Sie den Prozess damit.

- Zum Abschluss üben Sie ein paar Minuten lang die Bauchatmung. Legen Sie die Handflächen über die Augen und beenden Sie die Übung wie alle vorherigen.

Überlegungen zu den Übungen

Angst kann zweierlei mit uns machen: Entweder sie lässt uns erstarren, sodass wir wie angewurzelt stehen bleiben – gelähmt durch Nervosität, Sorgen, heißlaufende Gedankenkreisel. Oder sie treibt uns zum Aktionismus: Wir tun irgendetwas, um die Umstände zu beseitigen, die uns Angst machen. Ob so oder so: Wenn wir ständig Angst empfinden, obwohl es keine unmittelbare Bedrohung gibt, dann hat uns die chronische Angst am Wickel.

Die hier vorgestellten Übungen können Ihnen helfen, innezuhalten und bei der Angst zu verweilen, statt sich entweder scheintot zu stellen oder in blindwütigen Aktionismus zu verfallen. Ist die Angst dann immer noch da oder sollten sich neue Ängste einstellen, dann ist auch das normal und natürlich. Indem wir mit der Angst präsent sind, können wir unsere Beziehung zu ihr verändern. Denn indem wir präsent sind, in welchem Modus auch immer, verkabeln wir unser Gehirn neu. Das ist ähnlich wie beim Krafttraining: Die Muskeln, die wir nutzen, verändern sich und wachsen. Entsprechend wächst auch unser Gehirn – wir entwickeln neue neuronale Pfade. Und diese neuen Pfade verändern unsere Beziehung zur Angst. Wir lassen uns nicht dazu hinreißen, in Schockstarre oder blinden Aktionismus zu verfallen. Wir können diesem Gewohnheitsmuster ein für alle Mal einen Riegel vorschieben.

Mich verleiten Ängste eher zu unüberlegten Handlungen. Ich muss dann unbedingt etwas tun. Wenn ich aber innehalte – und sei es nur für eine Minute Bauchatmung –, dann verändere ich meine Beziehung zur Angst, die sich dann ihrerseits ändert. Sie lässt nach. Sie lockert ihren Klammergriff. Und dann lässt sie mich los. Wenn ich mir mehr Zeit nehme, um wie in diesen Übungen der Angst auf den Grund zu gehen, verspüre ich weniger Angst. Und daher kann ich leichter bei ihr verweilen, bis sie wieder verschwindet.

Vergessen Sie nicht: Gefühle kommen und gehen. Und gehen und kommen. Erwarten Sie nicht, je ganz frei von Ängsten, Sorgen oder von Gedankenkreisen zu sein. Aber wir können unsere Gefühle verändern. Indem wir innehalten und bei ihnen verweilen, finden wir mit ihnen zur Gelassenheit zurück. Auf unseren Heimweg zu jenem Ort, an dem uns Absolute Gesundheit erwartet. Vollkommener Geistesfriede. Und alles, was dieser mit sich bringt. Heilung. Klarheit. Lösungen.

Kapitel 8

TRAUER

Trauer ist der Ort, an den wir gehen, wenn wir einen geliebten Menschen verloren haben, wenn wir uns hoffnungslos fühlen. Oder wenn wir festsitzen und alles im Leben schiefzugehen scheint. Dieses Gefühl macht sich als Trauer bemerkbar, als Kummer, Depression oder Enttäuschung. Der Einfachheit halber verwende ich hier stellvertretend den Begriff »Trauer«. Wenn Ihnen ein anderes Wort eher stimmig erscheint, dann setzen Sie es beim Weiterlesen stattdessen gedanklich ein.

Gefühle der Trauer können sehr schmerzlich sein. So schmerzlich, dass wir sie gerne loswerden würden. Ich kenne das. Aber nur an diesem Ort werden diese Emotionen leichter, bis wir schließlich über sie hinausgehen können. Wenn wir mit diesen Gefühlen präsent sind, können wir sie ansehen, als würden sie vor uns auf einem Bildschirm abgespielt. Dann verändern sie sich. Wenn wir bei Gefühlen verweilen können, dann verändern wir unser Gehirn von innen her.

Mit schmerzlichen Gefühlen präsent zu sein – statt davor wegzulaufen – verändert unser Gehirn.[69] Unser Gehirn erlebt und verarbeitet diese Gefühle dann anders. Neue neuronale Pfade bilden sich heraus, die uns ein angenehmeres Gefühl vermitteln. Je mehr wir also mit unseren Emotionen präsent sein können, desto stärker verändert sich unser Gehirn. Und diese Veränderungen gehen uns auch nicht mehr verloren.

Das Mittel gegen den Schmerz ist der Schmerz. Es besteht darin, Trauer, Kummer und Depression zu fühlen. Mit diesen Gefühlen präsent zu sein ist unser Weg in die Freiheit, die Freiheit von deren Würgegriff.

Antidepressiva

Die moderne Psychiatrie hat einen Zaubertrank gegen Trauer, Kummer und Depression erfunden – einen Zaubertrank, den es in Pillen- oder Kapselform gibt: Antidepressiva.

Ich habe sie eine Weile genommen, als ich völlig hoffnungslos war und glaubte, auf ewig festzustecken. Als ich das Wahrnehmen von Emotionen, das Präsentsein mit ihnen noch nicht kannte. In den Augen der anderen sah mein Leben super aus. Ich aber fühlte mich innerlich leer. Ich wusste, dass ich eine Art Reparatur brauchte, nur wusste ich nicht, wie ich mir selbst helfen konnte. Mit den kleinen bunten Kapseln, die ich jeden Tag schluckte, ging es mir besser. Sie zogen den Vorhang des Blues vor meinen Augen weg. Sie gaben mir Energie. Sie motivierten mich. Sie verpassten mir immer ein echtes High – ein Gefühl, dass alles in Ordnung ist.

Andererseits fühlte ich mich auch wie abgeschaltet, von meinem inneren Selbst getrennt. Ich fand keinen Zugang zu meinen Gefühlen. Die ganze Bandbreite meiner üblichen Emotionen war zusammengeschrumpft. Ich schien keine Gefühle mehr zu haben. Es herrschte nur noch eitel Sonnenschein, Tag für Tag.

In Wirklichkeit aber funktioniert es einfach nicht, die Depression mit einer kleinen Pille täglich zu behandeln. Zumindest nicht so, wie wir denken. Mehrere wissenschaftliche Untersuchungen legen die Vermutung nahe, dass Antidepressiva nur aufgrund des Placebo-Effekts wirksam sind.[70] Es gibt zwar andererseits viele Studien, die die Wirksamkeit der Antidepressiva zu belegen scheinen, aber es gibt Gründe, diese Resultate anzuzweifeln. Klinische Studien haben ihre Grenzen, die im Aufbau der Studien selbst liegen. Außerdem werden solche Untersuchungen meist von Pharmakonzernen finanziert, zumindest teilfinanziert. Und geleitet werden sie von forschenden Medizinern, die mit der Pharmaindustrie verbunden sind. Hier steht schon rein wirtschaftlich viel auf dem Spiel. Die Studien, die die Wirksamkeit der Antidepressiva belegen, sind vielleicht einfach nicht korrekt. Mehr zur politischen und wirtschaftlichen Seite der medizinischen Forschung erfahren Sie in Kapitel 14.

Haben mich diese bunten Kapseln also vom Blues befreit? Oder stand da letztlich mein Glaube dahinter, dass sie das tun? Mein Wunschdenken? Was ich Ihnen hier vermitteln will, ist: Sie sollten wissen, wie mächtig Ihr Geist tatsächlich ist. Die kleine Pille funktioniert, wenn Sie glauben, dass sie wirkt. Wenn Sie möchten, dass sie wirkt. Wenn Sie hoffen, dass sie etwas verbessert. Der Geist ist Ihre Medizin.

Ihr Geist als Medizin – der Placebo-Effekt

Die Vorstellung, dass unser Glaube uns heilen oder zumindest unsere Symptome lindern kann, ist in alten Weisheitslehren fest verankert. Und heute können wir beobachten, wie diese uralte Erkenntnis nachwirkt. In den 1950er-Jahren veröffentlichte Henry Beecher, Chirurg und Anästhesist sowie Dozent an der medizinischen Fakultät in Harvard, einen wegweisenden Aufsatz im *Journal of the American Medical Association*. Darin erklärte er, dass Placebos Angst und postoperative Schmerzen durch eine Veränderung der Blutzusammensetzung lindern könnten. Ja, sie konnten sogar Nebenwirkungen haben.[71] Seitdem wurden unzählige Placebo-Studien durchgeführt, die belegen, dass der Geist tatsächlich eine äußerst kraftvolle Arznei ist.[72] Diese Studien zeigen, dass unser Glaube genauso wirksam sein kann wie Medikamente oder Operationen.

Gemeinhin sind pharmazeutische Studien so angelegt, dass ein Teil der Probanden den zu testenden Wirkstoff erhält, während eine gleich große Kontrollgruppe keinen bekommt. Und niemand weiß, auch der untersuchende Arzt nicht, zu welcher Gruppe die Patienten jeweils gehören. Bei Studien mit Patienten, die an Schmerzen, Magengeschwüren, Migräne und Multipler Sklerose litten, ging es der Placebo-Gruppe tatsächlich besser. Manchmal sind in der Placebo-Gruppe sogar bessere Heilerfolge zu verzeichnen als in der Wirkstoff-Gruppe.

Auch gibt es Studien, in denen die Wirksamkeit von »Placebo-Operationen« bei Arthrose, Angina pectoris und Multipler Sklerose untersucht wurde. Man gaukelte also den Placebo-Patienten eine Operation vor. Niemand außer dem Chirurgen wusste, bei wem wirklich ein Eingriff vorgenommen wurde und bei wem nicht. Alle Studienteilnehmer werden wie üblich auf die OP vorbereitet. Sie durchlaufen alle Stadien der Operation, nur dass der eigentliche Eingriff bei den Placebo-Patienten eben nicht erfolgt. Und tatsächlich zeigten die scheinoperierten Patienten ebenso Verbesserungen wie diejenigen, die tatsächlich operiert worden waren. Manchmal ging es den Placebo-Patienten sogar deutlich besser als der Nicht-Placebo-Gruppe.[73]

Vermutlich fragen Sie sich jetzt: Wenn es sich so anfühlt, als würde das Antidepressivum helfen, ist das dann nicht völlig ausreichend? Kommt es wirklich darauf an, was funktioniert: das Medikament oder der Glaube daran? Ist nicht die Hauptsache, dass es dem Patienten bessergeht?

Nun, es macht natürlich einen Unterschied. Denn Medikamente haben häufig nicht unerhebliche Nebenwirkungen. Und wenn wir Gefühle unterdrücken und verdrängen, kommen sie schließlich an anderer Stelle wieder zum Vorschein – um uns wachzurütteln, um uns etwas zu lehren. Zum Beispiel können sie als körperliche Krankheit wiederkehren. Oder sie machen sich in Form einer anderen Emotion bemerkbar: Aus unterdrücktem Ärger wird häufig Angst oder auch aus verdrängter Trauer. Wenn wir unseren Gefühlen aus dem Weg gehen, belastet dies Geist und Körper. Denn alles, was wir ablehnen, daran binden wir uns emotional. Der einzige Weg, diese Gefühle abzulegen, ist, sie zuzulassen und durch sie hindurchzugehen. Stellen wir uns unseren Gefühlen, dann können wir sie heilen. Die Trauer zu empfinden lässt die Trauer heilen.

Ich nahm die Kapseln nicht sehr lange. Nach etwa zwei Monaten hörte ich damit auf, weil ich nach Brasilien ging, um Heilung für meine Myome zu finden. Dort entdeckte ich, dass diese Tumoren mit Gefühlen in Verbindung standen, die ich verdrängt hatte. Als ich lernte, mit diesen Gefühlen präsent zu sein, wurde dies mein Weg zur Heilung. Mein Geist war meine Arznei.

Instrumente Absoluter Gesundheit für die Heilung von Trauer

Die folgenden drei Übungen können Ihnen helfen, einen Draht zu der Trauer zu finden, mit der Sie zu kämpfen haben. Sie können sie alle hintereinander machen oder sich zwischendrin ein wenig Zeit nehmen.

Bei der ersten Übung erstellen Sie eine Liste, die Ihnen helfen soll, verborgene Gefühle freizulegen. Diese Liste sollten Sie für die anderen Übungen bereithalten. Mit Spiegelarbeit bringen Sie die Gefühle in Bewegung. Mit der Übung zum Somatic Experiencing spüren Sie sie im Körper auf.

Tagebuch: Trauer aufdecken

- Suchen Sie sich einen ruhigen Ort, an dem Sie ungestört sind. Legen Sie Papier und Stift bereit.

- Nun erstellen Sie eine durchnummerierte Liste von all jenen Erfahrungen in Ihrem Leben, die bei Ihnen Trauer ausgelöst haben – alles, was Ihnen Kummer bereitet hat und worauf Sie mit Niedergeschlagenheit reagierten. Schreiben Sie alles auf, was Ihnen in den Sinn kommt. Wenn Sie weinen müssen, lassen Sie es zu.

- Richten Sie den Blick nach innen und geben Sie Ihren Gefühlen einen Namen. Je freier Sie schreiben können, desto einfacher wird es, die Themen aufs Blatt zu bringen. Schreiben Sie nur so viel, wie nötig ist, um das Gefühl zu identifizieren. Das kann ein Stichwort sein, mehrere Wörter oder ein ganzer Satz. Mehr brauchen Sie nicht.

- Wie immer bewerten Sie das Geschriebene nicht. Es gibt kein Sollen oder Müssen, kein »Richtig« oder »Falsch«.

- Wenn Sie das Gefühl haben, Sie könnten ewig weiterschreiben, dann ist das ganz in Ordnung. Möchten Sie aufhören, dann halten Sie kurz inne, und achten Sie darauf, ob sich neue Gedanken einstellen. Diese können Sie entweder gleich bearbeiten oder später in einer neuen Übung.

- Wenn Sie das Gefühl haben, dass die Übung für Sie abgeschlossen ist, praktizieren Sie eine oder zwei Minuten lang die Bauchatmung.

Spiegelarbeit: Der Trauer eine Stimme geben

- Suchen Sie sich einen ruhigen Platz, an dem Sie sich geborgen fühlen und an dem Sie ungestört sind. Setzen oder legen Sie sich hin, was immer Ihnen angenehmer ist.

- Nehmen Sie einen Handspiegel, entweder mit beiden Händen oder mit der nichtdominanten Hand. Während der ganzen Übung sehen Sie Ihrem Spiegelbild in die Augen.
- Üben Sie zuvor ein paar Minuten lang die Bauchatmung, um sich besser auf die Übung einlassen zu können.
- Nun rufen Sie sich die Liste ins Gedächtnis, die Sie bei der ersten Übung erstellt haben. Greifen Sie das Ereignis heraus, das bei Ihnen die stärksten Gefühle auslöst.
- Dann sagen Sie dem Spiegel, was Sie empfinden – buchstäblich alles, was in Ihrem Kopf vorgeht. Wenn Tränen kommen, lassen Sie sie fließen.
- Wenn eine Person diese Gefühle verursacht hat – vielleicht jemand, der gestorben ist –, dann stellen Sie sich vor, Sie würden dieser Person in die Augen blicken. Sagen Sie ihr, was Sie empfinden. Wenn Tränen kommen, lassen Sie ihnen freien Lauf.
- Wenn Sie das Gefühl haben, dass die Übung abgeschlossen ist, legen Sie den Spiegel weg. Bedecken Sie mit den Handflächen die Augen und beenden Sie die Übung wie alle vorherigen.

Somatic Experiencing: Mit der Trauer sein

- Suchen Sie sich ein ruhiges Plätzchen, an dem Sie für sich sein können. Setzen oder legen Sie sich hin, wie es Ihnen lieber ist.
- Schließen Sie die Augen und praktizieren Sie einige Minuten lang die Bauchatmung.
- Nun rufen Sie sich die Liste aus der ersten Übung ins Gedächtnis. Gehen Sie alle Erlebnisse und Erinnerungen durch, die Sie aufgeführt ha-

ben. Mit ihnen ist vermutlich ein Schwall von Gefühlen verbunden. Was immer auftauchen mag: Lassen Sie es zu und beobachten Sie das Gefühl. Benennen Sie es mit Ihren eigenen Worten. Wenn Tränen kommen, lassen Sie sie fließen.

- Nun orten Sie die Gefühle in Ihrem Körper. Lassen Sie sich ganz hineinfallen in Ihren Leib.

- Diese Gefühle machen sich vielleicht als körperliche Empfindung bemerkbar oder als Unbehagen oder Schmerz. Vielleicht spüren Sie auch gar nichts, aber Ihre Aufmerksamkeit wandert an einen bestimmten Punkt. Trauer, Kummer und Depression spüren wir gewöhnlich im Herzzentrum. Eines aber sollten Sie wissen: Wo auch immer Sie sie empfinden, es ist vollkommen normal und natürlich.

- Atmen Sie dann in diese Stelle hinein. Atmen Sie langsam und tief, aus dem Bauch heraus. Versuchen Sie nicht, die Gefühle oder Empfindungen zu verdrängen. Sie verweilen einfach mit allem, was ist.

- Wenn es ohne Verrenkungen machbar ist, dann legen Sie eine Hand oder beide auf die betreffende Körperpartie. Atmen Sie weiter dort hinein. Verweilen Sie mit allem, was Sie dort fühlen.

- Wenn neue Gefühle aufkommen, benennen Sie sie und spüren Sie ihnen im Körper nach.

- Wenn die Übung Ihrem Empfinden nach beendet ist, praktizieren Sie ein paar Mal die Bauchatmung. Legen Sie die Handflächen über die Augen und beenden Sie die Übung wie alle vorherigen.

Überlegungen zu den Übungen

Vor etwa acht Jahren starb meine Mutter. Und wenn ich an sie dachte, empfand ich häufig tiefe Trauer. Diese Gefühle sind auch heute noch nicht verschwunden. Wenn sie kommen, dann lasse ich sie zu. Ich kann sie im Körper lokalisieren. Manchmal spreche ich im Spiegel mit meiner Trauer. Wenn ich das tue, verliert sie an Intensität.

Erwarten Sie nicht, nie wieder Trauer erleben zu müssen. Gefühle kommen und gehen. Sie gehen und kommen. Wenn Trauer aufkommt, gehen Sie zu ihr. Nehmen Sie sich Zeit für sie. Die Empfindungen lassen nach, wenn Sie das tun.

Wenn wir mit unseren Gefühlen präsent sind, ändert sich unsere Beziehung zu ihnen. Wir verändern die Wirkung, die sie auf uns haben. Und damit ändern sich auch die Gefühle. Ihr Weg zu Frieden und Leichtigkeit ist einfach: Halten Sie inne. Der Friede ist nur einen Atemzug entfernt. Im Hier und Jetzt, wo Sie mit Ihren Gefühlen verweilen können.

Kapitel 9

EMOTIONALE HEILUNG UND KÖRPERLICHE SCHMERZEN

Körperliche Schmerzen haben hat immer eine emotionale Komponente, häufig sogar eine emotionale Ursache. Das gilt vor allem für chronische – also über lange Zeit bestehende – Schmerzen.

Gefühle beeinflussen die körperliche Schmerzempfindung und umgekehrt. Angst und Wut beispielsweise verursachen häufig körperlichen Schmerz oder verschlimmern ihn. Und natürlich löst auch körperlicher Schmerz Angst und Wut aus. Das alles liegt auf der Hand. Vielleicht kennen Sie all das ja aus eigener Erfahrung. Körperlicher Schmerz wird stärker empfunden, wenn es uns seelisch nicht gut geht. Und das löst wieder seelischen Stress aus. Ich weiß das nur zu gut.

Die Wissenschaft hat mittlerweile viele Belege für den Zusammenhang zwischen Gefühlen und der Schmerzerfahrung erbracht. Bildgebende Verfahren konnten zeigen, dass Schmerzerleben und die Verarbeitung von Emotionen über die gleichen neuronalen Schaltkreise erfolgen. Sie sind miteinander verbunden wie die Waggons eines Zuges. Emotionen aktivieren die Areale der Schmerzverarbeitung im Gehirn, die wiederum die Schmerzerfahrung auslösen. Daher können Emotionen Schmerzen verstärken. Die Wissenschaft beweist, was uns schon der gesunde Menschenverstand sagt: Gefühle beeinflussen den Schmerz, und Schmerzen beeinflussen unsere Gefühle.[74]

Interessanterweise können Gefühle auch dann körperlichen Schmerz auslösen, wenn es rein physisch dafür keine Ursachen mehr gibt – und das oft noch viele Jahre später. Eine alte Schulterverletzung kann für chronische Schmerzen verantwortlich sein, die nicht vergehen. Unsere Gefühle rund um den Schmerz, unsere Erinnerung an das Ereignis, das ihn ausgelöst hat, an die damit verbundenen Belastungen – all das kann zu körperlichem Schmerz führen, obwohl es dafür keine mechanische Erklärung oder physische Ursache gibt. Wir nehmen an, dass wir unter chronischen Schmerzen leiden, an einer Verletzung zum Beispiel, die nicht abheilt. Wir glauben, dass wir deshalb mit den Schmerzen leben müssen. Doch vermutlich vergeht der Schmerz nicht, weil wir uns nie um seine emotionale Aufarbeitung gekümmert haben.

Auch dies lässt sich wissenschaftlich erklären. Wenn akute Schmerzen chronisch werden (das heißt, wenn nach der ursprünglichen Verletzung mindestens sechs Monate vergangen sind), dann aktivieren, wie bildgebende Verfahren zeigen, die damit verbundenen Emotionen nicht mehr die für die Schmerzverarbeitung zuständigen Areale im Gehirn, sondern jene, die die Emotionsverarbeitung übernehmen.[75] Andere Studien zeigen, dass emotional aufgeladene Erinnerungen häufig Schmerzen verursachen: Wenn Sie sich an ein Ereignis erinnern, das Ihnen körperliche Schmerzen bereitet hat, ruft dies das Schmerzgedächtnis auf, auch wenn keine äußere Ursache für den Schmerz mehr vorhanden ist.[76]

Anders gesagt: Chronischer Schmerz – von einer alten Schulterverletzung zum Beispiel – kann eine durch und durch emotionale Ursache haben. Der Schmerz hat mit der Schulterverletzung vielleicht gar nichts zu tun.

Das Mittel gegen Schmerzen sind Schmerzen

Emotionale Heilung kann körperliche Schmerzen lindern oder sogar ganz heilen. Klinische Studien belegen das: Übungen, die uns helfen, mit unseren Gefühlen präsent zu sein – wie Atemübungen, Meditation oder Tagebuchschreiben –, können körperliche Schmerzen lindern.[77]

Schulmediziner hielten diese Vorstellung jahrzehntelang für geradezu ketzerisch. Doch in alternativen medizinischen Traditionen sind sie gang und gäbe. Weder der Ayurveda noch die Traditionelle Chinesische Medizin würden die enge Verbindung zwischen körperlichem Schmerz und Emotionen je in Zweifel ziehen.

Dr. John Sarno gelang es als Erstem, das Kästchendenken der klassischen Schulmedizin hinter sich zu lassen. Er entwickelte über fünfzig Jahre lang einen Heilansatz, der Körper und Geist gleichermaßen einbezieht.[78] Er sah diese Verbindung bei den unterschiedlichsten Schmerzzuständen, ob es sich nun um Rückenschmerzen handelte, um Myome oder um Darmerkrankungen. Seiner Ansicht nach konnten ungelöste Emotionen Schmerzen unter anderem in Knie, Hüfte, Rücken und Schultern verursachen. Er half vielen Patienten, dauerhaft schmerzfrei zu werden – ganz ohne Operation oder Medikamente.

Viele von Dr. Sarnos Theorien – die von seinen Zeitgenossen noch abgelehnt oder ignoriert wurden – sind mittlerweile durch klinische Studien belegt. Seine These, dass zwischen chronischen Schmerzen im unteren Rücken und einem Bandscheibenvorfall kein ursächlicher Zusammenhang besteht – was damals für unmöglich galt –, wurde durch klinische Studien bewiesen.[79] Bei chronischen Schmerzpatienten, bei denen sich auf MRT-Aufnahmen ein Bandscheibenproblem zeigt, hängen die Schmerzen nicht unbedingt mit der Bandscheibe zusammen. Sehr viele Patienten mit Bandscheibenvorfall haben keine Schmerzen im unteren Rücken, während es auch Menschen mit Schmerzen in diesem Bereich gibt, die keine Bandscheibenprobleme haben. Lassen sich keine medizinischen Ursachen für Rückenschmerzen finden, dann darf man annehmen, dass nicht verarbeitete Emotionen dafür verantwortlich sind.

Dr. Sarno zum Beispiel ging davon aus, dass frühe Kindheitstraumata chronische Schmerzen bei Erwachsenen verursachen können. Auch dies wurde durch klinische Studien nachgewiesen,[80] ebenso wie seine Überzeugung, dass körperlicher Schmerz bisweilen als Schutzwall gegen leidvolle Gefühle dient.[81] Das dokumentieren Studien an Menschen, die sich selbst Verletzungen zufügen. Sie tun das, um den zugrunde liegenden emotionalen Schmerz nicht spüren zu müssen. Mit dem körperlichen klingt auch der seelische Schmerz ab, und sie fühlen sich besser. Das funktioniert deswegen, weil das Gehirn körperliches und emotionales Leid auf den gleichen Bahnen verarbeitet.

Das heißt aber nicht, dass jeder physische Schmerz nur in unserem Kopf existiert. Keineswegs. Der Schmerz ist real. Er besteht in unserem Gehirn, in unserem Körper und in unseren Gefühlen.

Wenn Sie Probleme mit körperlichen Schmerzen haben

Daher gleich vorneweg: Wenn Sie unter physischen Schmerzen leiden, rate ich Ihnen dringend, einen Arzt aufzusuchen, der Ihnen eine Diagnose stellen kann. Schmerz ist ein Signal, dass etwas nicht stimmt. Er kann durch die Kraft der Präsenz geheilt werden, durch unsere Einwirkung auf die zugrunde liegenden Gefühle. Aber möglicherweise tut sich in Ihrem Körper auch etwas, das medizinische Aufmerksamkeit erfordert. Ein Arzt und eine Diagnose sind gute Partner auf dem Weg zur Heilung.

Wie auch immer Ihre Diagnose ausfallen mag: Wenden Sie sich Ihrem emotionalen Selbst zu. Suchen Sie den Weg nach innen, zum breiten Spektrum Ihrer Empfindungen. Was auch immer es sein mag, welchen offensichtlichen Grund Ihr Schmerz auch immer hat: Sie können ihn nur lindern, wenn Sie lernen, mit Ihren Gefühlen präsent zu sein. Diesen Schmerz zu heilen – die emotionale Pein – lindert die physischen Schmerzen.

Leiden Sie unter körperlichen Schmerzen, und diese Schmerzen erreichen ein Ausmaß, das Sie sie nicht länger ertragen können oder wollen, dann tun Sie, was immer Ihnen in diesem Augenblick richtig erscheint. Wenn Sie nicht mit dem Schmerz präsent sein wollen, dann ist auch das ein Gefühl, das Sie würdigen müssen. Tun Sie, was Ihnen hilft, die Schmerzen zu lindern.

Als ich am letzten Korrekturdurchgang für dieses Buch saß, verbrachte ich mehr Zeit am Computer als üblich. Ich hatte über vieles nachzudenken, was meinen Geist ermüdete, meine Augen anstrengte und meinen Körper erschöpfte. Schließlich hatte ich heftigste Kopfschmerzen und ich wollte nicht bei diesen Schmerzen verweilen. Stattdessen ging ich zu Bett und machte ein paar Minuten lang die Bauchatmung. Dabei sprach ich jedes einzelne Gefühl, das mich dabei befiel, laut aus. Und ich praktizierte EFT – die Klopftechnik, die ich Ihnen bereits vorgestellt habe (siehe Seite 115). Und mein Kopfschmerz ließ nach. Manchmal, wenn mir mal wieder der Kopf brummt, weil ich zu viel gegrübelt habe, mache ich überhaupt nichts dergleichen. Ich werfe ein Aspirin ein und fertig.

Instrumente Absoluter Gesundheit bei körperlichen Schmerzen

Ihr Geist ist Ihre Arznei. Geist und Körper zu entspannen aktiviert den Parasympathikus. Durch Lockerheit und Leichtigkeit – geistig, emotional und körperlich – können wir physischen Schmerz heilen. Das gelingt manchmal schon durch einfache Bauchatmung. Häufig aber braucht es ein bisschen mehr, wenn wir speziell chronische Schmerzen von innen her heilen wollen.

Wenn Sie mit körperlichen Schmerzen, gleich welcher Art, konfrontiert sind, ist der einzige Weg zur Linderung die Präsenz bei Ihren Gefühlen. Machen Sie die Übungen aus Kapitel 6, 7 und 8. Achten Sie darauf, ob Wut, Angst und/oder Trauer eine Rolle spielen. Oder andere Gefühle, die Sie als schwierig empfinden.

Wenn Sie sich über Ihre Gefühle klar geworden sind, können Sie die unten beschriebenen Übungen machen. Sie können sie unmittelbar nacheinander ausführen oder sich zwischendrin ein wenig Zeit lassen – was immer sich für Sie gut anfühlt. Mit dem Somatic Experiencing können Sie sich ganz auf die Schmerzen einlassen. Das Tagebuch hilft Ihnen, seine Ursachen aufzudecken. Und die dritte Übung kombiniert Achtsamkeitsmeditation mit Somatic Experiencing: Sie visualisieren sich als schmerzfreien Menschen.

Somatic Experiencing: Mit den Schmerzen sein

Wenn Sie gerade körperliche Schmerzen haben, ist diese Übung besonders hilfreich.

- Suchen Sie sich einen ruhigen Ort, an dem Sie sich wohlfühlen und nicht gestört werden. Setzen oder legen Sie sich hin, was immer Ihnen angenehmer ist.

- Schließen Sie die Augen und spüren Sie den Schmerzen nach. Wie stark sind sie auf einer Skala von 1 bis 10? 1 heißt leichte Schmerzen, 10 extreme Schmerzen.

- Nun üben Sie einige Minuten lang die Bauchatmung. Danach fühlen Sie wieder in die Schmerzen hinein und bewerten sie erneut auf der Skala von 1 bis 10. Machen Sie sich keine Sorgen, wenn die Schmerzen nicht nachgelassen haben oder sogar stärker geworden sind.

- Wie fühlen Sie sich emotional? Welche Gefühle registrieren Sie? Trauer, Wut, Angst, Sorge, Enttäuschung, Hoffnungslosigkeit oder etwas anderes? Lassen Sie die ganze Bandbreite der Gefühle zu, die sich melden, und geben Sie ihnen einen Namen.

- Wo in Ihrem Körper spüren Sie diese Emotionen? Lassen Sie sich ganz in Ihren Körper fallen.

- Vielleicht nehmen Sie eine körperliche Empfindung wahr, eine schmerzende Stelle oder auch ein merkwürdiges Gefühl im Leib. Das muss nicht an der gleichen Stelle sein, an der der Schmerz sitzt. Möglicherweise wandert auch nur Ihre Aufmerksamkeit zu einer bestimmten Körperpartie. Dann atmen Sie dort hinein. Mit langsamen Atemzügen, aus dem Bauch heraus.

- Versuchen Sie nicht, Gefühle und Empfindungen auszublenden. Verweilen Sie einfach bei allem, was Sie fühlen.

- Wenn es ohne Anstrengung machbar ist und sich gut anfühlt, können Sie behutsam eine oder beide Hände auf diese Stelle legen. Atmen Sie weiter dort hinein. Und seien Sie präsent mit dem, was Sie spüren.

- Wenn neue Gefühle aufkommen, benennen Sie sie und wiederholen Sie den Prozess.

- Wenn Sie das Gefühl haben, dass die Übung abgeschlossen ist, praktizieren Sie anschließend einige Minuten die Bauchatmung. Legen Sie die Handflächen über die Augen und beenden Sie die Übung wie alle vorherigen.

Tagebuch: Den Schmerzen zuhören

- Suchen Sie sich einen ruhigen Ort, an dem Sie ungestört bleiben. Legen Sie sich Papier und Stift zurecht, auch wenn Sie sonst lieber am Computer schreiben.

- Erstellen Sie eine Liste aller Gefühle, die aufkommen, wenn Sie über den Schmerz und seine Ursachen nachdenken. Lassen Sie nichts weg. Schreiben Sie wirklich alles auf, was Ihnen in den Sinn kommt. Und bewerten Sie Ihre Gefühle nicht. Sie dürfen wütend, ängstlich, traurig sein. Sie dürfen sich selbst leidtun. Schreiben Sie alles nieder, was kommt.

- Dann denken Sie über folgende Fragen nach:

  - Was wollen meine Schmerzen mir sagen?

  - Was muss sich in meinem Leben ändern? Legen Sie sich keine Beschränkungen auf. Merken Sie sich, was immer sich meldet, selbst wenn Sie denken, dass sich das nicht ändern lässt.

  - Wen muss ich aus meinem Leben entlassen? Verurteilen Sie sich nicht. Halten Sie fest, was Ihnen durch den Kopf geht, selbst wenn Sie glauben, dass Sie sich von diesem Menschen niemals trennen dürfen.

  - Was brauche ich im Leben, das ich nicht bekomme?

  - Was bringen mir meine Schmerzen? Haben sie Vorteile für mich? Offene oder verborgene?

- Schließlich beantworten Sie diesen Fragen der Reihe nach. Schreiben Sie alles auf, was in Ihrem Bewusstsein aufscheint. Achten Sie auf Ihren ersten Gedanken und lassen Sie sich von ihm leiten. Grammatik, Rechtschreibung, Interpunktion oder Stil sind nicht von Belang. Je freier Sie drauflosschreiben, desto leichter fällt Ihnen der Zugang zu Ihrer inneren Weisheit.

- Wie immer bewerten Sie Ihre Antworten nicht. Es gibt kein Sollen, kein Müssen, keine »richtigen« oder »falschen« Antworten.

- Wenn Sie glauben, alles aufgeschrieben zu haben, halten Sie kurz inne. Machen Sie die Bauchatmung, und achten Sie darauf, ob neue Gefühle, Gedanken oder Erinnerungen aufkommen. Wenn ja, notieren Sie diese jetzt oder machen die Übung später noch einmal.

- Wenn Sie aufhören möchten, üben Sie noch eine oder zwei Minuten lang die Bauchatmung.

Meditation: Ein schmerzfreies Leben

- Suchen Sie sich einen ruhigen Ort, an dem Sie sich wohl- und sicher fühlen und an dem Sie ungestört sind. Setzen oder legen Sie sich hin, je nachdem, was Ihnen angenehmer ist. Achten Sie darauf, dass Sie frei durchatmen können. Bei Bedarf lockern Sie die Kleidung am Bauch.

- Schließen Sie die Augen und konzentrieren Sie sich für einige Minuten auf Ihren Atem. Folgen Sie dem Atem, wie er an den Nasenlöchern aus- und eintritt.

- Nun stellen Sie sich vor, Sie sind vollkommen schmerzfrei. Was würde das für Sie bedeuten? Stellen Sie sich in diesem Moment vor, dass Sie ab sofort keinerlei Schmerzen mehr empfinden. Und denken Sie über folgende Fragen nach:

    - Wie würde sich mein Leben dadurch verändern? Stellen Sie sich das mit all Ihren Sinnen vor: Sehen Sie es. Hören Sie es. Fühlen Sie es. Riechen Sie es. Schmecken Sie es.

- Was können Sie in diesem schmerzfreien Zustand machen, was die Schmerzen Ihnen bislang verwehrt haben?

- Bleiben Sie bei dieser Vision. Spüren Sie im Körper nach, wie sich das anfühlt. Was empfinden Sie? Seien Sie einige Minuten lang präsent mit diesen Empfindungen.

- Wenn sich Zweifel oder körperliche Empfindungen einstellen, oder auch Schmerzen, wiederholen Sie die Somatic Experience: Orten Sie die Gefühle im Körper. Atmen Sie in die Stelle hinein, wo Sie das Gefühl spüren. Dann kehren Sie zur kreativen Visualisierung zurück. Stellen Sie sich Ihr schmerzfreies Leben vor, und spüren Sie nach, wie sich das im Körper anfühlt.

- Wenn sich die Übung für Sie abgeschlossen anfühlt, praktizieren Sie für etwa eine Minute die Bauchatmung.

Überlegungen zu den Übungen

Wenn Sie mit körperlichen Schmerzen zu kämpfen haben, bieten diese Übungen Ihnen eine Möglichkeit, die Schmerzen zu verändern – und sei es nur ein bisschen –, indem Sie den Blick nach innen richten. Wenn Sie dann immer noch Schmerzen haben, sollten Sie weiterüben. Emotionale Heilung ist im Grunde wie Zwiebelschälen – wir entfernen Schicht um Schicht, und häufig müssen wir jede einzelne genauer untersuchen. Wir tragen sie nacheinander ab. Arbeiten Sie auch weiterhin an bestimmten Gefühlen wie Wut, Angst oder Trauer, auch wenn diese momentan nicht im Vordergrund zu stehen scheinen. Häufig kommen sie hinter dem Schmerz zum Vorschein. Jeder körperliche Schmerz hat zumindest zum Teil auch eine emotionale Komponente.

Wenn Sie mit Schmerzen oder schwierigen Gefühlen zu tun haben, sollten Sie die vier grundlegenden Arzneien der Absoluten Gesundheit nicht vergessen, die wir in Teil I vorgestellt haben: Ernährung, Lebensstil, Beziehungen und Gemeinschaft sowie Lebenssinn. Alles ist miteinander vernetzt. Was wir zu uns nehmen, wie wir leben, wie wir mit anderen in Verbindung stehen und was uns bewegt – all diese Dinge beeinflussen unsere Gefühle. Und unsere Gefühle beeinflussen unsere Entscheidung für diese oder jene Ernährung und umgekehrt. Wir essen vielleicht Dinge, die unsere Angst, unsere Wut und Reizbarkeit, unseren Kummer oder unseren körperlichen Schmerz verstärken. Vielleicht treiben wir auch Sport auf eine Weise, die uns nicht guttut.

Wenn wir uns auf den Weg der emotionalen Heilung begeben, kann es hilfreich sein, heilende Erfahrungen zu machen, ohne dass wir uns dafür kräftemäßig verausgaben müssen. Hilfreiche Techniken und Heiler sind Freunde, die uns das ermöglichen: Damit sind alle Methoden gemeint, die auf der tiefinneren Verbundenheit zwischen Gefühlen und dem physischen Körper aufbauen. Sie erleichtern uns die emotionale Heilung.

Die Heimkehr, immer und immer wieder

Erwarten Sie nicht, sich auf immer und ewig von schwierigen Gefühlen befreien zu können. Und denken Sie nicht, dass Sie bei der Anwendung der hier vorgestellten Prinzipien etwas falsch machen, wenn es trotzdem überall ruckelt.

Das Leben wird uns immer vor Herausforderungen stellen, die wir als schwierig und belastend empfinden. Manchmal haben Sie vielleicht das Gefühl, dass Sie vom Leben herumgeworfen werden. Und natürlich würden Sie gerne vor all dem davonlaufen. Aber Sie haben stets die Möglichkeit, zu Ihrer grundlegenden Natur heimzukehren, zur wahren Essenz Ihres Seins, zum Geistesfrieden.

Dorthin gelangen Sie, indem Sie innehalten und einfach nur sind. Indem Sie sich fallen lassen in die Stille. Von diesem Ort der Stille aus können Sie den Blick nach innen richten. Selbstgewahrsein – zu wissen, was Sie fühlen, und diese Gefühle ganz zu spüren – ist der erste Schritt, um schwierige Gefühle zu verändern, sie zu heilen. Es geht nur darum, dass Sie präsent sind mit dem, was Ihnen entgegenkommt. Das ist Ihr Pfad zum Gleichgewicht und zur Leichtigkeit. Das ist Ihr Pfad zu all dem, was Sie je brauchen werden, ganz egal, was um Sie herum vorgeht.

Und es gibt stets einen Weg nach Hause, immer und immer wieder.

Teil III

WIE SIE DIE WIRKLICHKEIT ERSCHAFFEN – VON INNEN HER

Alles ist Geist.
Was du denkst, das wirst du.
Buddha

Jeder Gedanke, den wir hegen, schafft unsere Zukunft.
Louise Hay

Vorstellungskraft ist alles.
Sie nimmt die künftigen Attraktionen unseres Lebens vorweg.
Albert Einstein

Kapitel 10

VOM WAHRNEHMEN DER GEFÜHLE ZUM WOHLBEFINDEN

Alles ist vernetzt. Absolut alles. Die Menschen und Ereignisse und Umstände in unserem Leben, unsere Gedanken und Gefühle – sie alle stehen miteinander in Verbindung. Wie wir denken und fühlen, beeinflusst einfach alles. Wenn wir unser Denken und Fühlen verändern, verwandeln wir unser Leben und das, was wir darüber denken und fühlen – über die Menschen, Ereignisse und Umstände.

Das sagen der Buddha, zeitgenössische spirituelle Lehrer und sogar ein Physiker aus dem 20. Jahrhundert. Ich habe die Zitate zu Anfang dieses Abschnitts eben deshalb ausgewählt, weil sie genau diesen Sachverhalt beschreiben.

Viele Menschen sind davon überzeugt, dass unser Denken und Fühlen unsere Gesundheit beeinflusst. Das gehört zu den Grundideen dieses Buches. Dass unser Denken und Fühlen auch unsere Lebensumstände und die Ereignisse in unserem Leben beeinflussen soll, finden die meisten Menschen schon weniger plausibel. Wenn Sie ähnlich denken sollten, dann bitte ich Sie, Ihre Skepsis einmal kurz zur Seite zu schieben, während Sie Teil III dieses Buches lesen.

Wenn wir unsere Wünsche wahr machen wollen, müssen wir damit in uns anfangen. Alles, was wir in unserem Leben je brauchen werden –, hat seine Wurzeln in uns. Und das heißt: Wir müssen lernen, zu sein, und jedes Tun aufgeben. Der einzige Weg, wie wir tatsächlich etwas bewirken können, ist aufzuhören, etwas bewirken zu wollen. Innezuhalten und uns dem Sein zu überlassen. Sofort. Jetzt. Hier. Präsent sein mit allem, was ist. Präsent sein mit dem, was wir denken, fühlen und empfinden. So finden wir den Weg zu jenem Ort des Friedens, an dem uns die Absolute Gesundheit erwartet.

Geistesfriede. Ihn brauchen wir, wenn wir von innen her etwas manifestieren, das heißt, in unser Leben bringen wollen. Tatsächlich können wir nur aus ihm heraus unsere Wünsche erfüllen. Wenn wir das in der Außenwelt versuchen, wird es nicht funktionieren.

Wenn Ihnen das unrealistisch oder gar unmöglich erscheint, lesen Sie trotzdem weiter. Mithilfe der Übungen, die später folgen, können Sie sich durch eigene Erfahrung vom Gegenteil überzeugen.

Die drei Schritte des Manifestierens

Drei Schritte sind nötig, um etwas manifestieren zu können: Erstens müssen wir alle Gedanken und Gefühle klären, die uns daran hindern, uns gut zu fühlen, Frieden zu empfinden. Wir machen das, indem wir unsere Gefühle spüren, indem wir präsent sind mit dem, was ist. Im nächsten Schritt müssen wir lernen, uns gut zu fühlen. Wir müssen diesen Zustand inneren Friedens kultivieren. Von diesem Wohlgefühl ausgehend, tun wir den dritten Schritt: Wir nutzen unseren Geist als Arznei und formulieren aus unseren Wünsche eine Absicht.

Wir nehmen unsere Gefühle wahr, wir spüren Wohlbefinden, und wir manifestieren es – das ist der Ablauf. Wenn Sie also Gefühle der Angst, des Zweifels und der Unsicherheit haben – oder andere unerlöste Emotionen –, dann müssen Sie mit diesen präsent sein, um durch sie hindurchgehen und sie hinter sich lassen zu können. Sonst werden sie Ihnen unweigerlich in die Quere kommen.

Die Macht der Intention und die Kraft der Visualisierung – diese Dinge können wir nutzen, um den Wandel nicht nur in uns, sondern auch in der Welt um uns herum voranzutreiben. Diese Idee begegnet uns auch in den alten Weisheitstraditionen, bei zeitgenössischen spirituellen Gemeinschaften und selbst bei ganzheitlich orientierten Medizinern. Wenn wir unseren Wunsch als Absicht formulieren und diese visualisieren, können wir das Gewünschte in unser Leben bringen.

Doch nur unsere Vorstellungskraft zu mobilisieren, um unsere Wünsche vor unserem inneren Auge zu sehen, genügt nicht, wenn wir noch mit unerledigten

Gefühlen zu kämpfen haben. Wie ich bereits erklärt habe, funktionieren positive Affirmationen nicht, wenn es in uns Gedanken und Gefühle gibt, die unserem Wunsch entgegenstehen. Denn auch diesen hinderlichen Gedanken und Gefühlen wohnt die Kraft zur Manifestation inne. Genau wie unseren innigsten Wünschen. Daher müssen wir zuerst diese Gedanken und Gefühle transformieren. Wir müssen weg von diesem Ort des Ungleichgewichts und hin zum Ort des inneren Friedens.

Dann, und nur dann, können wir unser Wohlbefinden visualisieren, sodass es zu einer Absicht wird, die dann Gestalt annimmt. Nur dann können wir es in eine Affirmation umwandeln. Wenn wir das hinbekommen, wenn wir von innen her heil werden, dann werden wir die Früchte der emotionalen Heilung erfahren – denn wir werden von innen her manifestieren können, was wir wollen. Wir können Dinge geschehen lassen. Mühelos. Ohne uns anzustrengen.

Eines vorweg: Das heißt nun nicht, dass Sie künftig die Hände in den Schoß legen. Einfach zu »sein«, ohne je ins »Tun« zu kommen, kann auch ohne Früchte bleiben. Doch wenn wir lernen, präsent zu sein, stellen sich Klarheit, Lösungen und inspiriertes Handeln von selbst ein. An diesem Ort des Friedens zeigt sich uns klar und deutlich, was wir tun müssen. Dann können wir auch zur Tat schreiten – aber Klarheit und Handeln gehen in diesem Fall vom Sein aus, nicht von willentlichem Bemühen. So geschieht die Heilung. So stellt sich der Wandel ein. Mühelos. Ohne dass Sie an irgendwelchen Schrauben drehen müssten.

In diesem Kapitel geht es nun um den ersten Schritt im Prozess des Manifestierens: Wie Sie die Gedanken und Gefühle identifizieren und verändern, die Sie bisher immer blockiert haben. In Kapitel 11 befassen wir uns dann mit Schritt zwei und drei.

Sein, Nichttun – so vollzieht sich der Wandel

Es war mir nicht immer klar, dass wir Dinge nur verändern können, wenn wir den Wandel nicht erzwingen wollen. Vor etwas mehr als zehn Jahren lebte ich von Sozialhilfe. Ich hatte beschlossen, meine Praxis zu schließen und beruflich neue Wege einzuschlagen. Damit war der Geldfluss nicht mehr so stetig wie vorher. Dabei musste ich noch meine Studiendarlehen abbezahlen. Und meinen Lebensunterhalt in New York finanzieren.

Ich hatte ständig Ängste. Der Geldmangel machte mir wirklich Angst. Und diese Angst trieb mich an – ich strampelte mich rund um die Uhr ab, eine Lösung zu finden, meine Lage zu verändern, endlich das neue Kapitel in meinem Leben aufzuschlagen. Ich kämpfte und kämpfte. Und ich litt unter Erschöpfung. Emotional und körperlich.

Als ich aber die Lehren dieses Buches umsetzte, war mein Kampf ums Geld vorüber. Erst als ich aufhörte, mich abzuhampeln, als ich aufhörte, die Dinge krampfhaft in mein Leben ziehen zu wollen, geschahen sie wie von selbst. Als ich mit meinen Gefühlen in puncto Geld präsent sein konnte – statt mich von ihnen umtreiben zu lassen und krampfhaft eine Veränderung herbeiführen zu wollen –, änderten sich meine finanziellen Verhältnisse allmählich. Und mein ganzes Leben veränderte sich von da an auf fast wunderbare Weise.

Tatsächlich sind Wunder die natürliche Ordnung der Dinge, wenn wir den Weg frei machen. Und wir machen Weg frei, wenn wir präsent sind mit dem, was ist. So können wir heil werden. So können wir Dinge geschehen lassen. Wenn wir zur Seite treten, zeigt sich der Weg zu unseren Füßen. Ich machte den Weg frei und mein Pfad offenbarte sich.

Und ich machte die Erfahrung, dass alles vernetzt ist – Gesundheit, Finanzen, Beziehungen, Arbeit, der Lebensweg, der Lebenssinn. Alles in uns und um uns herum. Ein Ungleichgewicht in einem Bereich zieht alle übrigen in Mitleidenschaft. Heilung in einem Bereich heilt letztlich alle. Und es gibt keine Trennung, auch keine graduelle. Keine graduellen Schwierigkeiten. Scheinbares Chaos, scheinbare Krisen – alle Schwierigkeiten lösen sich auf in der Kraft der Präsenz. Genau das habe ich getan. Ich habe all meine Schwierigkeiten aufgelöst. Ich machte die überwältigende Erfahrung, dass alles miteinander vernetzt ist. Und ich durfte zusehen, wie das neue Kapitel aufgeschlagen wurde. All das nahm seinen Anfang, als ich meine Ängste heilte. Indem ich mit ihnen präsent war.

Geldprobleme werden im Innern gelöst

Viele Menschen haben Geldsorgen. Geld scheint regelmäßig der Faktor zu sein, der uns vom Wandel abhält. Es sieht so aus, als hätten wir immer zu wenig davon. Achtung: Es sieht aber nur so aus. Tatsächlich sind es nicht unsere Finanzen, die uns Grenzen setzen, wenn wir das Gefühl haben, kein Geld zu haben. Es sind unsere Gedanken und Gefühle. Und das gilt für jeden unserer Lebensbereiche.

Geldprobleme finden in unserem Innern statt – wie alle Herausforderungen, mit denen wir konfrontiert sind. Und die Lösung für diese Probleme liegt auch in uns.

Wenn wir das Gefühl haben, es läge am Geld, dass wir nicht das Leben führen können, das wir uns wünschen, dann ist der erste Schritt zum Wandel, dass wir mit den Gefühlen rund ums Geld präsent sind. Zu diesem Zweck müssen wir auch unsere ungelösten emotionalen Probleme durcharbeiten, auch wenn sie auf den ersten Blick keine Verbindung mit unseren Geldsorgen zu haben scheinen.

Alles ist vernetzt. Wenn wir an Wut, Angst oder Trauer festhalten – auch wenn es dabei nicht um Geld zu gehen scheint –, müssen wir diese Gefühle erforschen. Alle Gefühle, die wir in uns vergraben haben, halten uns vom Manifestieren unserer Wünsche ab, ob es nun um Geld geht oder um andere Dinge.

Die Übungen in diesem und im nächsten Kapitel werden Ihnen zeigen, wie Sie das bewerkstelligen können – wie Sie jene Gefühle erkunden und verändern können, die Sie davon abhalten, Ihre Wünsche wahr zu machen.

Instrumente Absoluter Gesundheit gegen Blockaden des Wandels

Diese drei Übungen bringen Sie in Kontakt mit dem, was Sie verändern möchten. Und mit allen Gefühlen, die Sie daran hindern könnten. Mit diesen Gefühlen oder Widerständen präsent zu sein ist der einzige Weg, sie zu ändern. Die Übungen sollten nacheinander ausgeführt werden, aber Sie können zwischendrin auch gerne Pausen einschieben.

Zuerst kommt eine zweiteilige Tagebuchübung. Sie erstellen zwei Listen, die Ihnen Klarheit geben über das, was Sie ändern wollen, beziehungsweise über das, was Sie nicht ändern zu können glauben. In der Spiegelübung können Sie diesen Gefühlen nachgehen. Und das abschließende Somatic Experiencing hilft Ihnen, die Gefühle im Körper zu orten und sie loszulassen.

Tagebuch: Was möchten Sie ändern?

Im ersten Teil der Tagebuchübung konzentrieren Sie sich darauf, was Sie gerne verändern möchten. Im zweiten Teil beschäftigen Sie sich mit Dingen, die Sie für unabänderlich halten. Beide Listen sollten Sie für die nachfolgenden Übungen bereithalten.

- Suchen Sie sich einen ruhigen Ort, an dem Sie nicht gestört werden. Legen Sie Papier und Stift bereit, auch wenn Sie sonst nur auf der Tastatur schreiben.

- Nun erstellen Sie eine durchnummerierte Liste all dessen, was Sie in Ihrem Leben gerne ändern würden. Von absolut allem. Was auch immer es sein mag: Ihre Gesundheit, Beziehungen, Geldfragen, Arbeit, Lebensweg oder Lebenssinn. Was immer Ihnen in den Sinn kommt, schreiben Sie es auf.

- Nun beschreiben Sie für jeden einzelnen Punkt, was sich daran genau ändern sollte. Auch wenn Ihnen der Wandel schwierig oder gar unmöglich vorkommt. Schreiben Sie einfach alles auf, was Sie gerne anders hätten.

- Schreiben Sie einfach drauflos, was immer Ihnen durch den Kopf geht. Grammatik, Rechtschreibung, Interpunktion und Stil sind hier Nebensache. Schreiben Sie aber nicht mehr als nötig. Wenn ein Stichwort, ein paar Worte oder ein Satz klar genug sind, dann lassen Sie es dabei bewenden.

- Wie immer: Bewerten Sie das Geschriebene nicht. Es gibt nichts, was Sie sollten oder müssten, kein Richtig und kein Falsch.

- Wenn Sie das Gefühl haben, mit Ihrer Wunschliste nie an ein Ende zu kommen, ist das auch okay. Sobald Sie aufhören möchten, horchen Sie noch einen Augenblick in sich hinein. Kommen neue Gedanken oder Gefühle auf? Wenn ja, können Sie damit weiterarbeiten.

- Wenn die Übung gefühlsmäßig für Sie beendet ist, praktizieren Sie etwa eine Minute lang die Bauchatmung.

- Nun gehen Sie über zum zweiten Teil der Übung. Sie lesen sich Ihre Liste durch und erstellen eine zweite Liste, in die Sie alles aufnehmen, was Sie für undurchführbar halten. Alles, was Ihnen zu schwierig erscheint oder gar unmöglich. Was immer Ihnen einfällt, schreiben Sie es auf.

- Erklären Sie bei jedem Punkt, warum Sie ihn für unveränderlich halten.

- Auch hier lassen Sie alles aufs Papier fließen, was sich in Ihrem Bewusstsein abspielt. Schreiben Sie, was immer Ihnen im Moment durch den Kopf geht, ganz egal was. So detailliert wie möglich. Auch hier bleiben Rechtschreibung und Grammatik außen vor.

- Vermeiden Sie jede Art von Bewertung. Es gibt kein Richtig oder Falsch.

- Wenn Sie aufhören möchten, halten Sie kurz inne und achten Sie auf neue Gedanken. Diese können Sie sofort bearbeiten oder Sie machen die Übung später nochmals.

- Wenn Sie das Gefühl haben, dass die Übung abgeschlossen ist, praktizieren Sie circa eine Minute die Bauchatmung.

Spiegelarbeit: Dem Widerstand eine Stimme geben

- Suchen Sie sich einen ruhigen Ort, an dem Sie sich geborgen fühlen und an dem Sie ungestört sind. Setzen oder legen Sie sich hin, was immer Ihnen am angenehmsten ist.

- Praktizieren Sie eine oder zwei Minuten lang die Bauchatmung, damit Sie sich besser auf die Übung einlassen können.

- Nun gehen Sie die zweite Liste mit den Dingen durch, von denen Sie glauben, sie nicht ändern zu können.

- Halten Sie Ihren Handspiegel entweder mit beiden Händen oder mit der nichtdominanten Hand. Sehen Sie während der ganzen Übung Ihrem Spiegelbild direkt in die Augen.

- Nun erzählen Sie dem Spiegel bei jedem einzelnen Punkt, was Sie fühlen. Beschreiben Sie, was Sie davon abhält, diese Veränderungen im Leben umzusetzen. Sprechen Sie alles aus, was Ihnen in den Sinn kommt – buchstäblich alles, was Sie denken oder fühlen.

- Wenn Sie zum nächsten Punkt auf der Liste übergehen, wenden Sie natürlich die Augen kurz ab. Kehren Sie dann einfach mit dem Blick zu Ihrem Spiegelbild zurück.

- Wenn Sie nicht wissen, was Sie sagen sollen, wenn sich die Übung für Sie irgendwie merkwürdig anfühlt, dann sagen Sie das. So können Sie den Fluss Ihrer Gefühle aufrechterhalten.

- Vielleicht tauchen neue Gefühle auf, die Sie beim Tagebuchschreiben nicht hatten. Das kann Wut sein oder Angst oder Trauer. Wenn ja, lassen Sie sie kommen und beschreiben Sie sie dem Spiegel.

- Wie immer unterziehen Sie das Geschriebene keiner Bewertung. Sie müssen nichts. Und es gibt kein Richtig oder Falsch.

- Wenn Sie das Gefühl haben, dass die Übung abgeschlossen ist, legen Sie den Spiegel weg und machen eine Minute lang die Bauchatmung.

Somatic Experiencing: Den Widerstand wahrnehmen und verändern

- Suchen Sie sich einen ruhigen Ort, an dem Sie sich wohl- und sicher fühlen und an dem Sie ungestört bleiben. Setzen oder legen Sie sich hin.

- Üben Sie gut eine Minute lang die Bauchatmung.

- Nehmen Sie die zweite Liste zur Hand, auf der all das steht, was Sie nicht ändern zu können glauben.

- Nun benennen Sie für jeden Punkt auf dieser Liste die Gefühle, die Sie dazu haben – und die Sie glauben lassen, da könne man nun mal nichts ändern. Das können die gleichen Gefühle sein, denen Sie schon bei der Spiegelübung Ausdruck verliehen haben, oder andere. Nennen Sie diese Gefühle laut oder für sich selbst beim Namen. Sie benennen sie einfach nur, ohne sie zu bewerten.

- Im nächsten Schritt schließen Sie die Augen und lokalisieren Sie die zu den einzelnen Punkten gehörigen Gefühle im Körper. Lassen Sie sich tief in Ihren Körper fallen.

- Dieses Verorten kann sich als rein körperliche Empfindung bemerkbar machen, aber auch als Schmerz oder als komisches Gefühl. Vielleicht spüren Sie überhaupt nichts Konkretes, aber Ihre Aufmerksamkeit wandert zu einer bestimmten Stelle im Körper. Dann atmen Sie dort hinein. Langsam und tief, aus dem Bauch heraus.

- Versuchen Sie nicht, diese Gefühle loszuwerden. Bleiben Sie einfach bei dem, was Sie fühlen und empfinden.

- Wenn es machbar ist, legen Sie eine oder beide Hände leicht auf diese Stelle. Aber Sie können die Hände natürlich auch einfach bequem ruhen lassen.

- Diesen Prozess durchlaufen Sie mit allen Gefühlen, die auftreten. Atmen Sie in die Stelle hinein, an der sich das Gefühl im Körper bemerkbar macht. Und verweilen Sie mit Ihren Empfindungen.

- Wenn die Übung für Sie abgeschlossen ist, machen Sie die Bauchatmung. Legen Sie die Handflächen sachte über die Augen und beenden Sie die Übung so wie alle vorhergehenden.

Überlegungen zu den Übungen

Wenn Sie etwas manifestieren möchten, müssen Sie zuerst jene Gedanken und Gefühle abbauen, die Sie daran hindern. Wie immer machen Sie das, indem Sie einfach damit präsent bleiben. Möglicherweise müssen Sie auch die Übungen zum Spüren solcher Gefühle wiederholen, denn Gefühle kommen und gehen. Wenn Sie aber öfter üben, werden sie schwächer und verschwinden schließlich ganz. Und Sie werden sich wohlfühlen, erfüllt von Frieden. Sie können dieses Wohlgefühl kultivieren und tief in diesen inneren Frieden eintauchen. Dies ist der Ort, von dem aus Manifestation wirklich geschehen kann.

Kapitel 11

WIE SIE DINGE WIRKLICHKEIT WERDEN LASSEN

Ihr Geist ist Ihre Arznei. Gelingt es Ihnen, sich Ihren Geist dienstbar zu machen, ihn so einzusetzen, dass er Ihre Bestrebungen unterstützt – dann können Sie Ihre Wünsche tatsächlich wahr werden lassen. Sie können selbst das scheinbar Unmögliche vollbringen. Sie können wahre Wunder wirken.

In Kapitel 10 haben Sie den ersten Schritt in diesem Prozess kennengelernt: jene Gedanken und Gefühle zu identifizieren und zu verändern, die Sie blockieren. In diesem Kapitel geht es um Schritt 2 und 3 dieses Vorgangs.

Im zweiten Schritt lernen Sie, sich wohlzufühlen, Geistesfrieden zu kultivieren, diesen inneren Zustand der Zufriedenheit. Wenn wir die Gedanken und Gefühle transformiert haben, die unseren Wünschen und Bedürfnissen im Weg stehen, wenn wir also die Samen des Wohlgefühls in Geist und Körper gesetzt haben, dann können wir zum dritten Schritt übergehen: unseren mächtigen Geist auf unsere Absicht auszurichten. Auf das, was wir brauchen und uns wünschen. Der Geist ist starke Medizin, er kann tatsächlich Dinge Wirklichkeit werden lassen.

Vergessen Sie aber nicht: All das – das Wahrnehmen der Gefühle, das Wohlbefinden und die Erfüllung unserer Wünsche – kommt nur im Geiste der Leichtigkeit, nicht durch Anstrengung und Mühe zustande. All dies fließt uns aus dem Sein zu, nicht aus dem Tun: Indem wir verweilen bei dem, was ist. Alles, was wir je brauchen, um im Leben zufrieden zu sein, entspringt dem Sein. Nicht dem Tun und Machen.

Wie Sie ins Wohlbefinden eintauchen

Es gibt viele Möglichkeiten, um den zweiten Schritt in diesem Prozess zu vollziehen, einzutauchen in diesen Ort des inneren Friedens, wo Sie Wohlbefinden erfahren und Dinge Wirklichkeit werden lassen können. Dankbarkeit ist eine davon. Das Spiel ist eine weitere – ein Spiel, an dem man sich völlig überlässt wie ein Katzen- oder Hundewelpe oder wie ein Baby. Tun Sie, was Sie bewegt, was sich gut anfühlt. Tun Sie, was Ihr Herz zum Singen bringt. Hier geht es um Dankbarkeit und ums Spielen.

DANKBARKEIT

Dankbarkeit ist eine mächtige Medizin. Sie kann unser Gehirn verändern, unseren Körper, ja, unser ganzes Leben verwandeln. Indem wir uns alles vergegenwärtigen, wofür wir dankbar sind, legen wir die Samen guter Gefühle in Geist und Körper.

Dankbarkeit ist ein fantastisches Antidepressivum. Und es wirkt auch bei Ängsten beziehungsweise Schlaflosigkeit. Tatsächlich ist Dankbarkeit eine wahre Superdroge. Sie wirkt Wunder in Geist und Körper. Forschungsarbeiten zeigen, dass Dankbarkeit die neuronalen Netzwerke im Gehirn verändert, und damit auch die Gehirnchemie. Sie ändert die Verbindungen zwischen jenen Gehirnarealen, die Gefühle empfinden, und jenen, die uns Gefühle einfach nur wahrnehmen lassen, ohne auf sie zu reagieren. Sie verringert Entzündungsmarker im Blut, senkt die Herzfrequenz und steigert die Herzfrequenzvariabilität – die ein gesundes Herz anzeigt. Dankbarkeit senkt den Spiegel der Stresshormone im Blut und bewirkt eine vermehrte Ausschüttung unserer »Glückshormone«, der Neurotransmitter Dopamin und Serotonin.[82]

Allein das Gefühl von Dankbarkeit macht Menschen gesünder und glücklicher. Dankbarkeit allein senkt den Blutdruck, lindert Schmerzen, reduziert Stress, verbessert die Schlafqualität ebenso wie die Stimmung und lässt uns Asthma effektiv kontrollieren. Dankbar zu sein macht Menschen mit Herzkrankheiten und ältere Erwachsene gesünder. Auch Suchtprobleme und Essstörungen werden durch Dankbarkeit gelindert.[83]

Tagebuch: Dankbarkeit ausdrücken

Diese Tagebuchübung hilft Ihnen, Dankbarkeit zu zeigen für all das, was in Ihrem Leben passiert.

- Suchen Sie sich einen ruhigen Ort, an dem Sie ungestört sind. Legen Sie Papier und Stift bereit, auch wenn Sie üblicherweise am Computer schreiben.

- Nun üben Sie einige Minuten lang die Bauchatmung, um sich tiefer auf die Übung einlassen zu können.

- Dann erstellen Sie eine durchnummerierte Liste von allen Dingen, für die Sie im Leben dankbar sind – Menschen, Lebensumstände, Ereignisse. Schreiben Sie alles auf, was Ihnen durch den Kopf geht. Wenn Sie das schwierig finden, fangen Sie mit kleinen Dingen an: die Sonnenstrahlen nach einem Regentag, der Aufzug in dem Hochhaus, in dem Sie wohnen.

- Lassen Sie alle Gedanken aufs Papier fließen. Grammatik und Rechtschreibung spielen hier keine Rolle. Fassen Sie sich aber kurz. Schreiben Sie nur so viel, dass Sie hinterher noch wissen, worum es ging.

- Und natürlich bewerten Sie Ihre Worte nicht. Es gibt nichts, was Sie hier falsch machen könnten.

- Wenn Sie aufhören möchten, halten Sie kurz inne und achten Sie darauf, ob sich neue Gedanken einstellen. Wenn ja, können Sie mit diesen weitermachen. Oder Sie wiederholen die Übung später noch einmal.

- Wenn die Übung Ihrem Gefühl nach abgeschlossen ist, praktizieren Sie eine oder zwei Minuten lang die Bauchatmung.

Spiegelarbeit: Wie Sie sich selbst schätzen lernen

Hier geht es darum, Dankbarkeit und Wertschätzung für sich selbst auszudrücken. Manchmal ist es einfacher, Dankbarkeit für andere Menschen und Umstände zu zeigen als für sich selbst. Aber wir müssen lernen, auch uns selbst wertzuschätzen. Sonst ergreifen Selbstzweifel und Unsicherheit von uns Besitz. Aber gerade diese Gefühle verhindern Dankbarkeit und damit die Effekte, die unser Gehirn und unser Leben zum Positiven wenden.

- Suchen Sie sich einen ruhigen Ort, an dem Sie sich geborgen fühlen und ungestört sind. Setzen oder legen Sie sich hin, was immer Ihnen angenehmer ist.

- Üben Sie zuerst ein paar Minuten lang die Bauchatmung.

- Dann nehmen Sie Ihren Handspiegel entweder mit beiden Händen oder mit der nichtdominanten Hand. Schauen Sie während der ganzen Übung Ihrem Spiegelbild in die Augen.

- Und nun sagen Sie sich, was Sie an sich mögen. Verwenden Sie dazu Ich-Sätze. Sprechen Sie aus, was immer Ihnen in den Sinn kommt, ohne sich selbst zu zensieren. Hören Sie nicht auf zu reden, um den Gedankenfluss nicht zu unterbrechen.

- Wenn Ihnen das schwerfällt, wenn Ihnen nichts einfällt, dann überlegen Sie, was andere Leute an Ihnen schätzen. Beschreiben Sie diese Dinge aber immer in der ersten Person: »Ich …«

- Kommen Selbstzweifel oder Unsicherheit auf oder hängen Sie fest, zum Beispiel, weil Sie sich dumm vorkommen, dann sprechen Sie auch das aus. Sagen Sie, was immer Ihnen durch den Kopf geht. Würdigen Sie diese Gedanken und Gefühle. Dann wenden Sie sich wieder Ihrem Spiegelbild zu und sagen ihm, was Sie an sich mögen.

- Wenn Sie aufhören möchten oder feststecken, fangen Sie wieder von vorne an. Wiederholen Sie, was Sie gerade gesagt haben. Sagen Sie dem Spiegel alles, was Sie an sich mögen. Wenn neue Gedanken und Gefühle auftauchen, verleihen Sie auch diesen Ausdruck.

- Wenn die Übung sich für Sie abgeschlossen anfühlt, machen Sie etwa eine Minute lang die Bauchatmung.

Überlegungen zur Übung

Wenn es Ihnen schwerfällt, Dankbarkeit zu zeigen oder eine Liste jener Dinge aufzustellen, für die Sie dankbar sind, sollten Sie diese Übung des Öfteren wiederholen. Machen Sie die Dankbarkeit zu Ihrer täglichen Arznei, zu Ihrer täglichen Meditation. Vielleicht vor dem Schlafengehen oder morgens, unmittelbar nach dem Aufwachen. Und auch tagsüber können Sie sich immer mal wieder Zeit nehmen, um Gedanken der Dankbarkeit zu pflegen.

Wenn Sie lieber schreiben, als in den Spiegel zu gucken, machen Sie eine Tagebuchübung daraus. Oder Sie sprechen laut aus, was Sie empfinden – ohne Spiegel. Wenn Ihnen das merkwürdig vorkommt und Sie unsicher sind, dann verweilen Sie mit diesen Gefühlen, die Ihnen den Zugang zu all jenem verwehren, was an Ihnen wunderbar ist. Wenn Sie damit präsent sein können, bauen Sie Ihre Selbstwertmuskeln auf.

Und Sie trainieren diese Muskeln, indem Sie sich in Dankbarkeit üben. So legen Sie neue Verbindungen im Gehirn und sorgen dafür, dass diese Glückshormone ausgeschüttet werden, die Ihrer Gesundheit und Ihrem Wohlbefinden dienen. Auf diese Weise bereiten Sie die Bühne für die Verwirklichung Ihrer Wünsche. Sobald wir innerlich zufrieden sind, können wir Dinge geschehen lassen.

SPIELEN

Der Lebensstil gehört zu den vier grundlegenden Arzneien. Und dazu gehört nun einmal das Spielen. Es ist das kreative Vorrecht von Kindern, Kätzchen und Welpen. Und eine weitere Wunderdroge, eine weitere Wohlfühl-Medizin. Wenn wir genug spielen, brauchen wir vielleicht sonst nichts mehr.

Wie die Dankbarkeit verändert auch das Spielen unsere Gehirnstruktur. Es bewirkt die Ausschüttung von Glückshormonen und aktiviert den Parasympathikus, der Ruhe, Heilung sowie Reparatur- und Verjüngungsprozesse ankurbelt. Spielen bringt uns zum Lächeln – äußerlich und innerlich. Manchmal genügt sogar das Lächeln allein, um all diese Wunder zu wirken – unser Gehirn zu verändern, die Glückshormone auszuschütten, Gesundheit und Wohlbefinden zu fördern. Das Spielen legt hierfür die Samen in Geist und Körper.

Meditation: Das innere Bild vom Spiel

Diese Achtsamkeitsmeditation umfasst auch Somatic Experiencing, wodurch Sie lernen, sich intensiver zu freuen und ein Lächeln zu wagen.

- Suchen Sie sich einen ruhigen Ort, an dem Sie sich sicher fühlen und nicht gestört werden. Setzen oder legen Sie sich hin, was immer Ihnen angenehmer ist. Achten Sie darauf, dass Ihre Atmung nicht behindert ist. Bei Bedarf lockern Sie die Kleidung am Bauch.

- Schließen Sie die Augen und praktizieren Sie einige Minuten lang die Bauchatmung. Folgen Sie dem Luftstrom, der durch die Nasenlöcher ein- und austritt.

- Dann denken Sie an etwas, was Ihnen Spaß macht. Was auch immer Sie gerne tun, was Ihr Herz zum Klingen bringt, was Ihnen ein gutes Gefühl vermittelt. Ob es sich nun um Erinnerungen handelt, um Wünsche, um Visionen oder etwas, was Sie buchstäblich noch nie getan haben.

- Wenn es für Sie eine Herausforderung ist, spielerische Erinnerungen oder Visionen zu finden, dann denken Sie an spielende Katzen- oder Hundewelpen. An etwas, das in Ihrem Herzen das Bild von Spiel und Spaß wachruft.

- Dabei lächeln Sie. Lassen Sie ein Lächeln um Ihren Mund spielen, auch wenn sich das anfangs unnatürlich anfühlen sollte. Lächeln Sie mehrere Minuten lang, während Sie Ihre Visionen von Freude, Spiel und Spaß Revue passieren lassen.

- Während Sie diese Bilder im Geist bewahren, spüren Sie nach, wo sich diese Gefühle im Körper äußern. Lassen Sie sich tief in Ihren Körper hineinfallen. Wohin wandert Ihre Aufmerksamkeit? Welche Empfindungen haben Sie? Können Sie damit einfach verweilen? Führen Sie diese Übung ein paar Minuten lang fort.

- Wenn sich Gedanken und Gefühle einstellen, die einen Misston in Ihre spielerischen Visionen bringen – Selbstzweifel, Unsicherheit oder andere Empfindungen –, dann lassen Sie auch diese zu. Seien Sie mit ihnen präsent. Lokalisieren Sie diese Gefühle im Körper. Dann kehren Sie zur Vision der blanken Freude zurück.

- Wenn sich die Übung für Sie abgeschlossen anfühlt, praktizieren Sie für ein oder zwei Minuten die Bauchatmung.

Überlegungen zur Übung

Wenn es für Sie schwierig ist, Zugang zu Ihrem inneren Kind, zum Spiel zu finden, dann halten Sie inne und schauen Sie anderen beim Spielen zu. Kindern, Hunden, Katzen – wie sie sich vollkommen selbstvergessen ihren spontanen Impulsen überlassen. Sehen Sie sich lustige Filme an. Tun Sie, was immer Ihnen dabei hilft, Ihre Spielmuskeln aufzubauen und ein Lächeln auf Ihre Lippen zu zaubern.

Angenehme Gefühle ziehen angenehme Gefühle nach sich. Diese wiederum verkabeln das Gehirn neu und bereiten die Bühne für die Verwirklichung Ihrer Wünsche.

Absicht als Medizin

Wenn wir die ersten beiden Schritte auf dem Weg zur Verwirklichung unserer Wünsche getan haben – unsere hinderlichen Gefühle und Gedanken zu transformieren sowie die Saat des Wohlbefindens auszubringen –, sind wir bereit für den dritten Schritt: unsere Absicht zu formulieren.

Dazu gehört, dass wir uns all das vorstellen, was wir gerne in unserem Leben hätten. Visualisieren, was wir uns wünschen. Vielleicht einen gesünderen Körper, eine veränderte Beziehung, einen neuen Job, ein Heim auf einer tropischen Insel oder Freiheit von finanziellen Sorgen. Oder auch etwas ganz anderes. Wenn wir uns vorstellen, was wir brauchen und uns wünschen, wenn wir hinspüren, wie sich das gewünschte Leben anfühlt – das ist unsere Absicht.

Absichten verändern unsere Gehirnarchitektur, unseren Körper und unseren Geist. Sie senken den Spiegel der Stresshormone in unserem Leib. Sie aktivieren das parasympathische System. Sie sind die stärkste Medizin, wenn wir etwas Wirklichkeit werden lassen wollen. Wenn wir unseren Geist benutzen, um ein Vorstellungsbild zu schaffen, eine Visualisierung, und wenn wir lebhaft fühlen, was wir visualisieren, dann können wir diese Dinge auch ins Leben rufen. Denn tatsächlich ist unser Geist die stärkste Medizin.

Wissenschaftliche Studien erforschen die Wirkungen solcher Intentionen – und geführter bildlicher Vorstellungen ganz allgemein: im Hinblick auf ihre Effekte bei Angst und Depressionen, Schmerzen, Blutdruck, Immunfunktion, Arthrose, Asthma und Schuppenflechte. Aber auch im Hinblick auf ihre gesundheitlichen Auswirkungen bei Patienten mit einer Krebs- oder Herzerkrankung oder bei Patienten, die eine Herz-OP hatten. Und das sind bei Weitem nicht alle untersuchten Fälle.[84] Die Resultate fielen jedoch unterschiedlich aus. Manchmal zeigte sich eine eindeutig positive Wirkung, dann wieder nicht. Das bedeutet aber nicht, dass ein plastisches Vorstellungsbild die Gesundheit nicht verbessern oder Ihre Wünsche nicht wahr machen kann. Vorstellungskraft, Visualisierung und das lebhafte Gefühl von Wohlbefinden – was mit anderen Worten heißt, dass wir unseren Geist als Medizin verwenden – all das zusammen kann Wohlbefinden tatsächlich erzeugen.

HEILUNG DURCH INTENTION: DIE GESCHICHTE VON JOE DISPENZA

Albert Einstein kannte die Macht der Vorstellungskraft. In seinen Augen war sie die schöpferische Kraft schlechthin: *»Sie nimmt die künftigen Attraktionen unseres Lebens vorweg«*, sagte er.

Als Beleg werde ich Ihnen die Geschichte von Dr. Joe Dispenza erzählen. Sie zeigt, wie stark die Medizin unseres Geistes tatsächlich ist und wie wir sie zur Selbstheilung nutzen können, auch wenn unsere Chancen angeblich sehr schlecht stehen oder die Schulmedizin Heilung für unmöglich hält.[85] Unser Geist kann Wunder wirken. Genauer gesagt: scheinbare Wunder. Denn Wunder sind die natürliche Ordnung der Dinge, sobald wir ihrem Wirken nicht mehr im Weg stehen.

Dr. Dispenza war Chiropraktiker sowie begeisterter Radfahrer und Triathlet. Bei einem Radrennen erlitt er eine schwere Verletzung, als er mit einem SUV zusammenstieß. Seine Wirbelsäule war an mehreren Stellen gebrochen, sein Geist vom Aufprall betäubt. Die Ärzte empfahlen eine riskante Operation, bei der seine Wirbelsäule mit Metallstäben stabilisiert werden sollte. Sie erklärten ihm, dies sei seine einzige Chance, je wieder gehen zu können. Danach würde er insgesamt sechs Monate in einem Ganzkörpergips liegen müssen. Doch höchstwahrscheinlich würde er trotz allem nicht wieder gehen können. Man prophezeite ihm ein Leben im Rollstuhl und kognitive Beeinträchtigungen. Das Unfalltrauma würde seinen Verstand dauerhaft paralysieren, hieß es.

Dispenzas erste Reaktion auf diese Mitteilungen war nur allzu verständlich: Er war niedergedrückt, vollkommen deprimiert und hoffnungslos. Doch nachdem er viele Nächte in seinem Krankenhausbett zugebracht und sich das Schlimmste ausgemalt hatte, beschloss er, das Ganze umzukehren. Er konzentrierte sich auf das, was er sich wünschte, und nicht auf das, was er nicht wollte für sein Leben. Er malte sich aus, wie seine gebrochene Wirbelsäule heil wurde. Er stellte sich all die Dinge vor, die er wieder tun würde, sobald seine Wirbelsäule geheilt wäre. Alles Dinge, die er im Rollstuhl nie machen könnte. Er malte sich jedoch aus, wie er genau das tat. Er setzte auf den Geist, um seinen Körper zu heilen.

Weniger als zehn Wochen, nachdem er mit diesen Übungen angefangen hatte, heilten die Brüche. Zehn Wochen später war er wieder an der Arbeit und konnte sogar Sport treiben. Und heute, mehr als dreißig Jahre später, hat er immer noch keine Nachwirkungen von dem Unfall. Sein Geist war seine stärkste Medizin.

Die Geschichte von Joe Dispenza ist kein sagenhafter Glücksfall – keine unerklärliche, einmalige Spontanheilung, die nie jemand für möglich gehalten hätte. Sie ist nur ein gutes Beispiel dafür, was geschehen kann, wenn wir den Weg frei machen. Wenn wir über jene Gefühle und Gedanken hinauswachsen, die uns einschränken. Wenn wir die Samen des Wohlbefindens setzen können. Wenn wir unseren Geist als die kraftvolle Medizin gebrauchen, die er ist.

DAS GEBET ALS ARZNEI

Auch Gebete sind eine kraftvolle Medizin. Denn im Gebet formulieren wir üblicherweise eine Absicht, und zwar im Rahmen unserer spirituellen oder religiösen Praxis.

Wie die Effekte von Intentionen und Visualisierungen von der Wissenschaft untersucht wurden, so gibt es auch Studien über das Beten – sowohl für sich selbst als auch für andere. Für Patienten auf einer Station für Herzkranke, für Patienten, die sich einer Operation unterziehen mussten, für Patienten mit Krebs und Asthma, für Frauen, die eine künstliche Befruchtung wollten.[86] Die Ergebnisse fielen recht unterschiedlich aus, aber für viele Menschen funktionierte es, wenn sie für ihr Wohlbefinden beteten, für schöne Erlebnisse und für gute Resultate. Und es schien auch zu helfen, wenn andere Menschen für sie beteten. Der eigentliche Beweis für solche Dinge aber liegt in unserer Erfahrung. Unserer Intuition. Unserem Bauchgefühl. Sie und nur Sie wissen, was für Sie funktioniert und was nicht.

Wenn das Gebet Teil Ihres Lebens ist, dann kommen Sie damit vermutlich eher zurecht als mit dem Formulieren von Absichten. Bleiben Sie dann einfach bei Ihren Gebeten. Aber auch das Gebet wirkt besser, wenn Sie es aus einem Zustand des Wohlbefindens heraus sprechen. Denn dieser macht uns bereit, Dinge Wirklichkeit werden zu lassen.

Instrumente absoluter Gesundheit für das Verwirklichen von Wünschen

Ihr Geist ist Ihre Arznei. Wenn Sie so von ihm Gebrauch machen können, dass er für Sie und nicht gegen Sie arbeitet, dann können Sie Ihre Wünsche Wirklichkeit werden lassen. In den folgenden drei Übungen lernen Sie, Ihre Absichten klar zu formulieren, sie zu spüren und im Körper zu lokalisieren. Es empfiehlt sich, diese Übungen hintereinander zu machen, denn so finden Sie leichter heraus, was Sie sich in Ihrem Leben wünschen und was Sie brauchen. Tagebuchübung und Meditation setzen einen Prozess der kreativen Visualisierung in Gang. Das Somatic Experiencing zeigt Ihnen, wie es sich im Körper anfühlt, wenn Sie diese Wünsche im Hier und Jetzt erleben.

Tagebuch: Ihren Träumen einen Namen geben

- Suchen Sie sich einen ruhigen Ort, an dem Sie ungestört sind. Legen Sie Papier und Stift bereit, auch wenn Sie normalerweise lieber tippen.

- Nun üben Sie einige Minuten lang mit geschlossenen Augen die Bauchatmung.

- Dann stellen Sie sich folgendes Szenario vor: Wenn Sie das Leben Ihrer Träume führen könnten, wenn Sie morgen aufwachten und tun könnten, was immer Ihnen gefällt, wie würde das aussehen? Legen Sie sich keine Beschränkungen auf. Ihre Möglichkeiten sind grenzenlos. Weder Finanzen noch Geografie, weder persönliche Beziehungen noch gesundheitliche Umstände, weder familiäre Verpflichtungen noch irgendetwas sonst behindern Sie. Stellen Sie sich einige Minuten lang Ihr Traumleben in allen Einzelheiten vor.

- Nun schreiben Sie diese Vision nieder. Mit allen Details. Lassen Sie alles aufs Papier fließen, ganz egal was. Wichtig: Schreiben Sie dabei in der Gegenwart, als würden Sie dieses Leben jetzt schon führen. Lassen Sie Ihren Stift frei übers Papier gleiten. Rechtschreibung und Grammatik zählen hier nicht.

- Wie immer: Bewerten Sie das Geschriebene nicht. Nichts, was Sie sich ausmalen, ist richtig oder falsch.

- Wenn Sie fertig sind, praktizieren Sie wieder ein paar Minuten lang die Bauchatmung.

Meditation: Ihre Träume visualisieren

Mit dieser Meditation lassen Sie das Leben Ihrer Träume vor Ihren Augen konkrete Gestalt annehmen.

- Suchen Sie sich einen ruhigen Ort, an dem Sie sich geborgen fühlen und ungestört bleiben. Setzen oder legen Sie sich hin. Achten Sie darauf, dass Sie frei atmen können. Lockern Sie bei Bedarf die Kleidung am Bauch.

- Üben Sie erst für circa eine Minute die Bauchatmung.

- Dann denken Sie über das Leben Ihrer Träume nach, das Sie soeben aufgeschrieben haben. Stellen Sie sich vor, es laufe auf einem Bildschirm vor Ihnen ab wie ein Film. Wie fühlen Sie sich dabei emotional und körperlich? Verweilen Sie mit diesen Bildern. Seien Sie mit ihnen präsent.

- Wenn Sie gerne aufhören würden oder sich unwohl fühlen, wenn Geräusche Sie ablenken und Zweifel aufkommen – dann beobachten Sie auch diese: Sie sind nichts anderes als weitere Gedanken und Empfindungen, bei denen Sie verweilen können. Danach kehren Sie wieder zu Ihrer kreativen Visualisierung zurück.

- Wenn Sie das Gefühl haben, dass die Übung abgeschlossen ist, praktizieren Sie wieder die Bauchatmung. Legen Sie locker die Handflächen über die Augen und beenden Sie die Übung.

Somatic Experiencing: Spüren Sie Ihre Träume

Mit dieser Übung können Sie Ihre Träume auf körperliche Weise erfahren, sie buchstäblich verkörpern. Gehen Sie allen Gefühlen und Empfindungen nach, die in Ihrem Körper entstehen, während Sie sich das Leben Ihrer Träume ausmalen. So lassen Sie dieses Leben Wirklichkeit werden.

- Suchen Sie sich einen ruhigen Ort, an dem Sie sich wohl- und sicher fühlen und an dem Sie ungestört sind. Setzen oder legen Sie sich hin.

- Schließen Sie die Augen und praktizieren Sie einige Atemzüge lang die Bauchatmung.

- Dann lenken Sie Ihre Aufmerksamkeit auf das, was Sie in der ersten Übung geschrieben haben. Stellen Sie sich das Leben Ihrer Träume in allen Einzelheiten vor. Erleben Sie es mit allen Sinnen: Sehen Sie es. Hören Sie es. Riechen Sie es. Schmecken Sie es. Fühlen Sie es.

- Nun spüren Sie der Vision in Ihrem Körper nach. Lassen Sie sich tief in Ihren Körper sinken. Wie fühlt sich die Vision dort an? Spüren Sie sie an einer bestimmten Stelle? Bleiben Sie bei Ihrer Vision, und beobachten Sie, wie sich Ihr Körper dabei anfühlt. Wohin bewegt sich Ihre Aufmerksamkeit? Wo sitzen die stärksten Empfindungen?

- Wenn sich Zweifel, Werturteile oder andere Gefühle störend in Ihre Vision mischen, dann richten Sie die Aufmerksamkeit nun auf sie. Spüren Sie diesen Gefühlen im Körper nach und verweilen Sie mit ihnen. Dadurch werden sie sich verändern.

- Dann kehren Sie mit der Aufmerksamkeit zum Atem zurück. Machen Sie die Bauchatmung, und richten Sie Ihr Augenmerk wieder auf Ihre Vision, die Sie mit allen Sinnen erfahren. Wiederholen Sie diesen Prozess des Öfteren. Lassen Sie sich in Ihren Körper fallen. Seien Sie mit der Vision in Ihrem Körper präsent. Verweilen Sie mit Ihren Empfindungen. Registrieren Sie, wie sich Ihr Körper sich dabei anfühlt.

- Wenn Sie die Übung beenden möchten, praktizieren Sie nochmal einige Minuten lang die Bauchatmung. Bedecken Sie die Augen mit den Handflächen und beenden Sie die Übung wie alle vorherigen.

Überlegungen zu den Übungen

Ich hoffe, dass Sie erkennen, welchen Wandel Sie durch diese Absichtsübungen herbeiführen können. Wenn Sie das Gefühl haben, dass Sie in einem bestimmten Lebensbereich auf der Stelle treten, schlage ich vor, dass Sie diese Blockade öfter zum Gegenstand dieser Übungen machen. Vielleicht sogar täglich. Die Zeit, wenn man zu Bett geht, eignet sich dafür besonders. Die Übungen werden Sie in einen erholsamen Schlaf sinken lassen. Wenn Sie umgekehrt morgens gleich nach dem Aufwachen üben, erwartet Sie ein guter Tag. Wenn Sie keine Lust auf die Tagebuchübung haben, machen Sie einfach nur die Meditation und das Somatic Experiencing – immer und immer wieder.

Aber vergessen Sie eines nie: Wenn Sie Zweifel haben oder unsicher sind, was Ihrer Vision entgegensteht, dann müssen Sie innehalten und sich diese Gefühle ansehen. Tauchen sie während der Übungen auf, dann verweilen Sie dabei, bis sie sich ändern und Sie darüber hinausgehen können. Denn es geht immer nur darum, dass Sie im Hier und Jetzt mit dem sein können, was ist. So entsteht Raum für einen Wandel. Anschließend können Sie sich wieder Ihren Absichten zuwenden – die Ihre Wünsche Wirklichkeit werden lassen.

Seien Sie präsent mit allem, was in Ihnen vorgeht. Das ist die Heimkehr zur Absoluten Gesundheit. Zu jenem Ort des inneren Friedens, an dem Sie Dinge zur Wirklichkeit machen können. Sie verändern Ihre Innenwelten und die Welt um Sie herum. Es hört sich an wie ein Wunder, aber das ist es keineswegs.

Wunder und Nichtanhaftung

Wunder sind tatsächlich die Ordnung der Dinge, wenn wir nicht im Weg stehen. Es gibt eine nichtsichtbare Welt jenseits von Glauben und Verstehen. Und dort haben die Wunder ihre Wurzeln. Darum geht es in Teil IV dieses Buches. Aber zuerst möchte ich Ihnen, was die Möglichkeit von Wundern angeht, noch ein paar Denkanstöße mit auf den Weg geben.

Es ist richtig, dass Sie Ihr Leben verändern können, indem Sie einfach nur sind, ohne sich ins Tun zu verrennen. Indem Sie hier sind. Das aber bedeutet nicht, dass Sie es unter Kontrolle haben, wie Ihre Lebensumstände sich wandeln. Welche Veränderungen sich tatsächlich einstellen, liegt nicht in unserer Hand. Daher ist es am besten, dass wir uns freimachen von allen Erwartungen an ein bestimmtes Ergebnis, wenn wir diese Übungen ausführen. Um ganz im Hier und Jetzt zu sein, mit dem, was im Augenblick ist – und das ist der Ausgangspunkt für jeden Wandel –, müssen wir unsere Erwartungen loslassen, unsere Anhaftung und jeden Versuch, das Geschehen zu kontrollieren. Seien Sie sicher, dass der Wandel geschehen wird. Aber er kann viel weiter gehen als alles, was Sie sich je vorgestellt haben.

Die Dinge ändern sich, wenn wir aufhören, uns um eine Änderung zu bemühen. So jedenfalls haben sich meine Geldprobleme gelöst. Ich habe den dreistufigen Prozess durchlaufen, um meine Wünsche Wirklichkeit werden zu lassen. Ich habe alle Übungen aus Teil III gemacht. Und ich hatte keine Vorstellung davon, wie meine finanzielle Situation sich ändern sollte oder was passieren müsste. Ich habe mich einfach dem Hier und Jetzt überlassen, mit allem, was ich empfand. Ich nahm meine Gefühle wahr, ich verspürte Wohlbefinden und ließ es Wirklichkeit werden. Ich bin mir selbst aus dem Weg gegangen, und siehe da: Mein Weg lag vor meinen Füßen. Und was danach geschah, war mehr, als ich mir je hätte träumen lassen.

Teil IV

JENSEITS DES GÄSTEHAUSES – DIE NICHTSICHTBARE WELT

Menschen wie wir, die an die Physik glauben, wissen, dass die Unterscheidung zwischen Vergangenheit, Gegenwart und Zukunft nur eine erstaunlich langlebige Illusion ist.

Albert Einstein

Es gibt mehr Ding' im Himmel und auf Erden,
als eure Schulweisheit sich träumt.

William Shakespeare, aus *Hamlet*[87]

Ich betrachte das Bewusstsein als fundamentale Tatsache. Meiner Ansicht nach entsteht Materie aus dem Bewusstsein. Wir können das Bewusstsein nicht hintergehen. Alles, worüber wir sprechen, alles, was wir als existent betrachten, setzt Bewusstsein voraus.

Max Planck

Kapitel 12

ÜBER DAS BEWUSSTSEIN

Ich habe dieses Buch begonnen mit einer Beschreibung meiner außerkörperlichen Erfahrungen, meiner außergeistigen Erfahrungen. Diese Erlebnisse brachten mich in die Psychiatrie, wo man mich für geisteskrank erklärte und mir erzählte, ich müsse für den Rest meines Lebens Medikamente einnehmen. Diese Erfahrungen überzeugten mich von der Existenz einer in Worten nicht zu beschreibenden Wirklichkeit, in der Zeit, Raum, Materie und Energie nicht das sind, was wir gelernt haben. Eine Wirklichkeit, in der Zeit, Raum, Materie und Energie nicht sind, was wir glauben. In der Leben und Tod nicht sind, was wir gelernt haben oder was wir darüber denken.

In diesem Kapitel möchte ich der Wirklichkeit jenseits von allem Wissen nachgehen, jenseits von unserem logisch denkenden Gehirn, jenseits von unseren fünf Sinnen. Einer Wirklichkeit, in der das Bewusstsein – das uns Menschen zu Individuen macht – nicht lokal ist.

Was heißt, dass das Bewusstsein nicht im Gehirn sitzt. Ja, nicht einmal im Körper. Und doch ist es sowohl in uns als auch um uns herum. Dieses Bewusstsein existierte schon, bevor wir geboren wurden. Und es wird noch existieren, wenn wir gestorben sind.

Für manche Menschen – vielleicht für gar nicht so wenige – hört sich das irrational an. Es scheint unmöglich. Aber das ist nicht der Fall. Ich glaube, dass es keine Unterscheidung, keine Trennung gibt zwischen uns und dem, was uns umgibt. Ich bin der Überzeugung, dass ein Aspekt von uns selbst schon vor der Geburt existiert und nach dem Tod bestehen bleibt. In diesem Kapitel werden wir Belege dafür kennenlernen, dass es diese größere, diese nicht beschreibbare Wirklichkeit gibt. Ich nenne sie die nichtsichtbare Welt. Nichtsichtbar für unser denkendes Gehirn, nichtsichtbar für unsere fünf Sinne.

In diesem Kapitel werde ich Ihnen einen Überblick geben über das, was uralte Weisheitslehren und jüngere Wissenschaft, deren Resultate diese Vorstellung vom Bewusstsein stützen, hierzu zu sagen haben. Ich werde daher eine ganze Reihe von wissenschaftlichen Studien zitieren, die von den Pionieren der Bewusstseinsforschung durchgeführt wurden.

Diese Informationen finden Sie weder in der medizinischen Fachliteratur noch in den Mainstream-Medien. Wenn Sie diese außergewöhnlichen Ideen über das Bewusstsein mit Skepsis betrachten, dann werden Ihnen die hier präsentierten Daten zeigen, wie mächtig unser Geist tatsächlich ist. Vielleicht machen diese Informationen es Ihnen leichter, Vorstellungen, die Sie bis jetzt eingeengt haben, hinter sich zu lassen und sich zu öffnen für die Möglichkeit der Heilung, des Wandels, der Verwirklichung Ihrer Träume. Denn diese Daten bestätigen, dass Sie selbst Ihre stärkste Medizin sind. Sie sind der Weg nach Hause zur Absoluten Gesundheit.

Am Ende dieses Kapitels finden Sie weitere Instrumente der Absoluten Gesundheit, mit denen Sie die nichtsichtbare Welt eigenständig erkunden können. Und auf diesen Expeditionen öffnen Sie sich für Heilung, für den Wandel und für die Realisierung Ihrer Wünsche.

Geschichten vom Merkwürdigen und Außerordentlichen

Meine Mutter starb Anfang Mai 2013 zu Hause im ländlichen New England, in einem Haus, in das sie gezogen war, nachdem mein Vater gestorben war. Sie starb in ihrem Bett mit Blick auf Kiefern und Birken. Es war ein nasses Frühjahr, und überall erhoben sich Büschel von weiß, violett und gelb blühenden Krokussen und Narzissen. Mein Bruder David und ich saßen neben ihrem Bett, als sie ihren Körper verließ.

Die letzten Tage ihres Lebens waren von merkwürdigen, ungewöhnlichen Erlebnissen geprägt. Seit damals haben sich noch mehr solcher Ereignisse zugetragen, und sie haben mich von der Existenz der nichtsichtbaren Welt überzeugt.

Einige Tage bevor meine Mutter ihren Körper verließ, saßen David und ich wieder an unseren üblichen Plätzen links und rechts neben ihrem Bett. Es war später Nachmittag oder früher Abend. Daran erinnere ich mich, weil es im Zimmer allmählich dunkler wurde, während die Sonne hinter den umliegenden Hügeln verschwand. In den Tagen zuvor hatte meine Mutter immer weniger und weniger gegessen. Und sie war immer weniger mit uns präsent. Tatsächlich schien sie die meiste Zeit irgendwo anders zu sein. Sie schlief viel. Und redete kaum.

An jenem besonderen Tag aber war meine Mutter auf einmal ungeheuer lebhaft. Sie redete viel und auch laut. Ihr britischer Akzent trat mehr hervor denn je. Sie unterhielt sich mit jemandem. Aber offensichtlich nicht mit uns. Sie nannte ihre Schwester Bette beim Namen. Bette lebte in Australien. Dann redete sie von ihrem Bruder Joe, der etwa ein Jahr zuvor gestorben war.

Plötzlich richtete sie das Wort an David und mich. Es war in gewisser Weise eine Erklärung dessen, was da gerade passierte. Dann stellte sie uns eine Frage, wobei sie viele typisch britische Ausdrücke wie »blimey« oder »blithering« verwendete. Sie wollte wissen, ob wir diese Leute denn nicht sehen würden. Sie lag da und sprach mit Menschen, die auf der anderen Seite des Erdballs lebten. Oder längst hinter dem Schleier verschwunden waren, der Leben und Tod trennt. David und ich sahen uns über ihr Bett hinweg an und lächelten. Wir mussten kichern.

Einige Jahre später machte ich eine andere merkwürdige und ungewöhnliche Erfahrung. Ich hatte das Gefühl, meine Mutter würde mich von jenseits dieses Schleiers ansprechen. David und ich hatten uns gerade lange über Mama unterhalten, und als ich den Hörer auflegte, ging ich ins Wohnzimmer und legte mich hin. Ich war müde von dem langen Gespräch und nickte ein. In einer Art Wachtraum sah ich mich und Mutter, wie wir vor ihrem Haus spazieren gingen. Nur dass unsere Füße nicht wirklich den Boden berührten. Wir schwebten vielmehr darüber hinweg. Ich verspürte einen tiefen Frieden bei dieser Vision. Ich war sicher, dass alles in Ordnung war und immer sein würde. Nach wenigen Minuten fiel ich in einen tiefen Schlaf.

Plötzlich hörte ich ein lautes Klappern, von dem ich aufwachte. Es war ein metallischer Laut. Anfangs dachte ich, es sei Benjamin, mein Hund, der viele Spielsachen hat, die komische Geräusche machen. Aber Benjamin war gar nicht da. Dann sah ich es: Auf dem Kaffeetischchen neben der Couch lagen ein paar Metallstäbe, wie man sie in die Fußmanschetten fürs Gewichtstraining schiebt. Fünf oder sechs von diesen Dingern lagen in einer Reihe, und drei oder vier davon rollten hin und her, wobei sie aneinanderstießen. Der Tisch wackelte aber nicht. Nichts außer diesen Stäben bewegte sich. Ich war baff. Verblüfft. Sprachlos. Diese Gewichtsstäbe konnten sich nicht von selbst bewegen.

Merkwürdig und außerordentlich: hin und her rollende Metallstäbe.

Im vergangenen Jahr machte ich eine weitere ungewöhnliche Erfahrung. Ich hielt mich im Haus meiner Mutter auf dem Land auf, genauer gesagt in der Rumpelkammer, wo sie all ihre Gerätschaften aufbewahrt hatte. Auch die Waschmaschine stand dort. Ich hatte das Haus geputzt. Als ich in die Rumpelkammer trat, sah ich, dass ein großer Korb voller Wäscheklammern nicht mehr auf dem Regal stand wie üblich, sondern auf der Waschmaschine. Ich hatte den Korb aber gar nicht angefasst. Ich hatte nicht gewaschen und daher auch keine Wäscheklammern gebraucht.

War das meine Mutter, die von jenseits des Schleiers agierte? Ich weiß es nicht. Aber wie die rollenden Metallstäbe auf meinem Kaffeetischchen konnte der Korb sich ja nicht von selbst bewegt haben.

Unser Geist beeinflusst die Welt um uns herum. Unser Geist beeinflusst die Materie. Er kann Materie bewegen. Objekte bewegen, ohne sie zu berühren – dieses Phänomen bezeichnet man als »Telekinese«. Objekte, die sich bewegen, obwohl niemand da ist, der sie bewegt – anscheinend, denn es kann ja gut jemand sein, der sich hinter dem Schleier befindet. Das aber ist eine Vorstellung, die unsere konventionelle Sicht auf das Bewusstsein, unsere Auffassung von Leben und Tod infrage stellt.

Was uralte Weisheitslehren über das Bewusstsein sagen

Die traditionellen Weisheitslehren besitzen kein geringes Wissen über die Natur des Bewusstseins – dass es nichtlokal ist, dass es die linearen Vorstellungen von Raum und Zeit und unseren Körpern übersteigt. Es heißt dort, dass das Bewusstsein nicht im Gehirn sitzt, ja, überhaupt nicht im Körper. Und doch ist es überall. Im Körper, aber nicht vom Körper. Es ist also omnipräsent und unsterblich. Es geht der physischen Geburt voraus und überlebt den physischen Tod.

Diese Ideen leben in allen globalen Heiltraditionen fort. Ihre Kosmologie, ihr Umgang mit Krankheit und Gesundheit, mit Leben und Tod, spiegelt eben diese Vorstellungen vom Bewusstsein wider. Sie wissen um die tiefinnere, unmittelbare Verbindung zwischen Gedanken, Gefühlen und unserem physischen Körper. Sie wissen, dass Gedanken und Gefühle im Orchester unseres Lebens eine wichtige Stimme haben und auf unsere Gesundheit einwirken. Sie gehen davon aus, dass alles, was wir denken und fühlen, nicht nur unseren Körper, nicht nur unser Innenleben beeinflusst, sondern auch alles, was über uns hinausreicht. Denn tatsächlich besteht da keine Trennung. Sie halten diese Sicht des Bewusstseins für zutreffend und wissen, dass es unser Leben beeinflusst – unsere Gesundheit, unsere Heilung, unser Leben und Sterben.

Dichter und Wissenschaftler stimmen ihnen zu. Shakespeare hat dafür ein bekanntes Sprichwort geprägt: Prospero, der Herzog und Zauberer aus seinem Stück *Der Sturm*, der allerhand Magisches bewirkt, bekundet, dass wir aus dem gleichen Stoff sind wie unsere Träume. Und der Dichter erklärt uns außerdem, dass am Leben mehr dran ist, als wir uns träumen lassen. Dem stimmt die moderne Physik, in Gestalt von Albert Einstein und Max Planck, zu. Auch sie gehen davon aus, dass Zeit nicht linear und das Bewusstsein allmächtig ist.

WAS WÄRE, WENN DIE ALTEN WEISHEITSLEHREN RECHT HÄTTEN?

Und wenn nun das Bild, das alte Weisheitstraditionen von unserem Bewusstsein zeichnen, stimmen würde? Dass das Bewusstsein Raum und Zeit transzendiert und auch unseren physischen Körper? Dass das Bewusstsein existiert, bevor wir zur Welt kommen, und weiterlebt, nachdem wir unseren Körper verlassen haben? Dass das Bewusstsein Menschen, Dinge und die Welt um uns herum beeinflusst? Und dass es das schon lange vor und noch lange nach seiner Verkörperung in einem bestimmten Menschen kann?

Was, wenn es wirklich meine Mutter gewesen sein sollte, die die Metallstäbe und den Korb mit den Wäscheklammern bewegt hat? Was, wenn der Tod nicht wirklich das Ende unserer Existenz wäre, sondern nur ein Wandel der Form?

Vielleicht eine Veränderung unserer Frequenz? So wie wir am Radio einen Sender einstellen?

Wie würde es uns damit gehen? Würden wir anders leben? Würden wir mit Krankheit, Sterben und Tod anders umgehen?

Ich nehme mal an, wir würden dann weniger Angst haben. Wenn wir diese Dinge begreifen könnten, wenn wir sie wirklich verkörpern, fühlen und leben, dann hätten wir vor Krankheit, Tod und Sterben weniger Angst. Ich gehe davon aus, dass wir dann diesen Erfahrungen furchtlos gegenübertreten könnten. Und dass wir ein besseres Leben hätten. Wenn wir krank würden, würden wir vielleicht eher zu unserem gesunden Körper zurückkehren, statt ihn im Tod zu verlassen. Wir würden spüren, dass wir die Kraft zu heilen haben, und dass diese Kraft weit über unsere bisherigen Überzeugungen hinausgeht. Wir würden mehr als bisher darüber wissen, wie der Körper funktioniert, wie Zeit und Raum beschaffen sind. Und wenn unsere Zeit gekommen wäre, würden wir friedlicher sterben.

Vielleicht klingt das für Sie allzu sehr nach Wunschdenken. Doch sind es nicht nur die alten Weisheitslehren, die uns dieses Bild des Bewusstseins zeichnen. Es gibt dafür auch unumstößliche wissenschaftliche Belege und dabei stehen wir bei diesen Forschungsarbeiten gerade am Anfang.

Was die moderne Physik über die Wirklichkeit sagt

Die moderne Physik hat uns viel zu sagen, wenn es um die Natur des Bewusstseins geht. Das Aufkommen der Relativitätstheorie und der Quantenmechanik im letzten Jahrhundert hat unser Verständnis von der Natur der Wirklichkeit und damit von der Natur von Raum und Zeit revolutioniert.

Verschiedene Experimente mit Licht und subatomaren Teilchen haben unsere traditionelle Auffassung von Materie, Raum und Zeit komplett umgekrempelt. Sie belegen, dass der gesunde Menschenverstand mit seinen Vorstellungen von der beobachtbaren Welt an seine Grenzen stößt, sobald es um jene Atome und Moleküle geht, aus denen diese Welt besteht.

Experimente in kilometerlangen Teilchenbeschleunigern zeigen, dass Materie und Licht aus subatomaren Teilchen bestehen, die sich einesteils verhalten wie Licht und anderenteils wie Partikel. Die »klassische« Physik hat hierfür keine Erklärung. Sie ist die Physik Isaac Newtons, und sie sagt uns, warum Äpfel vom Baum fallen und Flugzeuge fliegen können.

Das berühmte Doppelspaltexperiment zeigt, wie sich subatomare Teilchen verhalten, wenn sie durch zwei schmale Spalte geschickt werden. Was dann passiert, bezeichnet man als »Quantenmerkwürdigkeit« – Teilchen verhalten sich wie Wellen, sind also nicht eindeutig lokalisierbar. Sie überlagern sich, so als würde man zwei Steine gleichzeitig in einen Teich werfen – obwohl nur ein Quantenteilchen anwesend ist.[88] Teilchen und Lichtwellen verhalten sich auf eine Weise, auf die sich Physiker keinen Reim machen können – einmal wie Wellen, dann wieder wie Teilchen. Dann versuchte man zu messen, durch welchen Spalt sich jedes Teilchen gequetscht hatte. Und diese Messung zerstörte das Interferenzmuster: Der Akt des Beobachtens veränderte das Verhalten der Teilchen.

Ein anderes »Spukphänomen« ist die Quantenverschränkung. Albert Einstein nannte sie die »spukhafte Fernwirkung«.[89] Verschränkte Teilchen – in diesem Fall Photonen, bei denen es sich im Grunde um kleine Päckchen elektromagnetischer Energie handelt – wurden weit voneinander entfernt auf die Reise geschickt. Und doch schienen sie miteinander zu kommunizieren. Wenn die Forscher etwas mit einem der Photonen anstellten, dann war das andere davon ebenso betroffen, und zwar selbst dann, wenn die Teilchen Hunderte von Meilen entfernt waren.

Die Beobachtung solcher merkwürdigen und spukhaften Phänomene veranlasste die Physiker, über Themen wie Objektivität, die Rolle des Beobachters und des Bewusstseins nachzudenken – in der Wissenschaft ebenso wie im normalen Leben. Physiker-Philosophen wissen, dass unser Blick auf die Welt bestimmt, was wir sehen. Die Apparate, mit denen wir unsere Welt vermessen, beeinflussen und begrenzen die Messungen, die wir mit ihnen vornehmen können.

Mit anderen Worten: Was wir sehen und was wir messen, spiegelt unsere Weltsicht wider. Es gibt also keine absolut objektive Wirklichkeit. Der Beobachter wirkt auf das Beobachtete ein. Die Art, wie wir die Dinge betrachten, bestimmt, wie wir sie sehen.

Die moderne Physik geht auch davon aus, dass Raum und Zeit miteinander verbunden sind – tatsächlich wird für die vierdimensionalen Modelle, die Zeit als Dimension des Raumes betrachten, der Begriff *Raumzeit* verwendet.[90] Diese Theorien führten zu mehreren bemerkenswerten Thesen: dass Zeit weder linear noch absolut ist. Dass Zeit sich beschleunigen oder verlangsamen kann. Im Wesentlichen heißt das, dass wir zwar die Dinge linear erleben – die Nacht folgt dem Tag und umgekehrt –, aber tatsächlich folgt das Heute vielleicht nicht auf das Gestern, und das Morgen ist bereits passiert.

Das Zwillingsparadoxon – das Teil von Einsteins Relativitätstheorie ist – geht diesen Möglichkeiten nach.[91] Aufgrund der merkwürdigen Eigenschaften von Raum und Zeit ging Einstein davon aus, dass Zwillingsschwestern unterschiedlich schnell altern würden, wenn sie sich auf unterschiedliche Weise durch den Raum bewegen.

Wenn ein Zwilling zum Beispiel zu Hause bliebe, der andere aber eine Reise in weite Fernen (vielleicht zu einem anderen Planeten) unternähme und dabei sehr schnell unterwegs wäre, dann würde die Zeit auf dieser Reise langsamer verstreichen. Kehrte dieser Zwilling dann nach Hause zurück, wäre sie jünger als ihre Schwester.

Wie gesagt: Diese Vorstellungen widersprechen unserer Alltagserfahrung, die wir mit unseren fünf Sinnen machen und mit unserem Geist. Doch diese Experimente zeigen, dass es eine Wirklichkeit jenseits unseres Erkenntnisvermögens und unserer fünf Sinne gibt – eine Wirklichkeit, die unser logischer und rationaler Verstand nicht fassen kann. Die subatomare Welt, die unsere Lebenserfahrung trägt, funktioniert nicht so wie unsere Alltagswelt.

Wenn Sie je einen Traum hatten, der wahr wurde, je ein Déjà-vu, wenn Sie je an jemanden gedacht haben, und in derselben Sekunde rief diese Person an – dann bewahren Sie sich diese Erinnerungen. Sie sind klare Zeichen, dass das Bewusstsein vermutlich sehr lebendig ist und über unseren Geist und unseren Körper hinausreicht. Und dass es nicht nur in unserer Welt mit einer linearen Zeit und einem dreidimensionalen Raum lebt.

Dazu kommt noch: Viele Tiere haben sensorische Fähigkeiten, die uns fehlen. Sie sehen, hören und erleben die Welt ganz anders. Fledermäuse, Kaninchen und Delfine zum Beispiel können Ultraschall hören – Schallwellen, die der Mensch nicht wahrnimmt. Schlangen sowie manche Fische und Frösche können Infrarotlicht sehen – Lichtwellen unterhalb des für uns Menschen sichtbaren Spektrums. Es gibt also schon deshalb eine umfassendere Wirklichkeit, weil wir die Welt mit unseren fünf Sinnen gar nicht vollständig wahrnehmen können.

Mehr zu den Themen der modernen Physik finden Sie im Anhang.

DIE MEDIZIN HINKT DER PHYSIK HINTERHER

Diese Ideen haben die Physik grundlegend verändert. Sie haben die Vorstellung revolutioniert, wie die Welt funktioniert – vom Bereich des Winzigen, Subatomaren bis hin zu den großen Ereignissen im Weltraum. Im Reich der Medizin aber haben diese Ideen bislang nicht Einzug gehalten. Wir Mediziner hinken einfach hinterher. Denn sonst hätten wir längst ein radikal anderes Verständnis dafür entwickelt, wie Gesundheit, Krankheit und Heilung zusammenhängen, und mit diesem veränderten Verständnis eine radikal andere Art der medizinischen Behandlung.

Wenn Sie heute ein Medizinstudium absolvieren, müssen Sie auch einen Grundkurs in Physik belegen. Die meisten Ärzte aber kommen über das dort Vermittelte nicht hinaus. Wir lernen wenig bis nichts über Quantenmechanik und Relativitätstheorie. Die meisten Medizinstudenten wissen nicht einmal über Geschichte und Philosophie der Wissenschaft Bescheid. Kein Wort über Erkenntnistheorie (Epistemologie), die Erforschung von Wissenssystemen. Und die Erkenntnistheorie lehrt eines: Jedes System wird von seiner eigenen Weltsicht begrenzt.

Doch obwohl Mediziner in physikalischen Dingen relativ ignorant sind, gibt es wissenschaftliche Belege genug für diese Wirklichkeit, die Körper und Geist, die Zeit und Raum übersteigt. Dazu gehören Studien über das Bewusstsein, über Nahtoderfahrungen und außerkörperliche Erlebnisse, ja, selbst über frühere Leben. Es gibt Studien über Fernheilung, Spontanremissionen und den Zusammenhang zwischen Heilung und Gebet, ja, selbst Studien über medial veranlagte Personen. Es gibt wissenschaftliche Untersuchungen zu parapsychologischen Themen. Sie alle belegen die Existenz dieser nichtsichtbaren Welt. Ich möchte Ihnen diese Studien hier zumindest ansatzweise vorstellen. Sie stammen von Mitgliedern der Wissenschaftsgemeinde, die ebenso mutige wie unabhängige Denker sind. Mit Ihnen möchte ich Sie gleichfalls bekannt machen.

Was die zeitgenössische Forschung über das Bewusstsein sagt

Die klassischen Neurowissenschaften setzen Gehirn und Geist gleich. Sie gehen davon aus, dass unsere Gedanken und Absichten, unser Bewusstsein und Selbstgewahrsein emergente Eigenschaften des Gehirns sind. Das würde heißen, dass sie vom Gehirn hervorgebracht werden und in diesem Organ angesiedelt sind. Die traditionelle Lehrmeinung ist, dass das Bewusstsein nur existiert, solange das Gehirn funktioniert, und aufhört zu existieren, sobald die Gehirnfunktionen erlöschen. Anders ausgedrückt: Dieser Auffassung zufolge tritt das Bewusstsein mit unserer Geburt ins Leben und verlässt uns, wenn wir sterben. Während dieser Zeitspanne könnte das Bewusstsein nie mit etwas oder jemandem in Austausch treten. Nicht mit der Welt jenseits davon, und schon gar nicht mit den Toten.

Diese Sicht der Dinge wird aber von neueren wissenschaftlichen Erkenntnissen infrage gestellt.

Die ersten dieser Belege kamen aus dem Labor der *Princeton Engineering Anomalies Research Group* (PEAR) an der Universität Princeton. Das Labor war 1979 von Dr. Robert Jahn gegründet worden, damals Dekan der Fakultät für Ingenieurwesen und ein weltbekannter Wissenschaftler sowie Experte für Raketenantriebstechnik. Er leistete Pionierarbeit auf dem Gebiet der Kraftstoffversorgung bei Raketen-Langstreckenflügen (zum Beispiel zum Mars). Sein Lehrbuch zum Raketenantrieb, das er vor über vierzig Jahren verfasst hat, ist für Luftfahrtingenieure immer noch das Referenzwerk schlechthin. Es gibt wohl kaum Wissenschaftler mit einem besseren Renommee als ihn.[92]

Ich lernte Bob und seine Laborleiterin Dr. Brenda Dunne kennen, als ich die beiden Mitte der 1990er-Jahre zu einem Gastvortrag einlud. Ich hielt damals an der *Mount Sinai School of Medicine* in New York City Seminare über alternative Heilmethoden und wollte meine Studenten in die Bewusstseinsforschung von Robert Jahn einführen. Jahn und Dunne führten schon seit achtundzwanzig Jahren Versuche zur Mensch-Maschine-Kommunikation durch. Sie wollten herausfinden, ob ungeschulte »menschliche Operatoren« – also Menschen ohne bekannte übersinnliche Fähigkeiten – imstande sind, elektronische Geräte zu beeinflussen, die man REG nennt (*Random Event Generators*, also Zufallsgeneratoren). Letztlich handele es sich dabei um Maschinen, die einen Münzwurf simulieren und per Zufallsgenerator hohe oder niedrige Zahlen erzeugen. Die menschlichen Operatoren sollten versuchen, das Ergebnis mental zu beeinflussen – der Maschine also ihren Willen aufzuzwingen.

Jahn und Dunne untersuchten auch, ob eine solche Beeinflussung auch aus der Ferne möglich ist. Sie wählten zum Teil Distanzen von mehreren tausend Meilen. Eine weitere Fragestellung war, ob die Maschinen sich nur beeinflussen ließen, wenn sie bereits liefen, oder ob das auch davor beziehungsweise danach möglich war. Man wählte dafür zeitliche Abstände von bis zu mehreren Tagen.

Die Resultate dieser Experimente sprechen für sich. Dass Jahn ein angesehener Wissenschaftler war und den Versuchen anfangs skeptisch gegenüberstand, machte seine Ergebnisse noch glaubwürdiger. Er war Wissenschaftler durch und durch. Er wollte die Welt erforschen, frei von vorgefassten Meinungen. Denn diese trüben häufig den Blick und beeinflussen so die wissenschaftliche Forschung. Mit seiner Einstellung gehörte Jahn zu den absoluten Größen in der Wissenschaft.

Denn Jahn und Dunne machten spannende Entdeckungen: Die menschlichen Operatoren konnten die Resultate der Maschinen nicht nur beeinflussen, wenn sie davorsaßen, sondern auch dann, wenn diese in fernen Ländern aufgestellt wurden, zum Beispiel in Brasilien oder Kenia.

Noch interessanter waren die Ergebnisse der Zeitreihen: Die menschlichen Operatoren versuchten, die Maschinen zu beeinflussen, bevor sie eingeschaltet wurden. Und das aus der Nähe – im Labor in Princeton – wie aus der Ferne. Auch hier zeigte sich, dass menschliche Operatoren die Maschinen beeinflussen konnten.

Noch verrückter waren die Resultate, als man prüfte, ob sich die Maschinen auch im Nachhinein beeinflussen ließen, also nachdem man sie abgeschaltet hatte. Auch diese Versuche wurden lokal und aus der Ferne durchgeführt. Und die Operatoren schienen die Ergebnisse auch hier beeinflussen zu können.

Die Resultate waren deshalb so überzeugend, weil man – wie bei fast allen wissenschaftlichen Untersuchungen – statistische Methoden anwandte, um die Wahrscheinlichkeiten zu berechnen. Man fragt sich, ob etwas funktioniert oder nicht, ob es einen Effekt gibt oder nicht. Wie ich in Kapitel 1 erklärt habe, bemüht sich die Wissenschaft, Hypothesen zu entwickeln, ob zwischen Effektor und Resultat ein Zusammenhang besteht, das heißt, ob man von Ursache und

Wirkung sprechen kann. Diese Hypothese wird dann wieder und wieder überprüft. Das ist vielleicht kein Beweis, dass die Hypothese oder der Zusammenhang richtig ist. Aber dass sich das gleiche Ergebnis oft wiederholen lässt, erhöht die Glaubwürdigkeit. Genau das war bei der Datenverarbeitung im Labor von Princeton der Fall.

Jahn und Dunne führten Millionen von Experimenten durch, was für die statistische Aussagekraft von Bedeutung ist. Ihre Resultate legen nahe, dass es fast unmöglich ist, dass diese Mensch-Maschine-Interaktionen ein Zufallsprodukt waren. Anders gesagt: Es ist nahezu unmöglich, dass ihre Beobachtungen nicht dem Geschehen entsprechen. Die Gedanken der Menschen beeinflussen die REGs. Aus der Nähe, aus der Ferne und selbst vor dem Einschalten beziehungsweise nach dem Abschalten.

Die Forschungsarbeiten von PEAR wurden in Peer-Review-Fachzeitschriften für Physik und Ingenieurstechnik veröffentlicht.[93] *Peer Review* heißt, dass andere Wissenschaftler diese Arbeiten kritisch begutachten, bevor sie veröffentlicht werden können.

Diese Experimente zeigen Unglaubliches, und doch sind sie keineswegs das letzte Wort in dieser Frage. Doch sie legen nahe, dass der menschliche Geist ein starkes Werkzeug ist. Er hat die Möglichkeit, die Außenwelt zu beeinflussen, und natürlich auch die Innenwelt. Er ist unsere stärkste innere Medizin. Auf jeden Fall legen diese Experimente die Erkenntnis nahe, dass wir noch viel zu lernen haben, wenn es um die Natur der Wirklichkeit geht, um Raum und Zeit, und natürlich um das Bewusstsein.

Parapsychologische Forschung

Für all jene, die sich für Parapsychologie interessieren, kamen die Resultate des PEAR-Labors nicht überraschend. Die Parapsychologie erforscht solche Phänomene, die unsere fünf Sinne übersteigen. Man verwendet hierfür auch die Begriffe »außersinnlich« oder »übersinnlich«. Die Mainstream-Wissenschaft mit ihrem konventionellen Weltbild hält das alles für Pseudowissenschaft. Die Parapsychologie aber untersucht alles, von außersinnlichen Wahrnehmungen und Telepathie bis hin zu Fernheilung, Interaktion zwischen Geist und Materie, Präkognition und medialer Wahrnehmung. Und natürlich auch das Bewusstsein, das die Grenzen von Geburt und Tod überschreitet.

Die Parapsychologie untersucht also PSI-Phänomene. Und diese werden von der Wissenschaft belegt. Akademiker wie Physiker, Ingenieure, Ärzte und Psychologen haben diesen Phänomenen Jahre der Forschung gewidmet. Der Physiker Wolfgang Pauli zum Beispiel, Nobelpreisgewinner und Mitbegründer der Quantenphysik, interessierte sich sehr für diese Phänomene.[94]

Telepathie, Hellsehen, Psychokinese, mediales Heilen, Fernheilung, Präkognition und mehr – all diese übersinnlichen Phänomene wurden und werden von renommierten Wissenschaftlern in aller Welt erforscht.[95] Es gibt sogar Forschungszentren an bekannten Universitäten wie zum Beispiel das *Rhine Research Center* an der Duke University. Es wurde in den 1930er-Jahren von Dr. Joseph Rhine begründet, einem Arzt, der sich für außersinnliche Wahrnehmung und das Bewusstsein interessierte.[96] Das Zentrum ist heute noch höchst aktiv. Man führte dort Versuche zur Psychokinese durch (Objekte werden nur durch die Kraft des Geistes bewegt), zur Auswirkung von Emotionen und Überzeugungen auf elektronische Geräte und zum *focused mental entanglement* (lichtempfindliche Geräte werden durch Konzentration aus der Ferne beeinflusst).

Die University of California in Los Angeles betreibt das *Theoretical and Applied Neuro-Causality Lab* (TANC Lab), also »Labor für theoretische und angewandte Neurokausalität«. Gegründet wurde es von einem Physiker, einem Neurowissenschaftler und einem Psychologen, und zwar zum Zweck der Erforschung von Präkognition und »Vorausfühlen«, also dem übersinnlichen Vorauswissen oder Erahnen künftiger Ereignisse. Des Weiteren beschäftigt man sich mit Retrokausalität, also der Frage, wie ein Ereignis in der Zukunft eine Wirkung in der Vergangenheit erzielen kann. Experimente, bei denen per EEG die elektrischen Gehirnströme gemessen wurden, zeigten, dass sich das EEG von Menschen schon verändert, bevor sie ein Licht sehen oder ein Geräusch hören. Anders ausgedrückt: Ein Ereignis in der Zukunft – ein visueller oder akustischer Reiz – verursachte eine Veränderung im EEG, bevor es eintrat.[97]

Von den späten 1970er- bis weit in die 1990er -Jahre hinein führte die Stanford University ein von der Regierung finanziertes Forschungsvorhaben durch, bei dem übersinnliche Phänomene für den militärischen Geheimdienst untersucht wurden. Letztlich ging es dabei um Spionage auf außersinnlichem Weg.

Das Programm wurde von zwei Laserphysikern aufgelegt, die Erfahrung mit der Quantentheorie hatten (also wohl auch einen guten Ruf hatten). Sie untersuchten PSI-Phänomene und die Funktion des Bewusstseins, vor allem *Remote Viewing* (das Sehen von Objekten oder Situationen in der Ferne) und Psychokinese.

Die Mittel dazu kamen vom amerikanischen Verteidigungsministerium und von der NASA. Sogar die CIA war involviert. Man warb Hellseher mit einer gewissen Glaubwürdigkeit an, die Orte aus der Ferne »aufsuchen« und so geheimdienstlich verwertbare Informationen gewinnen sollten. 2017 veröffentlichte die CIA einige bislang geheim gehaltene Resultate dieses Programms, das man seitdem als »Stargate« kennt.[98] Interessanterweise führte auch Russland lange vor dem Stargate-Programm ähnliche Forschungsarbeiten zur »außersinnlichen Spionage« durch. Die ehemalige Sowjetunion und andere osteuropäische Länder haben PSI-Phänomene viele Jahre lang erforscht. Und die CIA behielt sie dabei im Auge.[99]

Auch in anderen akademischen Zusammenhängen betreibt man PSI-Forschung. So arbeitet die University of Arizona beispielsweise an der Erforschung medialer Fähigkeiten – der Kommunikation mit Verstorbenen, sowie an der Frage, ob das Bewusstsein stirbt, wenn wir unseren Körper verlassen. Die University of Edinburgh stellt seit 1985 ähnliche Forschungen an, zum Beispiel zu Phänomenen wie ESP [*Extrasensory Perception,* also außersinnliche Wahrnehmung, Anm. d. Red.], der geistigen Übermittlung eines Bildes an eine andere Person. Des Weiteren befasst man sich mit Traum-Präkognition, also dem Vorhersehen künftiger Ereignisse im Traum.

Dr. Dean Radin gehört zu den Superstars der parapsychologischen Forschung. Radin war ursprünglich Konzertgeiger, erwarb aber der Reihe nach Abschlüsse in Physik, Ingenieurswesen und Psychologie. Seit mehr als 30 Jahren erforscht er mit High-Tech-Mitteln das Bewusstsein und die damit verbundenen PSI-Phänomene.[100] Er hat Fernheilung am Menschen und in der Petrischale untersucht, die Auswirkungen von Gebeten für Krebspatienten und die Beeinflussung von Maschinen durch den menschlichen Geist (ähnlich den PEAR-Studien). Seine Experimente zeigen, dass der Geist Maschinen ebenso beeinflussen kann wie Zellen in einer Petrischale und im lebenden Menschen.

Radin hat über 250 Artikel, darunter mehr als 100 wissenschaftliche Aufsätze, in Peer-Review-Zeitschriften veröffentlicht. Er ist wissenschaftlicher Mitarbeiter an der Princeton University, der University of Edinburgh und an der Stanford University. Außerdem stellte er seine Arbeit an den Universitäten von Harvard, Columbia und Cambridge vor sowie an der Sorbonne. Darüber hinaus machte er seine Ergebnisse der US-Marine und der US-Armee zugänglich – die Regierungen interessieren sich offensichtlich für diese Dinge. Und er war Mitarbeiter am Stargate-Programm der Stanford University. Im Anhang habe ich einige hochinteressante Bücher von Dr. Radin aufgeführt.

Die Wissenschaft will also wissen, was hinter diesen merkwürdigen und außerordentlichen Phänomenen steckt, heute ebenso wie damals. Was heißt, dass es viele von renommierten Wissenschaftlern geleitete Studien gibt, die – wie die Erkenntnisse der modernen Physik – die Vorstellungen der alten Weisheitslehren und Heilmethoden über paranormale Phänomene stützen. Die Forschung legt nahe, dass das Bewusstsein Raum und Zeit ebenso transzendiert, wie es die Grenzen unseres physischen Körpers überschreitet. Dass das Bewusstsein schon da war, bevor wir zur Welt kamen, und immer noch da sein wird, wenn wir einst sterben. Dass das Bewusstsein nicht an den Grenzen unseres Körpers endet. Dass es Menschen, Dinge und die uns umgebende Welt beeinflussen kann. Und dass diese Effekte sich im Voraus ebenso zeigen wie im Nachhinein.

Selbst wenn Sie immer noch skeptisch sein sollten, so hoffe ich, dass die Ergebnisse dieser Wissenschaftler Ihre Bereitschaft erhöhen, sich für die größere Wirklichkeit der nichtsichtbaren Welt zu öffnen, für die große Kraft des Geistes, für die Möglichkeit, uns selbst zu heilen, unsere Wünsche zu verwirklichen und unser Leben grundlegend zu verändern. Wenn wir offen sind für das Magische und Wunderbare, für das scheinbar Unmögliche, fällt es uns leichter, uns dem Geschehen zu überlassen und ganz im Hier und Jetzt zu sein. Dann wird auch die Absolute Gesundheit eher zur Realität. Und der Friede unseres Geistes.

Jenseits des alltäglichen Bewusstseinszustands

Der alltägliche Bewusstseinszustand ist das, womit wir durch Gewohnheit vertraut sind. Alltäglich ist er, weil er eben nicht »anormal« ist und die Wirklichkeit, die wir mit unseren fünf Sinnen wahrnehmen können, nicht infrage stellt.

Was wir gestern erlebt haben, ging eindeutig dem voraus, was wir heute erleben. Wir können Objekte nicht einfach kraft unseres Geistes bewegen, die Gedanken anderer Menschen lesen und die Zukunft vorhersehen, weder im Traum noch im Wachbewusstsein. Wir können nicht mit Verstorbenen kommunizieren, spontan gesund werden oder andere aus der Ferne heilen.

Jenseits des Alltäglichen aber erwarten uns die Magie und die Wunder unseres Geistes, die wahre Natur des Bewusstseins. In meinen Augen aber sind diese Ereignisse weder magisch noch wunderbar. Sie stellen vielmehr die normale Ordnung der Dinge dar und stehen für die normale Funktionsweise unseres Geistes, wenn unser Denken ihm nicht den Weg verstellt. Wenn wir über die logischen und rationalen Überlegungen unseres Geistes hinausgehen können, erfahren wir die Welt des Merkwürdigen und Außergewöhnlichen. Denn gerade das Merkwürdige und Außergewöhnliche hat uns viel zu sagen, was die Natur der Wirklichkeit angeht – die Natur unseres Geistes, unseres Körpers, die Natur von Zeit und Raum und der Welt des Nicht-Sichtbaren.

Es gibt viele Möglichkeiten, unseren Geist zu verändern und damit auch das, was wir als Realität erleben: halluzinogene Drogen, bestimmte Krankheitsbilder, Träume, Meditation, Atemübungen, Gipfelerfahrungen und der »Flow«. Tun, was unser Herz zum Singen bringt. All diese Dinge führen in Bewusstseinszustände, die über das Alltägliche hinausreichen. Und diese Zustände beeinflussen unsere Innenwelten. Sie können unseren Körper heilen. Und sie beeinflussen und verändern die Welt um uns herum. Vorstellungen Wirklichkeit werden zu lassen, sowohl im Innern wie auch in der Außenwelt, beginnt im Bewusstsein.

STANISLAV GROF UND DIE FRÜHE ERFORSCHUNG PSYCHEDELISCHER ZUSTÄNDE

Einige der faszinierendsten Erkenntnisse über das Bewusstsein stammen aus dem Studium bewusstseinsverändernder – psychedelischer – Substanzen, die unsere Wahrnehmung, unser Empfinden und unsere Erfahrung von Raum und Zeit verändern können. Pionier auf diesem Forschungsgebiet ist Dr. Stanislav Grof, der als Psychiater mehr als 60 Jahre lang nichtalltägliche Bewusstseinszustände erforschte.[101] In den 1960er-Jahren untersuchte er die therapeutische Wirkung von LSD und anderen psychedelischen Wirkstoffen unter kontrollierten Bedingungen. Interessanterweise wurden diese Forschungsarbeiten von Sandoz finanziert, eben jenem Pharmakonzern, der LSD herstellte. Diese Arbeiten trugen ihm einen Lehrstuhl an der *Johns Hopkins Medical School* ein sowie die Leitung des *Psychiatric Research Institute* an der University of Maryland. Seine Arbeit hatte allgemein Anerkennung gefunden und galt als glaubwürdig und wertvoll.[102]

In den 1960er-Jahren machte Grof Versuche zur Verbindung von bewusstseinsverändernden Drogen und Psychotherapie. Er nannte diesen Ansatz »LSD-Psychotherapie«. Seine Patienten machten dabei einschneidende, lebensverändernde Erfahrungen. Viele erlebten außerkörperliche Zustände oder machten ungewöhnliche Sinneserfahrungen wie das Hören von Farben und das Sehen von Klängen. Einige erinnerten sich an positive, andere an traumatische Kindheitserlebnisse. Dazu kamen Erinnerungen an die eigene Geburt und damit verbundene Traumata. Wieder andere berichteten vom Eintauchen in frühere Existenzen, darunter auch Leben als nichtmenschliche Lebewesen.

Viele beschrieben ihre Erfahrungen mit den Halluzinogenen als mystisch oder religiös – Erfahrungen, die sie zum Erleben der Einheit mit allem führten, zu Gefühlen von Ehrfurcht und Andacht, zu tief empfundener Freude, Harmonie und Liebe.[103] Diese Erfahrungen veränderten häufig das Leben der Probanden. Ihre Weltsicht, ihre Auffassung vom Sinn des Lebens hatte sich für immer verändert. Grof führte beispielsweise eine Studie an Patienten mit einer terminalen Krebserkrankung durch, die zusätzlich zu ihrer Gesprächstherapie mit Halluzinogenen behandelt wurden. Dies linderte ihre Ängste und Depressionen, ihren Schmerz und sogar die Angst vor dem Tod.[104]

Aber damals wie heute verliefen nicht alle psychedelischen Erfahrungen positiv. Menschen, die auf eigene Faust experimentierten, machten fantastische, aber auch wahnhafte Erfahrungen. Sie glaubten zum Beispiel, fliegen zu können, und sprangen aus dem Fenster oder vom Dach. Andere erzählten von wahren Horrortrips, nach denen sie emotional und geistig nicht mehr dieselben Menschen waren wie vorher. Aus diesem Grund fanden die frühen Experimente von Grof in einer kontrollierten therapeutischen Konstellation statt, in der die Probanden sich sicher fühlen konnten. Im Falle eines Horrortrips stand sofort Hilfe bereit.

Leider konnte Grof seine Forschungen nicht fortführen. In den späten 1960er-Jahren wurde er Opfer von Widerständen seitens der Politik und der öffentlichen Meinung. LSD und andere bewusstseinsverändernde Drogen hatten plötzlich eine schlechte Presse. LSD wurde vollkommen verboten. Niemand finanzierte mehr die Arbeiten von Grof, was die Erforschung psychedelischer Erfahrungen für nahezu 50 Jahre auf Eis legte.

Erst seit Kurzem ist wieder ein zunehmendes Interesse an den heilenden Fähigkeiten psychedelischer Substanzen zu verzeichnen.[105] Zu Anfang der 2010er-Jahre wurde klar, dass die Psychologie Ängste und Depressionen immer noch nicht effektiv bekämpfen kann. Medikamente und konventionelle Therapien wie die Gesprächstherapie sind hier nicht in jedem Fall erfolgreich. Daher wandte man sich wieder der Forschung zu. Mehrere wissenschaftliche Untersuchungen zeigen, dass psychedelische Substanzen in einem kontrollierten klinischen Setting eine gute Wirkung bei der Heilung von Angststörungen, Suchtproblemen, chronischen Schmerzen sowie Stimmungsschwankungen und posttraumatischer Belastungsstörung zeigen. Und das viel schneller und unmittelbarer als die konventionelle Behandlung mit entsprechenden Medikamenten beziehungsweise Therapien.[106]

HOLOTROPES ATMEN

Mitte der 1970er-Jahre begann Stanislav Grof, zusammen mit seiner Kollegin und Partnerin Christina Grof die »holotrope Atemtechnik« zu entwickeln. Die Grofs wollten damit einen nichtalltäglichen Bewusstseinszustand herbeiführen, ohne auf Substanzen zurückgreifen zu müssen, die ein kontrolliertes Setting erfordern.[107] Beim holotropen Atmen werden Atemtechniken mit Musik und Körperarbeit kombiniert. Das Ganze geschieht unter Anleitung durch einen ausgebildeten Trainer. Diese Technik wird heute weltweit praktiziert und ihre Anhänger berichten von tief reichenden, lebensverändernden Erfahrungen.

Ich selbst habe Anfang der 1990er-Jahre einen Workshop zum holotropen Atmen mitgemacht. Allerdings waren meine Erfahrungen nicht weiter bemerkenswert. Ich weiß nicht, warum. Vielleicht weil ich nur einen Halbtags-Workshop gebucht hatte. Ich hätte mich vielleicht länger darauf einlassen sollen, zumindest ein paar Tage oder eine Woche. Möglicherweise aber lag es auch daran, dass ich damals ziemlich erschöpft war – mitten im Medizinstudium. Eigentlich hätte ich Ruhe und Schlaf gebraucht. Vielleicht war diese Technik auch einfach nichts für mich. Keine Methode passt für alle Menschen.

Trotz dieser persönlichen Erfahrung halte ich die holotrope Atemtechnik für eine gute Methode. Wenn Sie sich dafür interessieren, finden Sie im Anhang einige Adressen. Vorsicht ist allerdings geboten: Diese Technik arbeitet mit Hyperventilation, also schnellem und flachem Atmen. Das aber kann aus medizinischer Sicht gefährlich werden. Also fragen Sie lieber zuerst Ihren Arzt, ob bei Ihnen gesundheitlich etwas gegen das holotrope Atmen spricht.

ROBERT MONROE UND DIE BINAURALEN BEATS

Anfang der 1970er-Jahre gründete Robert Monroe, Programmdirektor eines Radiosenders, das *Monroe Institute,* dessen Mission war und ist: »das weltweite Erwecken des menschlichen Bewusstseins, damit die Menschen durch die Erforschung ihres erweiterten Bewusstseins ein erfüllteres und freudvolleres Leben führen können«.[108] Monroe zog seine Inspiration aus mehreren außerkörperlichen Erfahrungen, die er gemacht hatte. Sein Wissen um die Radiotechnologie versetzte ihn in die Lage, die Wirkung verschiedener Klangmuster auf das Bewusstsein studieren zu können. Dazu gehörten auch die binauralen Beats, bei denen man auf jedem Ohr einen anderen Klang beziehungsweise Rhythmus vorgespielt bekommt. Monroe engagierte Spezialisten aus Psychologie, Medizin, Biochemie, Psychiatrie, Elektroingenieurswesen, Physik und Pädagogik. Sie unterstützten ihn bei der Entwicklung von *Hemi-Sync,* einer patentierten Audiotechnologie, die mithilfe von binauralen Beats nichtalltägliche Bewusstseinszustände hervorruft.[109]

Das Institut widmet sich Forschung und Lehre. Es bietet ein technikgestütztes, geführtes Erleben höherer Bewusstseinszustände an wie außerkörperliche Erfahrungen, Nahtoderlebnisse, luzides Träumen und Astralprojektion.[110]

Anfang der 1990er-Jahre begab auch ich mich in die Blue Ridge Mountains in Virginia und verbrachte einen Tag im *Monroe Institute*. Ich führte faszinierende Gespräche mit Robert Monroe, der 1995 starb. Wir unterhielten uns über das Bewusstsein, erweiterte Bewusstseinszustände und ihr Potenzial für individuellen und globalen Wandel. Und ich durfte *Hemi-Sync* ausprobieren.

Man führte mich in einen dunklen, warmen, kuschligen Behälter, der einer Samenkapsel glich. Ich hatte gerade so Platz, aber es fühlte sich nicht beengt an. Ich setzte die Kopfhörer auf und bald stellte sich tiefe Entspannung ein. Ich glitt ständig zwischen Schlaf und Halbschlaf hin und her. Ich erinnere mich nicht an viel mehr. Wie beim holotropen Atmen erlebte ich auch bei den binauralen Beats keine Erweckungserfahrung. Aber die Tiefenentspannung war wohltuend.

Heute bietet das *Monroe Institute* Lehrgänge in aller Welt an, in den USA, Großbritannien, Südamerika und Asien. Es arbeitet auch weiterhin mit Wissenschaftlern im akademischen Umfeld zusammen. Seit den Anfangstagen des *Monroe Institutes* wurde die Technik der binauralen Beats gründlich untersucht. Es wurden höchst interessante Signale entwickelt und die Industrie ist mittlerweile mit im Boot. Wenn der Bedarf da ist und Profit winkt, entwickelt sich schnell eine entsprechende Industrie. Im Moment sind Audioaufnahmen mit binauralen Beats der letzte Schrei – und es gibt sie für jedes Problem, von der Angststörung über die Depression bis hin zur Verbesserung von Stimmung und Gedächtnis. Auch zur Vertiefung von meditativen Erfahrungen werden sie eingesetzt.[111]

DIE MACHT DES GLAUBENS

Holotropes Atmen und binaurale Beats sind drogenfreie Instrumente, um nichtalltägliche Bewusstseinszustände hervorzurufen, die für viele Menschen zu umwälzenden Erfahrungen geführt haben. Erfahrungen der Heilung. Lebensverändernde Erfahrungen. Viele haben danach ein anderes Bild vom Leben. Der Tod schreckt sie nicht mehr. Krankheiten und Beziehungen heilen.

Eine jüngst veröffentlichte Studie geht davon aus, dass der Glaube allein genügt, um solche Resultate zu bewirken. Der Glaube kann zu solchen bewusstseinsverändernden Erfahrungen führen, kann den Raum krümmen und uns auf Zeitreise schicken. Bei dieser Studie sagte man den Versuchsteilnehmern, dass sie eine bewusstseinsverändernde Droge einnehmen würden. In Wirklichkeit aber verabreichte man ihnen ein Placebo. Und tatsächlich berichtete ein Großteil der Probanden von bewusstseinserweiternden Erlebnissen.[112]

Glaube ist einfach nur fokussiertes Denken. Ohne das störende Hintergrundrauschen von Ängsten, Zweifeln und Skepsis ist er sehr mächtig. Er kann heilen. Er kann Wünsche Wirklichkeit werden lassen. Er kann den Wandel bewirken.

Nahtoderfahrungen, Erfahrungen am Ende des Lebens und frühere Leben

Der Austritt aus dem Körper beim Tod oder bei todähnlichen Erfahrungen, Erinnerungen an frühere Leben – lauter faszinierende Phänomene, die beobachtet, erfahren und erforscht werden. Sie stellen infrage, was die konventionelle Medizin beziehungsweise Neurowissenschaft über das Bewusstsein denkt: dass es im Gehirn, und nur im Gehirn angesiedelt ist, dass es seine Arbeit aufnimmt, wenn wir geboren werden, und erlischt, wenn wir sterben. Diese Beobachtungen, Erfahrungen und Forschungsergebnisse zu den eben genannten Phänomenen belegen, dass es ganz vernünftig ist, auf die uralten Weisheitslehren zu hören, die eine andere Sicht auf das Bewusstsein haben.

Zur Frage, ob das Bewusstsein den körperlichen Tod überdauert, gibt es eine ganze Reihe von Untersuchungen: von Wissenschaftlern, Ärzten und anderen Forschern mit beeindruckenden Referenzen, die Lehrstühle an Universitäten innehaben. Sie erstellten Studien zu Nahtoderlebnissen (NTE) oder Erfahrungen am Ende des Lebens (End-of-Life-Experiences, ELE) und früheren Leben oder aber zu medialen Kontakten.[113] Im Folgenden werden wir uns diese Forschungsarbeiten ansehen und ich werde Ihnen ein paar absolut unglaubliche Geschichten erzählen.

WAS NAHTODERFAHRUNGEN GEMEINSAM HABEN

Eine wegweisende Untersuchung zu Nahtoderlebnissen, die 2001 im renommierten medizinischen Fachblatt *The Lancet* veröffentlicht wurde, wurde durchgeführt von Dr. Pim van Lommel, einem niederländischen Kardiologen. Er erforschte die Nahtoderfahrungen von Krankenhauspatienten, die einen Herzstillstand erlitten hatten und zunächst für klinisch tot erklärt, dann aber reanimiert wurden.[114]

Herzstillstand heißt, dass das Herz aufgehört hat zu schlagen. Das ist nicht dasselbe wie ein Herzinfarkt, bei dem der Blutfluss im Herzen behindert ist. Ein Herzinfarkt ist also ein Kreislaufproblem, das zum Herzstillstand führen kann, aber nicht die einzig mögliche Ursache dafür. Auch ein Trauma des Brustraums oder bestimmte Substanzen können zum Herzstillstand führen. Bestimmte Krankheiten wie Nierenerkrankungen und Diabetes machen dafür anfälliger.

Der Begriff »klinisch tot« bedeutet, dass es keine Anzeichen mehr dafür gibt, dass Herz oder Gehirn noch funktionieren. Dr. van Lommel untersuchte also Patienten, die klinisch tot waren, deren Herz zu schlagen aufgehört hatte und deren Gehirn keine Aktivität mehr zeigte. Das ist mit »Nulllinie« gemeint: Die Monitore, die die physiologischen Zeichen des Lebens messen – Herzfrequenz, Blutdruck, Sauerstoffsättigung des Bluts, Gehirnwellen und mehr –, zeigen nur noch horizontale Linien an. Nicht alle von Dr. van Lommels Patienten machten Nahtoderfahrungen. Wo sie aber auftraten, zeigten sich gewisse Gemeinsamkeiten – die auch historisch und quer durch alle Kulturen belegt sind.

Dazu gehören gewöhnlich eine außerkörperliche Erfahrung (das Gefühl, aus dem Körper auszutreten und darüber zu schweben); das Gefühl, durch einen Tunnel auf ein Licht zuzustreben; die Kommunikation mit diesem Licht; die Begegnung mit toten Verwandten oder anderen Verstorbenen; die Rückschau auf das eigene Leben; die Bewusstheit des eigenen Selbst und der eigenen Emotionen während dieser Erfahrung; und schließlich die Rückkehr in den Körper. Viele Menschen berichten auch von transzendenten Gefühlen von Frieden und einem veränderten Blick auf das eigene Leben. Meist verloren die Menschen danach die Angst vor dem Tod.

Am häufigsten beschrieben Dr. van Lommels Patienten, dass sie aus dem Körper austraten und das Geschehen aus einer erhöhten Perspektive beobachten konnten. Sie sahen beispielsweise dem medizinischen Personal bei seinen Wiederbelebungsversuchen zu. Vielfach wurde von den Betreffenden berichtet, sie hätten nicht nur den eigenen Körper verlassen, sondern hätten sich noch viel weiter entfernt. Viele sahen andere Szenen im Krankenhaus, andere stiegen zum Dach auf und beobachteten die Welt von dort. In zahlreichen Fällen bestätigte das Personal, was die Patienten von den Wiederbelebungsversuchen berichteten, ebenso wie die Erlebnisse der Patienten andernorts im Krankenhaus.

Diese Erfahrungen lassen sich mit dem konventionellen neurowissenschaftlichen Verständnis des Bewusstseins nicht erklären. Sie können aber auch nicht der Vorstellungskraft entsprungen sein, auf Halluzinationen, eine Psychose oder die Auswirkung bestimmter Medikamente beziehungsweise Sauerstoffmangel zurückgehen, wie viele Neinsager dies behaupten. Dr. van Lommel meint, dass das Phänomen der Nahtoderfahrung einen grundlegenden Wandel des landläufigen Verständnisses von Bewusstsein erfordert, auf dem Medizin und Neurowissenschaft bestehen. Nämlich insofern, als das Bewusstsein nicht auf das Gehirn reduziert ist, dass es unsere Vorstellungen von Raum und Zeit übersteigt. Das Bewusstsein scheint omnipräsent zu sein und allwissend. Es hat Zugang zu einer Dimension, in der Vergangenheit, Gegenwart und Zukunft gleichzeitig existieren und in der der Erlebende Zugang hat zu allem, was je geschehen ist und was je geschehen wird: zu Menschen, Orten, Dingen und Ereignissen, die sich in einem Raum abgespielt haben, den wir als Vergangenheit begreifen, oder dort, wo wir die Zukunft sehen – all diese Informationen sind in dieser Dimension zugänglich.

Berichte von Nahtoderfahrungen

Als Beleg möchte ich Ihnen ein paar bemerkenswerte Nahtoderlebnisse erzählen. Die ersten beiden stammen von Ärzten, deren Patienten eine derartige Erfahrung beschreiben. Diese Geschichten stammen zwar aus zweiter Hand, doch bitte behalten Sie im Hinterkopf, dass die Berichtenden Ärzte sind, die keinerlei Vorteil von oder persönliches Interesse an den Schilderungen ihrer Patienten haben. Sie sind einfach nur die Überbringer dieser Informationen.

In Dr. van Lommels Studie gab es einen Mann, der im Nahtoderleben eine Begegnung mit seiner verstorbenen Großmutter hatte. Er erzählte auch von einem Mann, »der mich liebevolle betrachtete, aber ich kannte ihn nicht«. Viele Jahre später saß er am Sterbebett seiner Mutter, und sie beichtete ihm, dass er Sohn eines Mannes sei, mit dem sie eine Affäre gehabt hatte. Sein biologischer Vater sei ein Jude, der im Zweiten Weltkrieg das Leben verloren hatte. Als sie ihm ein Bild des Mannes zeigte, erkannte er ihn als den Unbekannten aus der Nahtoderfahrung.[115]

Dieser Bericht ist nicht einmal besonders bemerkenswert, denn viele Nahtoderlebende berichten von Begegnungen mit Verstorbenen. Die nächste aber finde ich absolut verrückt. Dr. Laurin Bellg, Spezialistin für Intensivpflege, erzählt diese Geschichte in ihrem Buch *Near Death in the ICU: Stories from Patients Near Death and Why We Should Listen to Them.*[116] Dr. Bellg erzählt einfach nur die Geschichten ihrer Patienten. Sie versucht nicht, irgendjemanden von deren Richtigkeit zu überzeugen. Sie will nur, dass man sie »hört, respektiert und würdigt«.

Diese spezielle Geschichte dreht sich um eine Frau namens Marlene. Sie brachte einen gesunden Jungen zur Welt, aber dann setzte ihr Herz aus. Das kommt selten vor, kann aber passieren, wenn das Fruchtwasser in den Blutkreislauf der Mutter gelangt. Erreicht es das Herz, bewirkt es einen Herzstillstand. Marlene hatte während ihrer Nahtoderfahrung viele der üblichen Erlebnisse – sie verließ ihren Körper und sah zu, wie Ärztinnen und Krankenpfleger versuchten, sie zu reanimieren. Sie stieg durch die Decke in andere Räume des Krankenhauses auf und gelangte schließlich aufs Dach, von wo aus sie den Parkplatz überblicken konnte. Sie begegnete lieben Verstorbenen – ihrer Mutter, ihrer Großmutter und einem Onkel. Sie traf sogar einen ehemaligen Nachbarn. Dabei erfüllte sie ein so tiefer, transzendenter Frieden, dass sie gar nicht zu den Lebenden zurückkehren wollte.

Aber Marlene begegnete auch einer Person, die sie nicht kannte: einem kleinen Kind von vier oder fünf Jahren. Marlenes Mutter sagte ihr, dass die Kleine Crystal hieß und dass Marlene um ihretwillen in ihren Körper zurückmusste. Irgendwann in der Zukunft würde Crystal ihre Hilfe brauchen.

Viele Jahre später – einundzwanzig, um genau zu sein – wurde Marlenes Tochter schwanger und brachte ein Mädchen zur Welt, das sie Crystal nannte. Crystal war Autistin und unglaublich empfindlich gegenüber Geräuschen und anderen sensorischen Reizen. Marlene und ihre Enkelin wurden enge Freunde. Als Crystal ungefähr vier Jahre alt war, sah sie ihre Großmutter an und meinte, sie erinnere sich daran, ihr schon einmal begegnet zu sein – als Marlene »schon mal gestorben war und in den Himmel kam«. Und das ist das Verrückte an dieser Geschichte: dass Marlene der noch nicht geborenen Crystal während ihrer Nahtoderfahrung begegnete. Und dass ihre Enkelin oder irgendein Aspekt von ihr während dieser Erfahrung präsent war beziehungsweise sich später selbst daran erinnerte.

Mittlerweile stehen uns zahlreiche Berichte von Menschen zur Verfügung, die von ihren Nahtoderfahrungen erzählen. Anita Moorjani schildert in ihrer Autobiografie *Heilung im Licht*, wie ihr eine Nahtoderfahrung das Leben rettete.[117] Sie war zu jener Zeit todkrank. Man hatte bei ihr ein Lymphom im Stadium IV festgestellt, was bedeutet, dass der Krebs sich schon im gesamten Körper ausgebreitet hatte. Sie erlitt ein multiples Organversagen und fiel ins Koma. Die Ärzte hatten ihrer Familie bereits gesagt, dass sie nicht mehr lange leben würde, wahrscheinlich nur noch wenige Stunden, weil es für diese Erkrankung keine Heilung gäbe. Die Familie bereitete sich also schon auf Anitas Tod vor.

Doch Anita hatte, als sie im Koma lag und nur noch von Maschinen am Leben gehalten wurde, eine Nahtoderfahrung, die ihre Sicht auf das Leben für immer veränderte. Sie erfuhr, was der Grund für ihre Erkrankung war und warum sie weiterleben sollte. Als Anita nach diesem Erlebnis in ihren Körper zurückkehrte, erwachte sie aus dem Koma, und das Lymphom heilte vollständig ab. Nicht eine Spur blieb zurück.

Der Neurochirurg Dr. Eben Alexander hat seine Geschichte in einem Buch mit dem Titel *Blick in die Ewigkeit* erzählt.[118] Wie Moorjani hatte auch Alexander eine Nahtoderfahrung, während er im Koma lag. Er hatte eine Meningitis (Hirnhautentzündung), die zum Koma und zum Tod führen kann. Alexanders Nahtoderfahrung ließ ihn künftig alles infrage stellen, was er als Mediziner gelernt hatte – über das Gehirn, das Bewusstsein und das Leben. Gerade sein Beruf als Neurochirurg macht diese Geschichte besonders interessant.

Weitere medizinische Forschungen zu Nahtoderfahrungen

Und es gibt zu diesem Thema noch mehr wissenschaftliche Untersuchungen von glaubwürdigen und renommierten Ärzten. Was ich hier vorstelle, sind wirklich nur Stichproben. Wissenschaft ist ja nie völlig eindeutig. Keine Studie kann hier einen absolut unumstößlichen Beweis erbringen. Doch immerhin machen diese Untersuchungen deutlich, dass das Merkwürdige und Außerordentliche real ist.

Der Psychiater Dr. Bruce Greyson untersucht seit Jahren unerklärliche Erfahrungen, die das mechanistische, materialistische Weltbild der Mainstream-Wissenschaft und -Medizin infrage stellen.[119] Dr. Greyson führt seine Studien an der medizinischen Fakultät der University of Virginia durch und hat dort jahrelang die *Division of Perceptual Studies* (DOPS) geleitet.

DOPS wurde ins Leben gerufen, um parapsychologische Phänomene zu studieren, zum Beispiel außersinnliche Wahrnehmung und Telepathie, aber auch Nahtoderlebnisse, außerkörperliche Erfahrungen, Sterbebettvisionen und Erinnerungen an vergangene Leben.[120] Die DOPS forscht auch heute noch an diesen Phänomenen. Greysons Arbeit zu Nahtoderlebnissen von Herzpatienten wurde Anfang der 2000er-Jahre in einem anerkannten medizinischen Fachblatt veröffentlicht.[121]

Dr. Peter Fenwick, britischer Neurologe und Psychiater, hat ebenfalls wichtige Resultate in der Erforschung von Nahtoderlebnissen erzielt. Auch er agiert an der Nahtstelle zwischen Wissenschaft und Spiritualität.[122] Dabei gehörte er anfangs zu den Skeptikern. Dann aber las er Dr. Raymond Moodys bekanntes Buch *Leben nach dem Tod.*[123] Tatsächlich war es Moody, der den Begriff der Nahtoderfahrung prägte. In seinem Buch stellt er etwa hundert Berichte über solche Erlebnisse vor. Nachdem auch ein Patient von Dr. Fenwick eine Nahtoderfahrung machte, änderte der Wissenschaftler seine Meinung. Und studiert seitdem das Unerklärliche.

Und da ist noch Dr. Sam Parnia, seines Zeichens Lungenspezialist und Arzt auf der Intensivstation. Er hat schon viele Menschen mit Herzstillstand zurück ins Leben geholt. Auch er hat schon zahlreiche Bücher und Aufsätze veröffentlicht. Seine Arbeiten zu Nahtoderfahrungen werden auch in Fachzeitschriften publiziert.[124]

Zusammenfassend sei gesagt: Ich hoffe sehr, dass die Forschungsarbeiten zu Nahtoderlebnissen sowie die entsprechenden Berichte dazu Sie inspirieren, Ihren Blick zu öffnen für eine Wirklichkeit, die über das hinausreicht, was wir mit unseren fünf Sinnen erfahren können. Wenn Sie mehr über diese Dinge wissen wollen, finden Sie Tipps im Anhang. Auch möchte ich Ihnen mehrere Übungen nahelegen, die Ihnen ermöglichen, mit diesen Vorstellungen zu spielen, sie als real zu behandeln und sich zu fragen, wie Sie in dieser erweiterten Wirklichkeit Ihr Leben gestalten möchten. Wie diese Sie heilen kann. Wie sie Ihnen hilft, Wunder zu wirken.

ERFAHRUNGEN AM ENDE DES LEBENS (ELE)

Eine unglaubliche Klarheit des Geistes, Visionen auf dem Sterbebett, Kommunikation mit den Toten, Hellsichtigkeit – das sind nur ein paar der außergewöhnlichen Phänomene, die mitunter bei Menschen auftreten, wenn sie auf den Tod zugehen. Sie gleichen Nahtoderfahrungen, können aber nicht von der Person überprüft werden, die diese Dinge erlebt, weil sie im Sterben liegt. Diese Berichte stammen von Menschen, die den Sterbenden begleiten – die Familie, die Partner, das Personal im Krankenhaus oder anderen Gesundheitseinrichtungen.

Die »terminale Klarheit« stellt sich oft ein bei Menschen mit einem Gehirnschaden, die von ihren kognitiven Funktionen keinen oder nur noch beschränkten Gebrauch machen und häufig auch nicht mehr sprechen können. An der Schwelle des Todes beweisen sie plötzlich eine unglaubliche geistige Wachheit und können (wenn das vorher nicht so war) sogar wieder sprechen. Dieses erstaunliche Phänomen wurde beobachtet bei Menschen mit neurologischen Schäden (zum Beispiel infolge von Alzheimer, Gehirntumoren, Schlaganfällen oder Meningitis), die zu geistiger Abstumpfung, Sprachverlust, Demenz oder Koma führen. Ähnliches wurde bei Patienten mit katatoner Schizophrenie beobachtet – bei Menschen also, die weder sprechen noch denken können, die ungewöhnliche Bewegungsmuster zeigen oder völlig immobil sind.[125]

Diese geistige Klarheit am Lebensende ist eine Erscheinung, die Ärzten schon seit Jahrtausenden bekannt ist. Schon Hippokrates hat sie beschrieben. Für das materialistische Weltbild der modernen Medizin stellt sie ein unlösbares Rätsel dar. Denn diese Klarheit steht in diametralem Gegensatz zu den Diagnosen, die in solchen Fällen jede Form geistiger Klarheit für unmöglich halten. Und doch gibt es seit Jahrhunderten Ärzte, die dieses Phänomen erforschen. In der medizinischen Literatur spricht man auch von »paradoxer Luzidität«. Sie wird zusammen mit zahlreichen anderen Erscheinungen am Ende des Lebens (ELE) untersucht.[126] Zu Beginn dieses Kapitels habe ich von den Erfahrungen mit meiner Mutter auf dem Sterbebett berichtet, die sich mit ihren Geschwistern unterhielt. Die Forschung nennt dies »Sterbebettvisionen« oder »Sterbebettkommunikation«. Beschrieben wird diese Erfahrung wie folgt:

Visionen, kommunikative Akte oder andere Erfahrungen, die ein Sterbender in den Minuten, Stunden oder Tagen vor seinem Tod macht. Angehörige oder Krankenhauspersonal berichten häufig, dass ein Sterbender, der zuvor schwach oder sogar komatös war, plötzlich aufwacht, sich aufrichtet, in eine Ecke des Raumes starrt und den Namen eines geliebten Verstorbenen nennt. In anderen Fällen geben Sterbende an, an ihrem Bett Personen zu sehen oder zu hören, die nicht physisch anwesend (und meist schon tot) sind. Auch andere Wesen werden am Sterbebett wahrgenommen. Seltener sind die Fälle, in denen ein Außenstehender diese Visionen auch hat, mitunter sogar zur selben Zeit wie der Sterbende.[127]

Auch hierzu gibt es zahlreiche Forschungsarbeiten.[128]

Auch sogenannte hellseherische »Visitationen« kommen vor: Angehörige oder Partner eines dem Tode nahen Menschen berichten, dass dieser sie besucht hätte – dass sie ihn in einer Vision oder einem Traum gesehen hätten. Oder dass es anderweitig Formen der Kommunikation mit dem Sterbenden gab, dass sie beispielsweise genau wussten, wann diese Person gestorben war. Manchmal scheint ein Sterbender auf den Besuch eines bestimmten Angehörigen zu warten, bevor er das Leben verlassen kann, und stirbt unmittelbar danach.[129]

Nehmen Sie sich einige Minuten Zeit, um über diese Erfahrungen nachzudenken. Und wenn es nun so wäre? Wenn wir nicht mit dem Tod enden würden? Würden Sie mit dieser Vorstellung anders leben? Sich anders fühlen?

Eine Möglichkeit ist, dass diese Erfahrungen tröstlich wirken, dass sie uns unsere Ängste nehmen können – unsere Angst, geliebte Menschen zu verlieren, oder die Angst vor dem eigenen Tod. Und ist Angstfreiheit nicht letztlich alles, was wir brauchen? Ganz egal, was passiert: Wenn wir furchtlos sind, haben wir unseren Weg nach Hause gefunden. Zum Geistesfrieden. Zur Absoluten Gesundheit.

FRÜHERE LEBEN: BERICHTE UND WISSENSCHAFT

Die Möglichkeit, früher schon gelebt zu haben, eine Reinkarnation zu sein, mit einem Bewusstsein, das den Tod überlebt – auch dieses Thema begegnet uns immer wieder in alten Weisheitstraditionen wie auch in modernen nichtkonventionellen Kulturen; im alten Ägypten beispielsweise oder im antiken Griechenland, aber auch im Buddhismus und im Vedanta. Doch das koventionelle Mainstream-Denken und die Mainstream-Schulmedizin halten das für unmöglich.

Dabei gibt es auch hier belastbare wissenschaftliche Ergebnisse. Dr. Ian Stevenson gehörte zu den Wissenschaftlern, die sie geliefert haben. Als Kind kam Stevenson über seine Mutter, die sich intensiv für spirituelle und paranormale Dinge interessierte, mit diesem Thema in Berührung. 1967 gründete Dr. Stevenson dann die *Division of Perceptual Studies* (DOPS) an der University of Virginia, die ich bereits erwähnt habe. Dort erforschte er die Möglichkeit vergangener Leben. Zum Beispiel interviewte er Kinder, die von früheren Leben berichteten.[130] Und das mehr als 40 Jahre lang.

Dr. Stevenson bereiste alle sechs Kontinente und sammelte über 2000 Fallbeispiele sowohl in westlichen als auch in asiatischen Kulturen, in denen Kinder in allen Einzelheiten von früheren Leben erzählten. Häufig hatten sich diese an Orten und zu Zeiten abgespielt, die das Kind mit seinem Alltagsbewusstsein gar nicht kennen konnte. Stevenson überprüfte diese Aussagen und konnte sie in vielen Fällen bestätigen. So beschreibt er den Fall eines neugeborenen Mädchens in Sri Lanka, das nahezu hysterisch wurde, wann immer sie in die Nähe eines Busses geriet oder baden sollte. Einige Jahre später, als sie alt genug war, um reden zu können, erzählte sie detailgetreu von ihrem früheren Leben als acht- oder neunjähriges Mädchen: Sie war von einem Bus angefahren worden, fiel in ein Reisfeld und ertrank. Dr. Stevenson forschte nach – und er machte die Familie des Mädchens ausfindig, das auf diese Weise umgekommen war.[131]

Auch ein anderes, scheinbar unerklärliches Phänomen zeigte sich in seinen Forschungsarbeiten: Es gab körperliche Merkmale, die mit dem früheren Leben zu tun hatten. Muttermale oder Geburtsfehler von Kindern ließen sich auf häufig tödliche Wunden zurückführen, die eine ihrer mutmaßlichen früheren Persönlichkeiten erlebt hatte. Stevenson dokumentierte fast 200 Fälle, in denen diese Geburtsmale auf Fotografien oder anderen Bildern der früheren Inkarnation nachweisbar waren.[132]

Dr. Stevenson veröffentlichte über 300 Aufsätze und 14 Bücher. Zusammen mit Dr. Jahn von PEAR-Labor gehörte er zu den Gründungsmitgliedern der *Society for Scientific Exploration,* einer Organisation, deren Mitglieder – Krankenhausärzte, medizinische Forscher und andere Suchende – jene Themenbereiche untersuchen, die von der Mainstream-Wissenschaft vernachlässigt werden: Bewusstsein, paranormale Phänomene, Remote Viewing, Alternativmedizin und vieles mehr.[133] Stevenson starb 2007, aber seine Arbeit an der University of Virginia wird fortgeführt.[134]

Ob man nun mit der Vorstellung früherer Leben etwas anfangen kann oder nicht: Meine Ausführungen in Kapitel 3 über die Rückführungstherapien zeigen, dass diese den Betroffenen geholfen haben, emotional und körperlich Heilung zu finden. Sie veränderten ihr Leben und ihre Lebensumstände – Beziehungen, Finanzen, den Lebensweg und vieles andere. Sie müssen nicht daran glauben, damit diese Therapien funktionieren. Allerdings wirken sie auf die Betroffenen häufig überzeugend.

Schicken Sie Ihre Skepsis kurz vor die Tür, und seien Sie da, im Hier und Jetzt

Dieses Kapitel ist eine Reise in nichtsichtbare Welten, eine Welt, die über unser logisches, rationales Gehirn hinausgeht, die unsere fünf Sinne übersteigt. Hier finden Sie Belege, dass das Bewusstsein nicht mit der Geburt einsetzt und uns nicht im Tod verlässt. Dass unser Geist an Orte reisen kann, die dem Körper verwehrt bleiben; an Orte, die wir uns nie hätten vorstellen können. Es bringt Geschichten und wissenschaftliche Beweise, die unseren Geist öffnen können. Damit wir unser althergebrachtes Verständnis von Raum und Zeit hinter uns lassen können, unsere konventionelle Wahrnehmung von uns selbst und von der uns umgebenden Welt.

Behalten Sie das im Hinterkopf, wenn Sie die Übungen ausprobieren, die ich Ihnen gleich präsentiere. Wenn Sie skeptisch sind, zögern oder an den hier vorgestellten Tatsachen zweifeln, dann würde ich Sie bitten, diese Skepsis mal für einen Moment zu vergessen. Öffnen Sie sich für die Möglichkeit, dass eine nichtsichtbare Welt existiert. Das hilft Ihnen vielleicht, zu dieser Welt Zugang zu finden, zum scheinbar Magischen und Wunderbaren.

Diese nichtsichtbare Welt steht jedem Menschen offen. Wir müssen nur die Hand ausstrecken. Das scheinbar Magische und Wunderbare, jene Ereignisse, die unser Verständnis von Raum, Zeit, Geist und Körper übersteigen – sie stellen die natürliche Ordnung der Dinge dar, wenn wir ihr den Weg nicht länger verstellen. Wir haben die Fähigkeit, nichtalltägliche Bewusstseinszustände zu erfahren, die weder magisch sind noch mit Wundern zu tun haben. Diese Fähigkeiten sind uns angeboren. Sie wurden uns in die Wiege gelegt.

Wie Sie in diesem Kapitel erfahren haben, gibt es für diese umfassendere Wirklichkeit Belege in allen Kulturen und allen Zeiten. Die Aborigines in Australien haben eine reiche Geschichte paranormaler Erfahrungen, die vom Kontakt mit verstorbenen Vorfahren bis hin zum Regenmachen reichen.[135] Die Sufimystiker tanzen, wirbeln um sich selbst und verlassen dabei häufig ihren Körper, um andere Orte aufzusuchen.[136] Viele religiöse und mystische Erlebnisse, Heilkraft, Heilrituale und -erfahrungen sind ebenfalls mit normalen Maßstäben nicht zu erklären. Trotzdem kennt man sie in aller Welt und seit uranfänglicher Zeit. Bei der Wirkung von Gebeten und klassischen Yoga-Übungen – denen die sogenannten *siddhis* entspringen – handelt es sich um paranormale Phänomene und das Resultat von fortgeschrittenen Atemübungen und Meditation, also um weitere Beispiele für außergewöhnliche Fähigkeiten.

All diesen Erfahrungen ist etwas Bemerkenswertes gemeinsam: Sie stellen sich ein, wenn wir uns ganz dem Augenblick überlassen, wenn wir im Hier und Jetzt sind. Wenn wir präsent sind mit dem, was ist. Wenn wir über unser denkendes Gehirn hinausgehen, über die Zahnräder unserer Emotionen, wenn wir den Weg frei machen, dann werden wir mitten hineinkatapultiert in das Außerordentliche. Wenn wir aus dem Weg gehen, zeigt der Weg sich zu unseren Füßen.

Alles aber entsteht aus der Erfahrung des Hier und Jetzt. An dem Ort, an dem Absolute Gesundheit herrscht. Bei allen Übungen in diesem Buch geht es nur darum: Um an diesem Ort anzukommen, müssen Sie nur innehalten und sich dem Sein überlassen.

Aber natürlich ist das schwer zu glauben beziehungsweise zu vollbringen, wenn Sie selbst nie eine Erfahrung gemacht haben, die über Ihr Denken hinausreicht. Ich gehörte ganz offensichtlich zu den Gläubigen. Aber bei mir war das Ganze kein Akt des Glaubens. Meine persönlichen Erfahrungen – meine eigenen »paranormalen« Erlebnisse und meine Beobachtungen solcher Erlebnisse bei anderen – sowie meine Auseinandersetzung mit den einschlägigen wissenschaftlichen Studien haben mir geholfen, mich für diese nichtsichtbare Welt zu öffnen. Für eine Wirklichkeit, die die Erfahrung von Raum und Zeit, die mein Gehirn macht, übersteigt und weit über das hinausgeht, was ich über das Funktionieren von Geist und Körper gelernt habe.

Nicht ist kraftvoller und überzeugender als die persönliche Erfahrung, als die ureigenste Begegnung. Was andere Leute sagen, hat nie dieselbe Wirkung. Mit eigenen Augen zu sehen ist ein sehr viel überzeugender Beweis, als die Wissenschaft ihn je erbringen kann. Wenn wir persönliche Erfahrungen machen, die wir nicht begreifen, die wir uns nicht erklären können, dann trägt diese kognitive Dissonanz dazu bei, dass wir unsere Überzeugungen ändern können.

Und bitte: Sie müssen mir nicht glauben. Lassen Sie sich lieber auf die folgenden Übungen ein und beobachten Sie, was geschieht. Wenn Sie das alles nicht fassen können, wenn Sie weiterhin zweifeln, dann lassen Sie diese Zweifel für einen Moment los und achten Sie darauf, welche Erfahrungen Sie machen. Vielleicht können Sie ja dieser nichtsichtbaren Welt einen Besuch abstatten. Vielleicht hilft Ihnen Ihre neue Überzeugung ja besser durchs Leben, aber auch durch Krankheit, Sterben und Tod. Vielleicht hilft dieser Glaube Ihnen, weniger Angst zu haben und wahrhaft furchtlos zu werden, nicht nur im Angesicht von Krankheit, Sterben und Tod, sondern auch im Angesicht des Lebens.

Instrumente Absoluter Gesundheit für den Ausblick in die nichtsichtbare Welt

Nehmen wir für einen Moment an, dass die Erkenntnisse der Weisheitslehren und der modernen Wissenschaft richtig sind. Dass es eine Wirklichkeit gibt, die über den bloßen Verstand und die fünf Sinne hinausreicht, eine Wirklichkeit jenseits von Körper und Geist, eine Wirklichkeit jenseits von Raum und Zeit – ein Bewusstsein, das nicht lokal ist und das es schon gab, bevor wir geboren wurden, und das noch da sein wird, nachdem wir gestorben sind.

Wie würde dies unser Leben verändern? Wie würden Sie sich damit fühlen? Hätten Sie weniger oder vielleicht gar keine Angst mehr? Wie würden Sie diese Prinzipien in die Praxis umsetzen?

Die folgenden drei Übungen geben Ihnen Gelegenheit, über diese Fragen nachzudenken. Machen Sie sie nacheinander: Zuerst gehen Sie beim Tagebuchschreiben diesen Fragen und Ihren Zweifeln nach. In der anschließenden Meditation visualisieren Sie, was Sie geschrieben haben. Daran schließen Sie das Somatic Experiencing an, damit Sie mit Ihren Visionen voll und ganz präsent sein können.

Tagebuch: Ihre Vision der nichtsichtbaren Welt

Wenn Sie diese Übung abgeschlossen haben, sollten Sie das Geschriebene für die weiteren Übungen bereithalten.

- Suchen Sie sich einen ruhigen Ort, an dem Sie nicht gestört werden. Legen Sie Papier und Stift bereit, auch wenn sie normalerweise lieber tippen.

- Bevor Sie anfangen zu schreiben, lesen Sie sich die folgenden Aussagen durch und denken Sie darüber nach:

    - Sie fangen nicht bei der Geburt an und enden nicht im Tod.

    - Einige Aspekte Ihrer selbst existierten schon vor Ihrer Geburt und bleiben nach dem Tod erhalten.

    - Sie stehen stets in Verbindung mit all jenen, die gestorben sind. Sie können mit ihnen kommunizieren.

    - Wenn Sie sterben, begegnen Sie den geliebten Menschen, die von Ihnen gegangen sind.

    - Körperliche Heilung kann außerhalb der Grenzen von Raum und Zeit geschehen, außerhalb des Verständnisses der Schulmedizin. Sie kann sich von einer Sekunde auf die andere einstellen.

    - Ihr Geist kann Wunder wirken.

  - Die Zeit fließt nicht nur in die Richtung, die wir gewöhnlich wahrnehmen.
  - Es gibt eine Dimension, in der alles, was je geschehen ist, und alles, was je geschehen wird, präsent ist – weit über unser Verständnis von Raum und Zeit hinaus.

- Im nächsten Schritt lesen Sie sich die folgenden Fragen durch und überlegen sich Ihre Antworten:
  - Wie würde sich Ihr Leben ändern, wenn Sie all dies glauben würden? Überlegen Sie, wie sich jeder einzelne Lebensbereich verändern würde – Beziehungen, Gesundheit, Arbeit, Finanzen und der ganze Lebensweg.
  - Wie würde es Ihnen damit gehen?
  - Würden Sie anders über Gesundheit und Krankheit denken? Über Ihre Gesundheit und die anderer Menschen?
  - Würden Sie Tod und Leben anders gegenüberstehen? Und dem Verlust geliebter Menschen durch den Tod?
  - Auf welche Weise würden Sie Ihr Leben anders führen als jetzt?
  - Hätten Sie in Bezug auf bestimmte Dinge weniger Angst? Wenn ja, was würden Sie weniger fürchten?
  - Hätten Sie weniger Angst vor Krankheit und Sterben? Vor dem Tod im Allgemeinen?

- Nun beantworten Sie schriftlich jede einzelne Frage. Schreiben Sie auf, was immer Ihnen in den Sinn kommt. Achten Sie auf den ersten Gedanken und lassen Sie sich von ihm leiten. Schreiben Sie frei drauflos, ohne

Rücksicht auf Grammatik, Interpunktion und Rechtschreibung. Je lockerer Sie damit umgehen, desto kraftvoller wird dieser Prozess.

- Wie immer bewerten Sie das, was Sie schreiben, nicht. Es gibt kein Müssen, kein Sollen, kein Richtig oder Falsch.

- Wenn Ihnen diese Vorstellungen verschroben vorkommen, schreiben Sie das auf. Wenn Sie Zweifel und Skepsis empfinden, notieren Sie auch das. Seien Sie, wie immer, präsent mit allem, was Ihnen in den Sinn kommt. Sobald Sie Ihren Zweifeln Ausdruck verliehen haben, kehren Sie zu den Fragen zurück.

- Wenn Sie das Gefühl haben, dass die Übung beendet ist, praktizieren Sie einige Minuten lang die Bauchatmung.

Meditation: Die Erfahrung der nichtsichtbaren Welt

- Suchen Sie sich einen ruhigen Ort, an dem Sie sich geborgen fühlen. Setzen oder legen Sie sich hin, was immer Ihnen angenehmer ist. Achten Sie darauf, dass Sie frei atmen können. Bei Bedarf lockern Sie die Kleidung am Bauch.

- Schließen Sie die Augen und konzentrieren Sie sich einige Minuten lang auf die Bauchatmung. Verfolgen Sie den Atemstrom, der an den Nasenlöchern aus- und eintritt.

- Lesen Sie sich durch, was Sie in der vorhergehenden Übung geschrieben haben.

- Schließen Sie die Augen und stellen Sie sich alles plastisch vor. Tauchen Sie mit allen Sinnen in dieses Bild ein und bleiben Sie einige Minuten lang dabei.

- Was sehen Sie? Schauen Sie sich alles an.
- Was hören Sie? Lauschen Sie aufmerksam.
- Was können Sie berühren? Wie fühlt sich das an?
- Welche Gerüche nehmen Sie wahr? Nehmen Sie sie vollständig auf.
- Welche Geschmäcker können Sie spüren? Lassen Sie sich ganz darauf ein.
- Wenn Sie das Gefühl haben, dass die Übung beendet ist, üben Sie circa eine Minute lang die Bauchatmung.

Somatic Experiencing: Die nichtsichtbare Welt verkörpern

- Suchen Sie sich einen ruhigen Ort, an dem Sie sich sicher und wohlfühlen und an dem Sie ungestört sind. Setzen oder legen Sie sich hin.
- Schließen Sie die Augen und praktizieren Sie circa eine Minute lang die Bauchatmung.
- Dann rufen Sie sich Ihre Vision aus den beiden vorangehenden Übungen vor Augen. Wie würde ein solches Leben aussehen? Wie würde es sich anfühlen? Was würden Sie an Ihrem Leben verändern? Erleben Sie dieses neue Leben mit allen Sinnen: Sehen Sie es. Hören Sie es. Fühlen Sie es. Schmecken Sie es. Riechen Sie es.
- Lassen Sie sich mit Ihrer Aufmerksamkeit ganz in den Körper fallen. Wo spüren Sie diese Vision? Welche Gedanken und Gefühle begleiten sie? Lassen Sie sich von Ihrer Aufmerksamkeit zu jenem Ort im Körper führen. Verweilen Sie dort, atmen Sie in diese Stelle hinein.

- Wenn die Aufmerksamkeit im Körper weiterwandert, gehen Sie mit. Atmen Sie auch in diesen Punkt hinein.

- Wenn Skepsis oder Bewertungen aufsteigen – wenn Sie anfangen, an der Vorstellung einer nichtsichtbaren Welt zu zweifeln, an der Möglichkeit Ihrer Vision –, dann registrieren Sie das einfach. Orten Sie diese Gefühle in Ihrem Körper, verweilen Sie bei ihnen. Sie werden sich dadurch verändern.

- Dann kehren Sie zu Ihrer Vision zurück, zu allen Gedanken und Gefühlen, die sich mit ihr verbinden. Spüren Sie nach, wo Sie sie empfinden. Üben Sie noch einige Minuten weiter.

- Sobald die Übung für Sie zu Ende ist, praktizieren Sie kurz die Bauchatmung. Bedecken Sie die Augen mit den Handflächen und beenden Sie die Übung wie die vorhergehenden.

Überlegungen zu den Übungen

Ich hoffe, diese Übungen geben Ihnen einen kleinen Vorgeschmack darauf, wie es wäre, wenn Sie Zugang hätten zu dieser nichtsichtbaren Welt, dieser umfassenderen Wirklichkeit. Wenn Sie jederzeit Kontakt aufnehmen könnten zu ihrer Magie und ihren Wundern. Diese persönlichen Erfahrungen sind vor allem für die Skeptiker unter Ihnen von Bedeutung, die Probleme damit haben, sich eine solche Welt vorzustellen. Es kann schwierig sein, Ideen zu akzeptieren, die jeder Logik zu widersprechen scheinen und unsere Fünfsinnewelt infrage stellen, wenn wir uns nicht erlauben, unser Erleben auszuweiten.

Halten Sie an den Erfahrungen aus diesen Übungen fest. Bewahren Sie sie im Gedächtnis und spüren Sie ihnen immer wieder mal nach. Je öfter unser Gehirn Kontakt mit neuen Informationen hat (selbst wenn diese eine kognitive Dissonanz auslösen und nicht zu dem passen, was wir von der Welt glauben), desto nachhaltiger wird es sich verändern, weil es Gelegenheit bekommt, sich neuem Wissen zu öffnen und neue Wege der Wirklichkeitserfahrung zu beschreiten.

Je mehr Sie sich für diese neuen Wege öffnen können, desto wahrscheinlicher finden Sie zur Freiheit von Angst, Zweifeln und Unglauben. Umso eher können Sie Dinge Wirklichkeit werden lassen. Selbst magische und wunderbare Dinge.

Kapitel 13

WUNDER SIND DIE NATÜRLICHE ORDNUNG DER DINGE

Heiler und Mystiker – sie wirken Wunder mittels Fähigkeiten, die über unsere fünf Sinne und unser Denken hinausgehen, ja, die unsere alltägliche Vorstellung vom Raum und vom Vergehen der Zeit infrage stellen.

Ich habe viele von ihnen kennengelernt. Und meine Begegnungen haben mich daran erinnert, dass das Magische und Wunderbare der natürlichen Ordnung der Dinge entspricht – wenn wir ihr nur den Weg nicht verstellen. Wenn wir diese natürliche Ordnung nicht behindern, entdecken wir den Ort, den wir Heimat nennen – jenen Ort, an dem wir Frieden und Freiheit erfahren. Jenen Ort, an den wir uns begeben müssen, damit es zur Heilung kommen kann. Jenen Ort, an den wir uns begeben müssen, wenn wir Wünsche Wirklichkeit werden lassen wollen. Jenen Ort, von dem aus allein wir unsere Lebensumstände verändern können. Selbst solche, die unveränderlich erscheinen.

In diesem Kapitel werde ich Ihnen einige dieser Wunder wirkenden Menschen vorstellen, die ich auf meinem Weg kennengelernt habe. Sie waren wichtig für mein Verständnis von Gesundheit und Heilung. Sie haben mir geholfen, meine Zweifel im Hinblick auf das, was möglich ist, aufzulösen. Sie haben mir geholfen, meinen Weg nach Hause zur Absoluten Gesundheit zu finden, zu jenem Geisteszustand, der für die Heilung unabdingbar ist.

Ich hoffe, dass ihre Geschichten auf Sie ähnlich wirken. Dass sie Ihnen helfen, alle begrenzenden Überzeugungen abzulegen, die Ihre Gesundheit und Ihre

Heilung verhindern; über jene begrenzenden Überzeugungen, die Ihre Lebensumstände scheinbar unveränderlich festschreiben. Zeuge zu werden, wie Wunder geschehen, öffnet uns nämlich selbst für das Wunderbare.

Am Ende dieses Kapitels finden Sie wieder Instrumente Absoluter Gesundheit, mit denen Sie ausnahmslos allen gesundheitlichen Sorgen auf den Grund gehen können, die Sie plagen. Sie werden Ihnen zeigen, wie Sie den Weg nicht länger verstellen, damit Sie den Weg nach Hause zu jenem Ort finden, an dem der Friede wartet. Indem Sie einfach im Hier und Jetzt sind, im gegenwärtigen Augenblick mit allem, was Sie denken, fühlen und empfinden. An jenem Ort des Friedens, aus dem Klarheit und Lösungen entspringen, ebenso wie inspiriertes Handeln und Heilung.

Lernen Sie Mohammed kennen

Ich begegnete Mohammed, als ich Anfang vierzig war und schon seit Wochen an einer mir unerklärlichen Krankheit litt. Ich war körperlich ausgelaugt, hatte immer wieder Fieber und Nachtschweiß. Den Großteil meiner Tage verbrachte ich im Bett. Die üblichen Untersuchungen hatten kein Ergebnis gebracht. Und so schlug mir ein lieber Freund und Arztkollege einen Besuch bei Mohammed vor.

Mohammed Safwat el Amin, wie er offiziell heißt, war ein ägyptischer Heiler und Mystiker mit Siddhi-Fähigkeiten – übersinnlichen Gaben wie der Fähigkeit zur Materialisation, Teleportation, Präkognition und Apportation. Er konnte Gedanken lesen und die Zukunft vorhersagen. Er konnte Antworten materialisieren auf Fragen, die auf einem Blatt Papier standen, das in einer Wasserschüssel lag – die Antworten erschienen durchscheinend auf dem Papier. Er konnte auf der anderen Seite des Raumes Kerzen anzünden, ohne sie zu berühren, und Objekte wie Kristalle, ja sogar Geld einfach materialisieren. Ich habe diese scheinbar magischen und wunderbaren Ereignisse mit eigenen Augen gesehen.

Er setzte sie als Medizin ein, um den Glauben der Menschen zu stärken und ihre Heilung in Gang zu setzen. Um in Menschen den Glauben zu erwecken, dass Heilung möglich ist, ja, dass alles möglich ist. Um Menschen zu helfen, sich von der Furcht zu befreien, die uns krank macht, uns krank hält und sich der Heilung in den Weg stellt. Um in Menschen den Glauben zu erwecken, dass sie ihr Leben ändern können, auch wenn das auf den ersten Blick unmöglich scheint. Wie wir wissen, ist der Glaube eine starke Medizin.

Über zwei Wochen lang hatte ich mehrere Sitzungen mit Mohammed – vielleicht vier oder fünf. Er vollführte alle möglichen Tricks, zündete Kerzen an, ließ Objekte erscheinen und beantwortete Fragen auf schwimmendem Papier. Und er bewegte seine Hände über meinem Körper, wobei er mir erklärte, er bewege Energie in und um mich herum, um mich von negativen Energien zu befreien. Er betete, chantete und sprach mit unsichtbaren Menschen. Er sagte mir, er erhalte Führung von spirituellen Ärzten – Ärzten, die verstorben waren, Ärzten aus uralten Zeiten, aber auch unserer Zeit.

Während und nach jeder Sitzung fühlte ich mich unglaublich entspannt. Nach der letzten Sitzung richtete ich den Blick nach innen und fragte meinen Körper, was vorginge, was nicht mit mir stimmte und worum es bei dieser Krankheit eigentlich ging. Die Antwort war: Es handelte sich um eine Nierenentzündung, die später durch einen Ultraschalltest bestätigt wurde. Die Infektion hatte sich auf meine Nieren ausgeweitet, ohne vorher die üblichen Symptome zu verursachen, die auftreten, wenn sich der untere Harntrakt entzündet oder die Blase. Ich behandelte die Krankheit mit Antibiotika, aber auch mit Homöopathie und Akupunktur. Innerhalb einer Woche war ich wieder gesund.

Nach meinen Erfahrungen mit Mohammed begann ich, mit ihm zusammenzuarbeiten und seine Dienste einigen meiner Patienten vorzuschlagen. Vielen ging es danach auch ohne Medikamente besser, nur weil sie Sitzungen bei ihm absolvierten. Vielleicht hätte die Natur sie auch ohne seine Mitwirkung geheilt. Das ist unmöglich herauszufinden. Aber ich bin mir sicher, dass seine Wundergaben eine Rolle spielten. Denn diese erweckten in den Menschen den Glauben, dass Heilung möglich ist, dass alles möglich ist, ganz egal, was ihre Ärzte ihnen gesagt haben. Sie halfen den Menschen, den Weg frei zu machen, über die Angst hinauszugehen und sich mitten an den Ort der Hoffnung und des Glaubens zu begeben. Seine besonderen Gaben halfen den Menschen, sich in den Frieden hinein zu entspannen.

Mohammeds Gaben halfen jedenfalls mir, den Weg nicht länger zu verstellen, meine Ängste loszulassen, sodass ich Eingang fand in den Ort des inneren Friedens, wo Klarheit und Antworten entstehen und die Heilung beginnt. Und ich bin mir sicher, dass er dies auch für viele andere Menschen bewirkte.

Bei João de Deus in Brasilien

In all den Jahren, in denen ich mich mit meinen Myomen herumplagte, suchte ich immer wieder nach Möglichkeiten der Heilung. Und so reiste ich zweimal nach Abadiânia in Brasilien, einem kleinen Dorf tief im Landesinneren, um João de Deus [mit bügerlichem Namen: João Teixeira de Faria, Anm. d. Red.] zu treffen. Ich hatte gehört, er sei ein begabter »spiritueller Heiler«, der Wunder wirken könne. Menschen von überall her suchten ihn auf, um Heilung zu finden, aus Brasilien, aber auch aus anderen Ländern. Selbst Oprah Winfrey stattete ihm einen Besuch ab.

João de Deus arbeitet nicht mehr als Heiler. Vor einigen Jahren erhoben mehrere Frauen gegen ihn Anklage wegen sexuellen Missbrauchs, wodurch er vor aller Öffentlichkeit in Ungnade fiel. Ende 2019 wurde er wegen mehrfacher Vergewaltigung zu neunzehn Jahren Haft verurteilt. Anfang 2020 erging ein weiteres Urteil auf vierzig Jahre Haft. Trotz dieser schrecklichen Dinge kann ich meine Erfahrung mit ihm nicht als unmaßgeblich abtun. Sie half mir, meinen Weg zur Heilung zu finden.

Ich reiste nach Abadiânia, weil ich nach einer spirituellen Lösung suchte. Saftfasten, Akupunktur, TCM und Ayurveda hatten die Myome nicht geheilt. João, so hieß es, sei ein Medium, das in Trance Dinge bewirken konnte, die wie ein Wunder schienen.

So führte er »spirituelle« Operationen durch, aber auch echte Operationen, bei denen nicht ein Tropfen Blut floss. Er behauptete, Tumoren mit bloßen Händen entfernen zu können, ohne chirurgische Instrumente oder vorherige Sterilisation. Dass er Schmerzen lindern könnte, indem er nur die Hand über den Körper eines Menschen hielt. Und dass er der Kanal war für Heilerfahrungen in großen Gruppen. Wenn man im »Strom« saß, wie er das nannte, mit vielen anderen Menschen in stiller Meditation, dann konnte sich Heilung einstellen.

Es gab Fälle von Depression, Hepatitis, Arthrose und Krebs, bei denen es angeblich zu Spontanheilung gekommen war.[137] Ärzte und Wissenschaftler haben seine Arbeit und die anderer »Heiler« untersucht.[138] Doch wirkliche Forschungsarbeiten sind dünn gesät, und wo es sie gibt, widersprechen sie den Aussagen des Heilers, ja gehen sogar davon aus, dass Betrug im Spiel ist.[139] In manchen Fällen wurde die Heilung bestätigt, in anderen heißt es, sie gehe auf den Placebo-Effekt zurück.[140] Natürlich ist der Glaube eine kraftvolle Medizin.

Nicht jeder Mensch, der João wegen körperlicher Probleme aufsuchte, erfuhr Heilung auf körperlicher Ebene. Manche Fälle fanden auch auf emotionaler Ebene statt. Es gibt auch Menschen, die gar nichts erlebten. Als ich zum ersten Mal bei João war, fühlte ich nichts. Er sagte mir mithilfe eines Dolmetschers auf Portugiesisch, dass meine Myome auf eine Beziehung zurückgingen, mit der ich noch nicht im Reinen sei. Heilung würde ich erleben, wenn ich diesen inneren Frieden gefunden hätte.

Nach dieser Sitzung und nach jeder anderen, bei der ich »im Strom« war, fühlte ich mich für den Rest des Tages sehr ruhig und friedlich, fast schon verträumt. Ich schlief viel und hatte lebhafte Träume – über die Beziehung, auf die João sich bezogen hatte. Diese Träume schenkten mir ein Gefühl der Klarheit und Entschlossenheit, das ich vorher nicht empfunden hatte. Körperlich fand keine Heilung statt. Die Myome blieben. Aber meine Erfahrung in Brasilien führte dazu, dass ich versuchte, die emotionalen Ursachen zu heilen. Diese emotionale Heilung versetzte mich an jenen Ort des Friedens, an dem Klarheit und Lösungsmöglichkeiten aufscheinen. Ohne jede Anstrengung wurde mir klar, was ich wegen der Myome tun sollte. Und das war meine Heilung.

Malcolm: ein Minenarbeiter wird Heiler

Malcolm Smith lernte ich vor ungefähr fünfundzwanzig Jahren kennen, als ich anfing, mich mit spirituellen Heilmethoden zu beschäftigen. Der britische Minenarbeiter, der zum Heiler wurde, kümmert sich um Menschen mit allen möglichen Leiden, auch solchen, die von der Schulmedizin als unheilbar, ja, »tödlich« betrachtet werden. Malcolm bereist die USA schon seit mehr als vierzig Jahren und behandelt Menschen mit Diabetes, Krebs, Parkinson, Blindheit, Geburtsfehlern, Depressionen und vielem mehr.

Er ist ein bescheidener Mensch, der von sich sagt, über keine besonderen Gaben zu verfügen. Er nennt sich spiritueller Heiler, weil »Gott die Heilung bringt, nicht ich«.[141] Er arbeitet mit Handauflegen, praktiziert aber auch Fernheilung durch Intention und Gebet. Malcolm macht keine Versprechungen. Er sagt, dass er sein Bestes tut, um Gott die Arbeit zu erleichtern. Und dass vielleicht mehrere Sitzungen (direkt oder auf die Ferne) nötig sind, damit eine Heilung geschehen kann. In manchen Fällen aber gelang die Heilung schon in einer einzigen Sitzung.

Ein Mann, der im letzten Stadium eines Komas lag und dessen Familie schon Vorkehrungen für die Beerdigung traf, lebt heute ein produktives Leben als Vertreter. Ein Kind, das mit einem Loch im Herzen zur Welt kam, ist heute ein munterer Siebzehnjähriger. Eine Frau, die eine Makuladegeneration hatte und auf einem Auge bereits blind war, kann heute wieder lesen und Auto fahren. Eine Frau mit Schilddrüsentumor, für die bereits eine Operation geplant war; ein brandiges Bein, das amputiert werden sollte, ja, selbst ein Hund, der überfahren und für tot liegen gelassen worden war – alle diese Fälle wurden nach Sitzungen mit Malcolm geheilt.[142]

Aber auch hier gilt, dass nicht jeder Mensch, der Malcolm zu Hilfe ruft, geheilt wird. Das jedenfalls war meine Erfahrung. Als ich versuchte, meine Myome loszuwerden, buchte ich mehrere Sitzungen mit Malcolm, als er in New York war. So ungefähr alle sechs Wochen. Aber nichts passierte. Die Myome blieben, ja, sie wurden sogar noch größer.

Malcolm und ich sind gute Freunde geworden und arbeiten öfter zusammen. Von Zeit zu Zeit habe ich eine persönliche Sitzung mit ihm. Und von Zeit zu Zeit arbeitet er aus der Ferne mit mir und schickt mir im Gebet seine positiven Absichten. Meine persönlichen Erfahrungen ähneln meinen Erlebnissen mit Mohammed und João de Deus. Ich war danach immer unglaublich entspannt, sowohl während als auch nach der Sitzung. Und der Friede, den ich dabei erfuhr, hat mir immer wieder Klarheit gebracht und Lösungsmöglichkeiten aufgezeigt. Sodass sich schließlich auch Heilung und Wohlbefinden einstellten.

Edgar Cayce und Meredith

Meredith war eine meiner Patientinnen, die schon in ihren Jugendjahren von den Lehren und Taten Edgar Cayces fasziniert war. Vielleicht weil sie beide am 18. März zur Welt gekommen waren, allerdings in völlig unterschiedlichen Jahren. Aber wie Meredith mir immer sagte: Es gibt keine Zufälle. Diese Verbundenheit war ihr in die Wiege gelegt worden.

Edgar Cayce (1877–1945) war Amerikaner aus Kentucky. Er wurde bekannt als »schlafender Prophet«, weil er im unbewussten Zustand allwissend zu sein schien. In dieser Art Trance beantwortete Cayce Fragen, die von gesundheitlichen Problemen über Reinkarnation und Träume bis hin zum Leben nach dem Tod oder zu alten Zivilisationen gingen. Er konnte auch künftige Ereignisse vorhersehen. Die Parapsychologie bezeichnet Menschen wie Cayce als »unbewussten Kanal«, weil er selbst von seinen Readings nichts mitbekam und sich auch hinterher nicht daran erinnerte.[143]

Bei diesen »Readings« diagnostizierte Cayce Krankheiten und schlug Behandlungsmöglichkeiten vor – die immer von ganzheitlicher Natur waren. Über vierzehntausend Heilungen sind dokumentiert, die meisten wurden von seiner treuen Stenografin und Sekretärin Gladys Davis Turner protokolliert.[144] Diese Fallbeispiele wurden von Ärzten gesichtet, und es besteht anscheinend Einigkeit, dass seine Readings erstaunlich exakt waren und seine Behandlungsvorschläge wirksam.[145]

Meredith studierte Cayces Arbeit über Jahre hinweg – seine Lehren, seine spirituellen Neigungen, seine Methoden. Sie erklärt heute, dass sie fähig sei, Informationen auf die gleiche Weise zu channeln wie Cayce. Der einzige Unterschied: Sie schläft dabei nicht. Sie hört sich während der Readings selbst sprechen und kann sich an einzelne Ausschnitte erinnern. Meredith gibt dazu folgende Beschreibung: Sie gehe in einen meditativen Zustand höheren Bewusstseins, in dem sie Zugang zu den unterschiedlichsten Informationen bekomme – zu Gesundheit, Beziehungen, früheren Leben, Problemen, aber auch zu künftigen Ereignissen im Leben eines Menschen. Dabei channelt sie nach eigener Aussage die Botschaften von Geistführern und Ahnen der Betroffenen.

Ich hatte mit Meredith ein paar unglaubliche Readings. Sie kann gesundheitliche Probleme diagnostizieren, Behandlungen vorschlagen und künftige Ereignisse vorhersehen – für mich, für meine Patienten, für die Familie und für Freunde.

Als »medizinische Intuitive« konnte Meredith »sehen«, dass meine Mutter fünfzig Jahre, nachdem man ihr die Schilddrüse entfernt hatte, immer noch Schilddrüsengewebe hatte, obwohl dieses inaktiv war. Sie hatte so lange Zeit Schilddrüsenhormone genommen und wollte sie jetzt absetzen. Ich riet ihr davon ab, aber meine Mutter hat eine starke Intuition. Sie wusste, dass dies der richtige Weg für sie war. Ich entwickelte ein Magnetgerät, das ihr verbliebenes Schilddrüsengewebe aktivierte. Ich ließ mich von Meredith beraten, wie es am sinnvollsten einzusetzen sei. Und so konnte meine Mutter nach und nach ihre Schilddrüsenhormone reduzieren beziehungsweise später ganz absetzen, während sie täglich mit dem Magnetgerät arbeitete. Zwölf Monate später nahm sie keine Hormone mehr, aber ihre Blutwerte waren normal. Ihre Schilddrüsenfunktion war wieder da.

Hatten Merediths Reading und das Magnetgerät etwas damit zu tun? Keine Ahnung. Das werden wir wohl nie erfahren. Vielleicht war ja auch die starke Überzeugung meiner Mutter – ihr Glaube – ausschlaggebend und nichts sonst. Ich wollte Ihnen diese Geschichte nur einfach erzählen. Hier ist eine weitere, über die Sie nachdenken können.

Bracos Blick

Braco ist Kroate. Mit seinem Blick überträgt er »Energie« beziehungsweise »Information« auf alle, die ihn erwidern.[146] Diese Energie oder Information hat anscheinend die Fähigkeit, Krankheiten zu heilen und Lebensumstände zu verändern. Braco macht diese Arbeit schon seit zwanzig Jahren. Er schaut den Menschen, die seine Hilfe suchen, direkt oder auch via Streaming übers Internet in die Augen.

Er ist ein bescheidener Mensch, der für seine Dienste nichts verlangt – weder Geld noch Ruhm. Auch sein Life-Streaming ist kostenlos. Wenn er öffentlich auftritt, ist der Eintritt sehr bescheiden: Er deckt gerade die Kosten für Saalmiete etc. ab.

Menschen, die Bracos Blick erfahren haben, schreiben ihm die Heilung von Krankheiten zu, für die es aus Sicht der westlichen Medizin keine Heilung gibt: emotionale Zustände wie Angst und Depression. Schwierige Lebensumstände ändern sich manchmal vollständig, ob es nun um Beziehungen, finanzielle Probleme oder andere Probleme auf dem Lebensweg geht.[147]

Allerdings merkt nicht jeder Mensch etwas von Bracos Blick. Manche Menschen erleben gar nichts, wie ich beim ersten Mal. Seitdem aber spüre ich fast immer etwas – und zwar ein hochgradig entspanntes, fast schon schläfriges Gefühl. Wie der friedliche Ort, an den meine Erfahrung mit João de Deus, Mohammed und Malcolm mich brachte. Ein Ort vollkommener geistiger, emotionaler und körperlicher Entspannung. Jener Ort, den wir für unsere Heilung brauchen. Für das scheinbar Magische und Wunderbare. Damit der Wandel eintreten kann. Mühelos. Wie von selbst.

Braco zieht das Interesse von Ärzten, Ingenieuren und Physikern auf sich. Jeder will das Phänomen dieses Blicks erforschen.[148] Doch die wissenschaftliche Literatur darüber ist rar. In einer Studie untersuchten Wissenschaftler den Effekt des Blicks auf Wasser, dessen physikalische Eigenschaften sich dadurch verändert hätten. Doch diese Resultate wurden offensichtlich nicht weiter verifiziert.[149]

Bracos Methode der Fernheilung – und jede Form spiritueller Heilung – sind schlicht Gedanken und Absichten in Aktion. Man stellt sich das häufig so vor, als würden die Gedanken und Absichten durch den Raum »reisen«. Es gibt viele wissenschaftliche Untersuchungen zur »Fernheilung« – der Vorstellung, dass die Gedanken und Absichten des Heilers über weite Distanzen auf die Gesundheit eines anderen Menschen einwirken können. Letztlich geht es ja auch beim Gebet um so etwas. Es gibt Belege, dass die Wundheilung, Schmerzen, der Gesundheitszustand von Patienten auf der Intensivstation von Herzkliniken, aber auch Blutvergiftungen und Depressionen, um nur einige wenige zu nennen, durch Fernheilung günstig beeinflusst wurden.[150]

Über Heilung und Heiler

Vergessen Sie nicht, was ich bereits erklärt habe: Heilung ist die Heimkehr zu innerem Frieden und Wohlbefinden, nicht notwendigerweise eine Heimkehr zum Körper oder zu optimaler Gesundheit. Sie kann auch im Abschied vom Körper bestehen, also im Tod. Aber der Tod ist nicht das Ende der Existenz, sondern nur ein Wandel der Form. Wenn wir uns dafür öffnen können, finden wir den Weg nach Hause eher, wohin auch immer er uns führt – entweder zurück in den Körper oder von ihm fort. Und wir können diesen Weg in Frieden antreten.

Denken Sie immer daran, dass es nicht die Heiler sind, die uns heilen. Wenn wir in der Außenwelt nach Hilfe suchen, wenn wir deshalb zu einem Heiler oder

Mystiker oder Medium gehen, dann verschenken wir unsere Kraft. In dem Augenblick, in dem wir dies tun, in dem wir unsere Kraft weggeben, schwächen wir uns selbst und unsere Heilkraft.

Unser wahrer Heiler wohnt in uns. Was immer geschieht, was immer wir brauchen, unsere Antworten kommen von innen. Wenn wir innehalten, wenn wir im Augenblick präsent sein können – auch wenn es sich um eine schwierige Emotion, um eine schlimme körperliche Empfindung handelt –, dann werden wir Frieden finden. Dann, und nur dann, wenn unser Geist ruhig ist und unser Körper entspannt, können wir unsere innere Weisheit und ihre Antworten hören. Dann, und nur dann, wenn unser Geist ruhig und unser Körper entspannt ist, wird sich Heilung einstellen.

Dazu müssen wir keinen Heiler aufsuchen, keinen Mystiker und kein Medium. Wie die folgenden Übungen zeigen, können Sie den Weg dorthin ganz alleine finden.

Instrumente Absoluter Gesundheit für Gesundheitsfragen

Die folgenden Übungen werden Ihnen helfen, bei allen gesundheitlichen Fragen, die Sie beschäftigen mögen, Ihren Weg zum Wohlbefinden zu bahnen. Den Anfang macht eine fünfteilige Übung, die Ihnen zeigt, wie Sie diese Fragen oder Sorgen aufdecken und mit ihnen präsent sein können. Die Tagebuchübungen unterstützen Sie dabei, sich mit Ihrer inneren Weisheit, Ihrem inneren Heiler zu verbinden. Danach folgt eine dreiteilige Übung, mit der Sie sich Ihr Wohlbefinden zurückholen können.

Bei mehrteiligen Übungen sollten Sie die einzelnen Schritte stets hintereinander machen. Aber das muss natürlich nicht alles »in einem Aufwasch« geschehen. Die Übungen führen Sie, aus der Gesamtschau betrachtet, durch einen dreiteiligen Prozess, den wir bereits kennen: das Wahrnehmen und Spüren der Gefühle, das klare Empfinden von Wohlbefinden und schließlich die Verwirklichung der damit verbundenen Wünsche.

Tagebuch: Gesundheitsthemen erkennen

Als Erstes erstellen Sie eine neue Liste, die Ihnen hilft, Ihre gesundheitlichen Probleme aufzudecken. Mit dieser Liste arbeiten Sie dann in den anschließenden Übungen.

- Suchen Sie sich einen ruhigen Ort, an dem Sie nicht gestört werden. Legen Sie Papier und Stift bereit, auch wenn Sie sonst lieber am Computer schreiben.

- Nun erstellen Sie eine durchnummerierte Liste aller gesundheitlichen Fragen oder Sorgen, die Sie beschäftigen. Schreiben Sie alles auf, was Ihnen in den Sinn kommt, gleichgültig, ob große oder kleine Sorgen und Nöte.

- Das Ziel ist, den Blick nach innen zu richten und das, was Sie sehen, zu benennen, bis Ihre Liste vollständig ist. Schreiben Sie nur so viel, wie nötig ist, damit Sie die Thematik erkennen. Das kann ein einzelnes Wort sein, mehrere Stichpunkte oder auch ein ganzer Satz. Grammatik und Rechtschreibung bleiben außen vor. Je weniger Sie sich beim Schreiben zensieren, desto einfacher wird es, die einzelnen Punkte zu Papier zu bringen.

- Wie immer bewerten Sie das Geschriebene nicht. Es gibt kein Müssen und kein Sollen, kein Richtig oder Falsch.

- Haben Sie das Gefühl, ewig weiterschreiben zu können, so ist das in Ordnung. Bevor Sie aufhören, halten Sie kurz inne, um zu sehen, ob neue Gedanken aufkommen. Wenn ja, können Sie diese sofort zu Ihrer Liste hinzufügen oder die Übung später noch einmal machen.

- Wenn die Übung Ihrem Gefühl nach abgeschlossen ist, praktizieren Sie ein oder zwei Minuten lang die Bauchatmung.

Spiegelarbeit: Gesundheitsthemen und Gefühle

Bei dieser Spiegelübung treten Sie in Kontakt mit all den Gefühlen, die die einzelnen Gesundheitsthemen auf Ihrer Liste bei Ihnen auslösen. Diese Gefühle halten Sie vielleicht fern von dem Ort, an dem Heilung geschieht, und verstellen Ihnen den Weg. Nun lassen wir sie zu, um mit ihnen verweilen und über sie hinausgehen zu können.

- Suchen Sie sich einen ruhigen Ort, an dem Sie sich geborgen fühlen und nicht gestört werden. Setzen oder legen Sie sich hin, was immer Ihnen angenehmer ist.

- Gehen Sie die Liste der Gesundheitsthemen durch, die Sie in der ersten Übung erstellt haben.

- Nehmen Sie einen Handspiegel entweder mit beiden Händen oder mit der nichtdominanten Hand. Während der ganzen Übung sehen Sie Ihrem Spiegelbild in die Augen.

- Machen Sie vorher ein paar Mal die Bauchatmung, um besser in der Übung anzukommen.

- Nehmen Sie sich nun den ersten Punkt auf Ihrer Liste vor. Beschreiben Sie dem Spiegel alle Gefühle, die dieser bei Ihnen auslöst, vor allem, wenn es sich um Sorgen und Ängste handelt. Wenn Sie andere Gefühle verspüren wie Trauer oder Wut, so beschreiben Sie diese. Sagen Sie dem Spiegel einfach alles, was Ihnen in den Sinn kommt. Was immer Sie empfinden. Alles, wirklich alles.

- Wie immer halten Sie sich mit Bewertungen zurück. Es gibt kein Sollen und keine »richtigen« oder »falschen« Empfindungen.

- Wenn Sie die ganze Angelegenheit peinlich finden, sprechen Sie es aus. Und wenn Sie nicht wissen, was Sie sagen sollen: Sagen Sie genau das.

- Tun Sie das so lange, bis Sie alle Punkte auf Ihrer Liste abgearbeitet haben. Selbst wenn Sie das Gefühl haben, dass alles gesagt ist: Machen Sie noch ein bisschen weiter, und achten Sie darauf, ob neue Gefühle aufkommen.

- Wenn die Übung nach Ihrem Empfinden beendet ist, praktizieren Sie etwa eine Minute lang die Bauchatmung.

Tagebuch: Ängste aufdecken

Bei dieser Übung lassen Sie alle Ängste und Befürchtungen, alle Gefühle in puncto Gesundheit aufs Papier fließen.

- Suchen Sie sich einen ruhigen Ort, an dem Sie ungestört bleiben. Legen Sie Papier und Bleistift bereit, auch wenn Sie sonst nur tippen.

- Gehen Sie die Liste Ihrer Gesundheitsthemen aus der ersten Übung durch.

- Wählen Sie den Punkt aus, den Sie am wichtigsten finden – der bei Ihnen die stärksten Gefühle auslöst, Ihnen am meisten Angst, Ärger oder Trauer verursacht. Das muss nicht unbedingt der erste Punkt auf der Liste sein. Es kann sogar ein Problem sein, dessen Sie sich erst bewusst geworden sind, nachdem Sie die Liste erstellt haben. Wählen Sie das Thema aus, das am lautesten und am stärksten zu Ihnen spricht.

- Nun stellen Sie sich zu diesem Punkt folgende Fragen:

  - Wie geht es mir mit diesem Thema? Welche Gefühle ruft es hervor? Warum habe ich diese Gefühle?

  - Welche Ängste melden sich in diesem Zusammenhang? Was ist meine größte Angst?

- Was wird geschehen, wenn diese sich bewahrheitet? Was ist das Schlimmste, was mir in dem Fall passieren kann?

- Und wenn meine Befürchtungen nun tatsächlich eintreten: Was dann? Gibt es weitere belastende Umstände?

- Und wenn ich nun sterbe?

- Wie geht es mir mit dem Gedanken an den Tod, selbst wenn das für mich im Moment keine akute Frage ist? Habe ich Angst vor dem Sterben? Welche anderen Gefühle habe ich in Bezug auf den Tod?

- Melden sich andere Gefühle, während ich über diese Fragen nachdenke? Wenn ja, welche?

- Nun arbeiten Sie diese Fragen der Reihe nach ab. Schreiben Sie auf, was immer Ihnen durch den Kopf geht. Achten Sie auf den ersten Gedanken, der Ihnen kommt, und lassen Sie sich von ihm leiten. Rechtschreibung und Interpunktion sind hier nicht von Belang.

- Wie immer lassen Sie alle Wertungen außen vor. Es gibt kein Sollen, kein Müssen, kein Richtig und kein Falsch.

- Wenn Sie merken, dass Sie aufhören möchten, halten Sie kurz inne, und achten Sie darauf, ob neue Gefühle und Gedanken aufkommen. Wenn ja, bearbeiten Sie diese entweder gleich oder wiederholen Sie diese Übung später nochmals.

- Wenn die Übung Ihrem Gefühl nach abgeschlossen ist, machen Sie für ein oder zwei Minuten die Bauchatmung.

Somatic Experiencing: Mit den Gefühlen sein

Diese Übung kann Ihnen helfen, Ihre Gefühle im Körper zu orten und mit ihnen präsent zu sein – der erste Schritt zu ihrer Veränderung.

- Suchen Sie sich einen ruhigen Ort, an dem Sie sich wohl- und sicher fühlen und an dem Sie ungestört sind. Setzen oder legen Sie sich hin.

- Schließen Sie die Augen und üben Sie die Bauchatmung.

- Dann rufen Sie sich die Gefühle ins Gedächtnis, die Sie bei der letzten Übung hatten. Nennen Sie sie beim Namen.

- Welches Gefühl spricht am lautesten zu Ihnen? Dieses Gefühl verorten Sie nun in Ihrem Körper. Sie spüren vielleicht eine Spannung, ein Kribbeln, einen leichten Schmerz. Oder eine Stelle des Körpers fühlt sich ungewöhnlich an. Vielleicht spüren Sie auch gar nichts, aber Ihre Aufmerksamkeit wandert wie von selbst zu einem bestimmten Punkt.

- Atmen Sie dort hinein. Atmen Sie langsam und tief, aus dem Bauch heraus. Versuchen Sie nicht, diese Gefühle oder Empfindungen »wegzumachen«. Verweilen Sie einfach mit dem, was Sie spüren.

- Wenn es ohne Verrenkungen machbar ist, legen Sie eine oder beide Hände auf diese Stelle. Atmen Sie weiter in sie hinein, und bleiben Sie bei den Empfindungen, die Sie dort fühlen.

- Während der Übung tauchen vielleicht neue Gefühle auf. Registrieren und benennen Sie diese. Ohne sie zu bewerten.

- Bleiben Sie bei diesem Prozess: Sie orten die Gefühle im Körper, legen sachte die Hand auf, wenn Sie diese Stelle ohne Probleme erreichen können. Sie atmen dort hinein, tief und langsam, aus dem Bauch heraus.

- Versuchen Sie keinesfalls, Gefühle zu vertreiben. Verweilen Sie bei dem, was Sie fühlen.

- Wenn Sie das Gefühl haben, die Übung ist beendet, praktizieren Sie wieder die Bauchatmung. Legen Sie die Handflächen sachte über die Augen und beenden Sie die Übung wie die vorherigen.

Tagebuch: Zugang zum inneren Heiler finden

Diese Übung öffnet für Sie den Kanal zur inneren Weisheit und zu Ihrem inneren Heiler. Sie hilft Ihnen herauszufinden, was Sie für Ihre Heilung brauchen und wie Sie den inneren Frieden erlangen, von dem sie ausgeht.

- Suchen Sie sich einen ruhigen Ort, an dem Sie ungestört bleiben. Legen Sie Papier und Stift bereit, auch wenn Sie sonst lieber tippen.

- Dann rufen Sie sich das gesundheitliche Problem ins Gedächtnis, das Sie in der Übung zum Somatic Experiencing bearbeitet haben. Betrachten Sie dieses Thema nun unter folgenden Gesichtspunkten:

  - Was brauche ich, um hier Heilung zu finden?

  - Was brauche ich, um hier Frieden zu finden?

  - Gibt es sonst etwas, was ich in meinem Leben brauche, ob nun in gesundheitlicher oder in anderer Hinsicht?

  - Gibt es etwas, was ich zu diesem Punkt wissen muss? Oder zu einem anderen Lebensbereich?

  - Wird sich diesbezüglich demnächst etwas tun?

- Dann schreiben Sie Ihre Antworten auf all diese Fragen auf. Lassen Sie alles aufs Papier fließen, was Ihnen in den Sinn kommt. Achten Sie auf den ersten Gedanken, der auftaucht, und lassen Sie sich von ihm leiten. Grammatik und Rechtschreibung sind nicht von Bedeutung. Je freier sie sich schreiben lassen, desto klarer tut sich der Zugang zur inneren Weisheit auf.

- Wie immer bewerten Sie Ihre Worte nicht. Es gibt kein Sollen und kein Müssen, keine »richtigen« oder »falschen« Antworten.

- Während Sie Ihre Antworten niederschreiben, gehen Ihre Gedanken und Gefühle vielleicht schon über diese Worte hinaus. Lassen Sie das zu. Schreiben Sie auf, was immer Ihnen durch den Kopf geht. Wenn es sich um andere gesundheitliche Themen handelt, gehen Sie auch hier den Katalog der Fragen durch und schreiben Sie die Antworten auf.

- Wenn die Übung sich für Sie abgeschlossen anfühlt, machen Sie noch ein paar Minuten lang die Bauchatmung.

DREITEILIGE ÜBUNG: WIE SIE WOHLBEFINDEN VISUALISIEREN UND WAHR MACHEN

Bei dieser dreiteiligen Übung beschäftigen Sie sich per Tagebuch, Achtsamkeitsmeditation und Somatic Experiencing mit dem kreativen Visualisieren von Wohlbefinden. Die Übungen bauen aufeinander auf, müssen aber zeitlich nicht unmittelbar nacheinander ausgeführt werden. Gehen Sie in Ihrem eigenen Tempo vor. Und halten Sie die Ergebnisse der Tagebuchübung für die anderen Übungen bereit.

Tagebuch: Wie sieht Ihr Wohlbefinden aus?

- Suchen Sie sich einen ruhigen Ort, an dem Sie ungestört bleiben. Legen Sie Papier und Stift bereit, auch wenn Sie normalerweise nur am Computer schreiben.

- Nun stellen Sie sich vor, Sie wären Ihr gesundheitliches Problem (oder Ihre gesundheitlichen Probleme) los. Malen Sie sich aus, was dies für Sie bedeuten würde, jetzt, in diesem Augenblick. Visualisieren Sie im Geist alles, was sich in Ihrem Leben dadurch ändern würde.

- Im nächsten Schritt lassen Sie sich die folgenden Fragen durch den Kopf gehen:

  - Wie hat sich mein Leben jetzt verändert? Spüren Sie dem mit allen Sinnen nach: Sehen Sie es. Hören Sie es. Fühlen Sie es. Riechen Sie es. Schmecken Sie es. Beschreiben Sie, wie sich das anfühlt.

  - Wie fühle ich mich dabei – geistig, emotional, körperlich? Was ist jetzt anders?

  - Was kann ich jetzt tun, das mir unmöglich war, als ich noch unter diesem Problem gelitten habe?

- Nun schreiben Sie zu all diesen Punkten auf, was Ihnen eingefallen ist. Achten Sie auf Ihren ersten Gedanken und gehen Sie dem nach. Schreiben Sie frei drauflos, ohne sich um Rechtschreibung oder Grammatik zu kümmern. Je freier Sie sind, desto klarer wird sich Ihr kreativ visualisiertes Wohlbefinden darstellen.

- Wie immer bewerten Sie das Geschriebene nicht. Es gibt nichts, was Sie müssten. Und auch keine »richtigen« oder »falschen« Antworten.

- Möglicherweise gehen Ihre Gedanken während des Schreibens schon über Ihre Antworten auf diese Fragen hinaus. Lassen Sie das zu. Schreiben Sie, was immer Ihnen in den Sinn kommt.

- Wenn sich die Übung für Sie abgeschlossen anfühlt, machen Sie einige Minuten lang die Bauchatmung.

Meditation: Wohlbefinden erfahren

Mit dieser Achtsamkeitsmeditation können Sie all das, was Sie in der letzten Übung aufgeschrieben haben, zu einem Teil Ihrer gelebten Erfahrung machen.

- Suchen Sie sich einen ruhigen Ort, an dem Sie sich geborgen fühlen und nicht gestört werden. Setzen oder legen Sie sich hin, was immer Ihnen angenehmer ist. Achten Sie darauf, dass Sie frei atmen können. Bei Bedarf lockern Sie die Kleidung am Bauch.

- Dann üben Sie etwa eine Minute lang die Bauchatmung.

- Lesen Sie nun alles durch, was Sie in der letzten Übung geschrieben haben. Wie sieht Ihr Wohlbefinden aus?

- Schließen Sie die Augen und lassen Sie sich das einige Minuten lang durch den Kopf gehen. Registrieren Sie einfach, was sich tut. Beobachten Sie Ihre Gedanken, Gefühle und körperlichen Empfindungen. Sehen Sie ihnen zu, als wären sie ein Film, der vor Ihnen auf einem Bildschirm abläuft.

- Wenn Sie aufhören wollen, sich unwohl fühlen oder wenn Geräusche Sie ablenken, beobachten Sie auch diese »Störungen«. Das sind schlicht nur weitere Gedanken und Empfindungen, die Sie registrieren. Auch Gefühle sind nicht mehr als ein Teil dessen, was Sie beobachten. Wenn sich solche Dinge dazwischenschieben, schauen Sie ihnen zu, und kehren Sie dann zu Ihrem Bild von Wohlbefinden zurück.

- Fahren Sie mit Ihrer Übung fort. So lange, bis der Moment gekommen ist, sie abzuschließen.

- Wenn die Übung sich für Sie beendet anfühlt, praktizieren Sie die Bauchatmung. Legen Sie leicht die Handflächen über die Augen und beenden Sie die Übung wie die vorherigen.

Somatic Experiencing: Wohlbefinden verkörpern

Mit dieser Übung holen Sie Wohlbefinden in Ihren Körper – Sie verkörpern es jetzt im wahrsten Sinne des Wortes. Dies ist ein wunderbares Instrument, um Wohlbefinden Wirklichkeit werden zu lassen.

- Suchen Sie sich einen ruhigen Ort, an dem Sie sich geborgen fühlen und an dem Sie ungestört sind. Setzen oder legen Sie sich hin.

- Schließen Sie die Augen und machen Sie kurz die Bauchatmung.

- Dann rufen Sie sich die Vision von Wohlbefinden ins Gedächtnis, die Sie sich in den beiden letzten Übungen erarbeitet haben. Halten Sie dieses Bild im Geist fest – wie Sie sich anders fühlen, geistig, emotional und körperlich. Stellen Sie sich vor, was Sie nun alles tun können. Sehen Sie es. Fühlen Sie es. Hören Sie es. Riechen Sie es. Schmecken Sie es.

- Nun lassen Sie Ihre Aufmerksamkeit in den Körper wandern. Wie fühlen sich diese Vorstellungsbilder im Körper an? Wie fühlt sich Ihr Körper dabei? Welche Empfindungen haben Sie?

- Wenn sich Gedanken einstellen oder körperliche Empfindungen, spüren Sie diesen im Körper nach. Atmen Sie in die Stelle hinein, an der Sie sie spüren. Dann kehren Sie zu Ihrer kreativen Visualisierung zurück. Stellen Sie sich vor, wie Ihr Leben ohne gesundheitliche Probleme aussieht. Und wie sich das im Körper anfühlt.

- Wenn die Übung für Sie beendet ist, praktizieren Sie ein paar Mal die Bauchatmung. Legen Sie die Handflächen leicht über die Augen. Beenden Sie die Übung so wie alle vorhergehenden.

Überlegungen zu den Übungen

Ich hoffe, diese Übungsreihe bringt Sie in Kontakt mit allem, was Sie geistig mit »Gesundheit« verbinden, mit allen Ängsten oder Sorgen, die Sie haben, aber auch mit anderen Gefühlen. So finden Sie heraus, was Sie brauchen, um sich wohlzufühlen, um inneren Frieden zu erlangen. Sie erkennen, worin Wohlbefinden für Sie besteht. Und wie Ihr Leben aussähe, wenn Sie alle Sorgen und Ängste, alle Begrenzungen hinter sich lassen könnten.

Von sich selbst ein Bild vollkommener Gesundheit zu schaffen, kann eine echte Herausforderung sein. Wenn es auch Ihnen so ergeht, lassen Sie sich davon nicht entmutigen. Auch wenn Sie meinen, an diese Möglichkeit nicht glauben zu können – dann ist das nur ein weiterer Geisteszustand, ein weiteres Gefühl, mit dem Sie präsent sein können. Vergessen Sie nie unser Ziel: präsent sein mit dem, was im Augenblick ist. So lassen sich die Dinge verändern, sodass wir über das, was ist, hinausgehen können. Sodass wir uns auf eine andere Vorstellung von Sein einlassen können. Und wenn wir fähig sind, diese Vorstellung zu entwickeln, können wir sie auch umsetzen.

Denn genauso vollzieht sich die Manifestation, das Wahrmachen von Wünschen: Wir stellen uns vor, was wir uns wünschen. Wir spüren alle Gefühle oder Überzeugungen auf, die unseren Wünschen im Weg stehen. Dann können wir diese Gedanken hinter uns lassen und unsere Wünsche werden Wirklichkeit. Wir machen sie buchstäblich wahr.

Behalten Sie die Geschichten im Gedächtnis, die ich Ihnen in diesem Kapitel erzählt habe: Geschichten vom Magischen und Wunderbaren, Geschichten von Heilungen. Erinnern Sie sich daran, wenn Sie das Gefühl haben, gegen eine Wand zu laufen, weil Sie Ihre Möglichkeiten nicht erkennen. Und schon können Sie alle begrenzenden Überzeugungen hinter sich lassen. Wenn Sie sich für das Mögliche öffnen, wenn Sie Glaubenssätze, die Sie beschränken, ablegen können, dann werden diese Möglichkeiten sehr schnell zu Wirklichkeiten.

Doch vergessen Sie nicht das einzige »Aber«, das es hier gibt: »Heilung« ist nicht immer gleich »Heilung des Körpers«. Auch wenn sie immer die Rückkehr zu Wohlbefinden und Frieden ist. Wenn Sie das nicht akzeptieren können, dann bleiben Sie bei diesem Gefühl präsent, gehen Sie ihm nach und spüren Sie es in sich.

Machen Sie diese Übungen ruhig öfter. Sie helfen Ihnen, innezuhalten und präsent zu sein mit dem, was in Ihrem Leben geschieht. Damit Sie den Ort Absoluter Gesundheit finden, den Ort inneren Friedens, dem alle Klarheit und alle Lösungen entspringen. Diese Instrumente helfen Ihnen, den Weg frei zu machen, damit sich der Weg zu Ihren Füßen zeigen kann.

Teil V

DER GARTEN DER PFADE, DIE SICH VERZWEIGEN: *ALLE WEGE FÜHREN NACH HAUSE*

»Würdest du mir bitte sagen, wie ich von hier aus weitergehen soll?«
»Es ist egal, wie du weitergehst.«
Lewis Carroll, *Alice im Wunderland*

… Alle Wege führen nach Hause.
H. L. Balcombe

Kapitel 14

VIELE ARZNEIEN, VIELE WEGE NACH HAUSE

Der Argentinier Jorge Luis Borges (1899–1986) war Schriftsteller, Essayist und Übersetzer. Er ging in seinen Schriften immer wieder dem Magischen und Surrealen nach, das unser logisches Verständnis von Raum und Zeit übersteigt. Eine seiner Kurzgeschichten trägt den Titel *Der Garten der Pfade, die sich verzweigen.* Darin geht es um Möglichkeiten und Entscheidungen. Und darum, wie alle Entscheidungen uns letztlich an den Ort führen, an den wir gelangen müssen. Selbst wenn es im Moment nicht so scheint, am Ende stellt sich heraus, dass wir genau dort sind, wo wir hin mussten.

Wenn Sie ein gesundheitliches Problem haben und nicht sicher sind, welchen Weg Sie einschlagen sollen, dann sollten Sie wissen, dass alle Formen der Behandlung Ihnen den Weg zu Absoluter Gesundheit und Heilung weisen können. Ob nun Schulmedizin, Alternativmedizin oder eine Kombination aus beidem: Der Weg nach Hause hängt nicht davon ab, welche Methode Sie wählen, sondern einzig davon, wie Sie mit Ihrer Wahl umgehen.

Ich war schon viele Male Patientin. Und ich war viele Male in der Notaufnahme – mit Blinddarmentzündung, Hundebissen, Knochenbrüchen und so einigem mehr. Ich habe viele Tage und Nächte in Krankenhäusern zugebracht. Ich hatte vier große Operationen, zur Entfernung meiner Myome und wegen meines gebrochenen Handgelenks. Und eine Nacht im Krankenhaus half auch beim Hundebiss.

Das Handgelenk behandelte ich homöopathisch weiter. Zusätzlich machte ich Packungen mit Rizinusöl und arbeitete mit einem Gerät, das ein Magnetfeld erzeugt. Außerdem nahm ich Lebensmittel zu mir, die die Knochenheilung fördern. Und ich gönnte mir viel Ruhe. Am Ende brauchte ich die zweite Operation nicht, die mein Orthopäde für erforderlich gehalten hatte, um die Knochen wieder korrekt einzurichten. Homöopathie und Akupunktur beschleunigten die Heilung, nachdem mir der Blinddarm entfernt worden war. Des Weiteren setzte ich auf geführte Visualisierungen und Reiki – eine der Krankenschwestern war ausgebildete Reiki-Meisterin. Unmittelbar nach der Operation gab sie mir eine Kassette mit einer geführten Meditation zur Schmerzlinderung. Sie legte mir die Hände auf, unter anderem an den Chakren. Der Schmerz von dem Schnitt verschwand schnell, ich fühlte mich unglaublich entspannt.

Am zweiten Tag nach der Operation machte ich mit Erlaubnis meines Chirurgen Yoga. Ich lag mit dem Rücken auf der Matte, die Beine gegen die Wand gestützt, Po und Beine eng an der Wand. Diese Übung aktiviert den Parasympathikus, der Geist und Körper entspannt. Was wiederum dafür sorgte, dass ich bald wieder auf den Beinen war.

Als mir die Myome entfernt wurden, wandte ich selbsthaftende Akupunkturnadeln, Magnetfeldtherapie und homöopathische Mittel an. Die konventionelle wie die alternative Medizin waren beide meine Helfer bei diesem Heilprozess. Die Operation beseitigte zwar die Myome, aber die Heilung kam von anderer Seite – entweder von den Akupunkturnadeln, der Magnetfeldtherapie oder der Homöopathie.

Ich ließ mich auf meine Gefühle ein und arbeitete an meiner emotionalen Heilung. Viele Frauen werden in solchen Fällen operiert oder medikamentös behandelt. Doch Myome können wiederkommen. Dafür gibt es unzählige Gründe, die bei jedem Menschen andere sind. Ein wesentlicher und universeller Faktor aber sind unsere Gefühle. Tumoren zu heilen – nicht nur zu entfernen – heißt, dass wir ihre emotionalen Wurzeln heilen müssen.

Denn Emotionen, die keine Heilung finden, bleiben im Körper gespeichert, ja, sie können förmlich von ihm Besitz ergreifen. Wir müssen die emotionalen Wurzeln heilen, um die körperlichen Symptome zu kurieren. Das ist einer der Gründe, warum konventionelle und alternative Medizin – überhaupt jede Form von Medizin – uns nicht heilt, uns nicht kuriert. Weil wir selbst die Heiler sind.

Weil wir die Medizin sind. Doch diese Methoden zeigen uns den Weg nach Hause zur Absoluten Gesundheit, zu jenem Ort, an dem die Heilung geschieht. Wie das im konkreten Fall vor sich geht, hängt von uns ab: davon, wie wir mit diesen Methoden umgehen und wie wir sie einsetzen.

Konventionelle und alternative Medizin: Heilsversprechen und Möglichkeiten

Das Leben, wie wir es heute kennen, würde ohne die Schulmedizin nicht existieren. Fortschritte in der Behandlung von Infektionskrankheiten, in der Molekularbiologie und der Gentherapie, in der operativen Nachsorge und in der Intensivmedizin, in der Chirurgie und der Pharmakologie, in der Geburtshilfe und der Neonatologie – all diese Errungenschaften haben unser Leben verändert und unzählige Leben gerettet.

Ich bin Schulmedizinerin in einer konventionellen medizinischen Welt und die Schulmedizin hat in meinem Leben eine zentrale Rolle gespielt. Sie hat meine Ausbildung geprägt und meine persönliche Heilung unterstützt. Aber ich wurde immer wieder auch Zeugin, wie sie an ihre Grenzen stößt – und wie mir andere, nichtkonventionelle Zugänge Instrumente der Heilung zur Verfügung stellen, die in der Schulmedizin fehlen.

Wenn ich einzeln aufführen wollte, welche Methoden wann funktionieren – beziehungsweise die konventionelle Medizin mit anderen Ansätzen vergleichen wollte –, so würde dies den Rahmen dieses Buches sprengen. Denn Ihre Heimkehr zur Gesundheit ist nun einmal genau das: Ihre persönliche Heimkehr zur Gesundheit. Und Sie werden Ihren Weg finden, wenn Sie den Blick nach innen richten. Auf Ihre innere Wahrheit.

Weiter unten finden Sie einen kurzen Überblick aller Möglichkeiten, die Ihnen heutzutage zur Verfügung stehen. Ich handle ihre Geschichte und ihren wissenschaftlichen Hintergrund nur zusammenfassend ab – mit Hinweis auf die politischen Interessen, die häufig damit verbunden sind. Mit diesen Informationen ausgestattet werden Sie Ihren eigenen Weg sicherlich finden.

EINE KURZE GESCHICHTE DER ALTERNATIVMEDIZIN IN DEN USA

In den frühen 1990er-Jahren formierte sich in den USA eine Graswurzelbewegung, an deren Spitze sich Politiker, aufgeschlossene Ärzte und Forscher, alternativ Praktizierende sowie Personen des öffentlichen Lebens stellten. Letztlich ging es um positive Erfahrungen mit alternativen medizinischen Techniken. Diese Bewegung ließ eine gewisse Sehnsucht nach einem Weg zur Gesundheit erkennen, der über die konventionelle Medizin hinausging. Diese Bewegung führte dazu, dass die Regierung das *Office of Alternative Medicine* ins Leben rief, das Teil der *National Institutes of Health* (NIH) wurde. Die NIH ist eine Regierungsbehörde, die die biomedizinische Forschung beaufsichtigt. Die neue Abteilung sollte die Wirksamkeit »unkonventioneller medizinischer Praktiken« untersuchen.

Ich kam mit dieser Behörde schon bald nach Abschluss meines Medizinstudiums in Kontakt. Ich arbeitete mit Pionieren der Alternativmedizin zusammen wie Larry Dossey, Deepak Chopra und James Gordon. Wir versuchten Belege dafür zu finden, dass viele Techniken außerhalb der konventionellen Medizin tatsächlich funktionieren. Das ehemalige *Office of Alternative Medicine* ist jetzt das *National Center for Complementary and Integrative Health*, eines von 27 Instituten und Zentren, die zusammen die NIH ausmachen. 1992 belief sich das Budget des Office of Alternative Medicine auf gerade mal zwei Millionen Dollar. 2020 umfasste das Budget 151,9 Millionen Dollar. Der Finanzplan für die gesamte NIH weist im Jahr 2020 41,7 Milliarden Dollar aus.[151]

1992 teilte das *Office of Alternative Medicine* alternativmedizinische Techniken in sieben Kategorien ein: Interventionen an Geist und Körper, bioelektromagnetische Anwendungen, alternative Systeme medizinischer Praxis, manuelle Heilmethoden, pharmakologische und biologische Behandlungen, Phytotherapie sowie Diät- und Ernährungsansätze. Einige dieser Techniken ähneln sowohl in der Theorie als auch in der Praxis der Allopathie, andere wiederum unterscheiden sich davon massiv. Methoden, die in die Kategorie »pharmakologische und biologische Behandlungen« fallen, sind konventionellen Techniken oft sehr ähnlich. Auch sie bemühen sich, Symptome abzustellen und die Krankheit zu beseitigen. Trotzdem handelt es sich dabei um Techniken, die von der Mainstream-Medizin nicht akzeptiert, im Medizinstudium nicht gelehrt und in den meisten Fällen von den Krankenversicherungen auch nicht bezahlt wurden.

So weit, so gut. Doch eine beträchtliche Anzahl jener Behandlungsmethoden, die heute als »unkonventionell« gelten, waren vor Jahrtausenden absolut üblich oder gehörten sogar noch im letzten Jahrhundert zum festen Inventar medizinischer Praxis. Nahrung als Arznei war einer der wichtigsten Grundsätze von Hippokrates. Anfang des 20. Jahrhunderts war die Homöopathie die Norm, desgleichen naturheilkundliche Ansätze wie Fasten, Entgiften oder Entschlackung.[152]

DIE ENTWICKLUNG DER ALTERNATIVMEDIZIN IN DEN VEREINIGTEN STAATEN

Seit den frühen Tagen der Graswurzelbewegung ist viel passiert – und die Landschaft der Alternativmedizin in den USA hat sich massiv gewandelt. Viele alternativ- und komplementärmedizinische Techniken sind heute im Mainstream angekommen, sodass Menschen wichtige Werkzeuge zur Verfügung haben, um ihre eigene Gesundheit zu fördern. Die Alternativmedizin hat die Schulmedizin von innen her verändert. Die einschlägige Forschung ist exponentiell angewachsen. Es gibt neue Zeitschriften, und die Tatsache, dass Geist und Körper eine Einheit bilden, würde heute wohl niemand mehr bezweifeln. Techniken wie Achtsamkeitsmeditation sind heute gang und gäbe. Und in fast allen wichtigen medizinischen Institutionen werden Möglichkeiten zur »integrativen« Behandlung angeboten.[153]

Doch trotz all dieser Entwicklungen – trotz des Millionenbudgets des *National Center for Complementary and Integrative Health,* trotz guter wissenschaftlicher Belege für die Wirksamkeit von »unkonventionellen« Methoden – stoßen viele sinnvolle Techniken bei Mainstream-Medizinern auf Ablehnung. Man marginalisiert sie und stempelt sie als unwirksam ab – ob es sich nun um alternative Krebstherapien, Körpertherapien oder Homöopathie handelt.

Selbst wenn für die Wirksamkeit dieser Techniken belastbare wissenschaftliche Belege[154] vorhanden sind, erleiden sie dasselbe Schicksal wie die Forschungen zu Bewusstseins- und parapsychologischen Phänomenen, die ich bereits beschrieben habe. Die wissenschaftlichen Beweise schaffen es nicht in die wichtigen Zeitschriften. Und damit gelangen sie auch nicht ins Bewusstsein und in die Praxis konventionell arbeitender Ärzte.

Es gibt eine ganze Reihe von Gründen dafür, dass möglicherweise sinnvolle alternativmedizinische Methoden von der Mainstream-Medizin nicht ernst genommen oder gänzlich abgelehnt werden. Das hat viel mit Politik, Wirtschaft und der Organisation wissenschaftlicher Forschung zu tun. Diese Faktoren spielen überall dort hinein, wo die Schulmedizin die vorherrschende Behandlungsform ist.

BEISPIEL HOMÖOPATHIE

Nehmen wir nur einmal die Homöopathie (siehe auch Kapitel 3, Seite 104). Homöopathische Medikamente werden so hergestellt, dass sich darin – mit wenigen Ausnahmen – statistisch gesehen kein Molekül, keine Zelle, keine Materie findet. Das ist für alle Schulmediziner ein Rätsel. Die Idee, dass eine nichtmolekulare, nichtzelluläre, nichtmaterielle »Substanz« eine biologische Wirksamkeit haben soll, die sich sogar klinisch nachweisen lässt, ist für das medizinische Weltbild, wie es mir während meines Studiums vermittelt wurde, eine glatte Beleidigung.

Im Medizinstudium lernen wir, dass alles, was im menschlichen Körper vorgeht, mit Molekülen und Zellen zu tun hat. Wenn es keine Moleküle und keine Zellen gibt, wenn also jede materielle Substanz abwesend ist, dann hat die konventionelle Medizin keine Möglichkeit zu erklären, wie die Homöopathie funktioniert. Daraus schließt die konventionelle Medizin, dass Homöopathie nicht funktionieren kann, dass sie pseudowissenschaftlich ist – dass sie also Schlangenöl ist, wie man auch sagt. Wenn Homöopathie heilt, dann kann das nur am Placebo-Effekt liegen.

Doch trotz dieses ungelösten Rätsels existiert zur Homöopathie eine Grundlagenforschung, die sehr wohl belastbare Erkenntnisse zu bieten hat. Grundlagenforschung ist sozusagen Forschung um der Forschung willen, um bestimmte Zusammenhänge besser verstehen zu lernen. Die so gewonnenen Erkenntnisse können dann zur Weiterentwicklung der klinischen Praxis führen. In der

Grundlagenforschung werden chemische, physikalische und biologische Experimente im Labor durchgeführt. Man prüft im Reagenzglas, in der Petrischale oder an Tieren, nicht aber am Menschen, ob ein Mittel auf Moleküle und Zellen wirkt, ob sich chemische Reaktionen zeigen. Doch die Grundlagenforschung legt nahe, dass die Wirksamkeit der Homöopathie möglicherweise nicht auf den Placebo-Effekt zurückgeht.[155]

Es gibt wissenschaftliche Untersuchungen über die biologische Wirksamkeit hochverdünnter, nichtmolekularer, nichtzellulärer und nichtmaterieller »Substanzen«, die vermuten lassen, dass diese biologisch aktiv sind, obwohl aufgrund der extremen Verdünnung praktisch keine Moleküle oder Zellen darin enthalten sind. Pharmakologen, Toxikologen, Zellbiologen, Immunologen, Physiker, Biophysiker und andere haben Experimente entwickelt, um diese Vermutung zu prüfen. Sie haben ihre positiven Resultate in Peer-Review-Zeitschriften veröffentlicht.[156] Allerdings können wir nicht automatisch davon ausgehen, dass ein Mittel beim Menschen wirkt, nur weil es sich im Reagenzglas oder in der Petrischale als wirksam gezeigt hat oder weil Tiere darauf reagieren.[157]

In der klinischen Phase – das heißt, bei Untersuchungen am Menschen – ist die Studienlage eher problematisch. Eine Schwierigkeit ist zum Beispiel, dass Homöopathie eine stark individualisierte Medizin ist. Zwei Menschen mit exakt den gleichen Symptomen bekommen nicht unbedingt das gleiche Mittel. Und in klinischen Studien werden die Mittel nicht unbedingt einzelfallbezogen verordnet. Und wo dies der Fall war, waren die Resultate keineswegs eindeutig.[158]

Eine bahnbrechende Studie zu Durchfall bei Kleinkindern schaffte es in den 1990er-Jahren sogar in eine wichtige Fachzeitschrift für Kinderheilkunde – eine fantastische Ausnahme von der Regel, dass solche Zeitschriften üblicherweise keine Forschungsarbeiten zur Homöopathie veröffentlichen.[159] In dieser Studie wurde individuell therapiert. Alle Kinder erhielten die konventionelle orale Hydratationstherapie, um ein Austrocknen zu verhindern. Einige der Kinder erhielten dazu noch eine individuelle homöopathische Behandlung. Diese Kinder erholten sich deutlich schneller. Weitere Studien haben diese Resultate bestätigt.[160]

Das Fehlen guter, aussagekräftiger klinischer Forschung ist für die Schulmedizin ein Problem. Solange es hierzu nicht mehr Studien gibt, und solange der wissenschaftliche Nachweis für den zugrunde liegenden Wirkmechanismus fehlt, ist es für die Ärzte der Mainstream-Medizin schwierig, die Homöopathie als gangbaren Weg der Alternativmedizin anzusehen.

Das war nicht immer so. Wir haben die Homöopathie nicht immer rundweg abgelehnt. Interessanterweise wurde vor 1910, bevor Politik und Wirtschaft eingriffen, an den meisten medizinischen Fakultäten in den USA auch die Homöopathie gelehrt.[161] Ihr hauptsächlicher Einsatzzweck war es, epidemische Infektionen zu kontrollieren – z. B. Cholera, Gelbfieber, Scharlach oder die Spanische Grippe von 1918.[162] Nun gibt es zwar Fallberichte, die eine wirksame homöopathische Behandlung beschreiben, doch keinerlei Studien, die diese Fälle stützen. Denn damals führte man noch keine klinischen Studien durch. Es gab keine Grundlagenforschung zur Wirkungsweise der Homöopathie. Diese Berichte sind also nur Geschichten.

Und es gibt noch weitere Gründe, weshalb die konventionelle Medizin ihre Probleme damit hat, in der Homöopathie eine zulässige alternativmedizinische Behandlung zu sehen. Und das hat viel mit Politik und mit Geld zu tun.

POLITISCHE UND WIRTSCHAFTLICHE ASPEKTE DER MEDIZINISCHEN WISSENSCHAFT UND FORSCHUNG

Selbst wenn Forschungsresultate in Peer-Review-Zeitschriften veröffentlicht werden, schaffen sie es häufig nicht in medizinische Fachzeitschriften. Es ist die Ausnahme, nicht die Regel, dass Forschungsarbeiten zur Homöopathie und anderen hochverdünnten, niedrig dosierten Mitteln in den Zeitschriften der Mainstream-Medizin veröffentlicht werden. Dasselbe gilt für die Grundlagenforschung beziehungsweise die klinische Forschung zu anderen alternativen Therapien.

Wo wissenschaftlich belastbare Ergebnisse gefunden wurden, werden sie zwar in Peer-Review-Zeitschriften publiziert, aber meist in Fachbereichen, die nur am Rande mit Medizin zu tun haben und von den Medizinern nicht gelesen werden: in Zeitschriften über Homöopathie, Naturheilkunde, alternative Medizin oder Grundlagenforschung zum Beispiel. Und wie ich bereits erwähnt habe, lesen die meisten Ärzte keine Zeitschriften, die nicht unmittelbar mit ihrem Fachgebiet zu tun haben.

Die Forschung existiert also, aber ihre Resultate sind nicht unbedingt leicht zugänglich. Der Zugang zu diesen Fachzeitschriften wird häufig über akademische Institutionen geregelt. Oder Sie bezahlen dafür eine Gebühr aus eigener Tasche. Wie wissenschaftliche Arbeit kommuniziert wird – oder auch nicht –, entscheidet über die Verbreitung der darin enthaltenen Information. Was Verbreitung findet, gelangt dann auch in die Mainstream-Medien. Die Leute finden es, wenn sie im Internet recherchieren oder wenn sie sich auf Gesundheits-Websites als Abonnenten anmelden.

Suchmaschinen schließen Themen aus, die als »Schlangenöl-Geschichten« eingestuft werden, Internet-Medien tun dies ebenfalls.[163] Sie finden daher im Internet keineswegs alles, was an Information verfügbar wäre. Ein persönliches Beispiel: Als ich nach einem Verlag suchte, wurde mein Buchprojekt von einem Lektor abgelehnt, der das Buch zwar toll fand, mir aber erklärte, sein Haus würde nichts mehr über »Alternativmedizin« veröffentlichen. Das sei finanziell zu riskant, denn die meisten Verlage setzten heute auf das Internet als Marketingtool.

Ein ebenso kritischer und nicht weniger wichtiger Punkt bei diesem »blinden Fleck« in Bezug auf die Homöopathie und andere nichtpharmakologische Therapien durch die Schulmedizin ist der ökonomische Aspekt der biomedizinischen Forschungsindustrie. Und es handelt sich hier tatsächlich um eine Industrie. In den Vereinigten Staaten wird Forschung entweder von der Regierung oder von der Industrie finanziert – wenn nicht gerade der Forscher entweder selbst wohlhabend und damit unabhängig ist oder einen finanzstarken Mäzen hat. Üblicherweise werden in den USA die Forschungsgelder der Regierung von den *National Institutes of Health* verteilt. Der Großteil der Forschung aber wird von der Industrie finanziert.[164]

Wie diese Frage das Narrativ der Gesundheit beeinflusst – also wie man Krankheiten und ihre Therapie darstellt –, lässt sich erkennen, wenn man dem Geldfluss nachgeht. Die *National Institutes of Health* in den USA, die Regierungsbehörde, die für biomedizinische Forschung und Gesundheitswesen verantwortlich ist, erhalten Lizenzgebühren von der Pharmaindustrie. Das gilt auch für die akademischen Zentren, die die medizinische Forschung durchführen.[165] Und Ärzte werden dafür bezahlt, Arzneimittel zu verschreiben, die basierend auf diesen Forschungen produziert werden.[166]

Die Pharmaindustrie erzielt ihre Gewinne, indem sie sich Arzneimittel patentieren lässt. Homöopathische Mittel, Phytotherapeutika, Vitamine und Nahrungsergänzungsmittel können nicht patentiert werden. Es gibt also keinen Anreiz, sie zu verkaufen oder zu erforschen.

Anders ausgedrückt: Da die Homöopathie für die westliche Medizin ein Rätsel ist, und da Homöopathie, Heilpflanzen, Vitamine und Ähnliches nicht viel Profit abwerfen, hat die Erforschung solcher nichtpharmakologischen Substanzen nicht gerade oberste Priorität. Mögliche alternativmedizinische Therapien werden nicht so intensiv erforscht wie medikamentöse Behandlungsmethoden.

Und selbst wenn es belastbare wissenschaftliche Belege für bestimmte Methoden gibt, sind sie schwer zu finden. In die Erforschung von alternativen Therapien fließen einfach nicht so viele Gelder wie in die pharmazeutische Forschung. Letztlich ist das ein Teufelskreis: keine Finanzierung, keine Resultate. Keine Resultate, keine Finanzierung.

Kurz und gut: Forschung, die es in medizinische Literatur mit großer Reichweite schafft, unterliegt einer Wahrnehmungsverzerrung. Sie ist gefiltert. Diese Verzerrung bestimmt darüber, was Ihnen präsentiert wird, wenn Sie sich in den Mainstream-Medien informieren oder im Internet Informationen über sinnvolle alternative Behandlungen suchen.

Alle Arzneien ebnen den Weg nach Hause

Heilung geschieht auf vielen Wegen, und man erlangt sie nicht immer, indem man nur einem einzigen Ansatz folgt. Wenn Sie sich bewusst machen, dass Ihr Heiler letztlich in Ihnen wohnt und dass Heilung immer aus emotionalem Gleichmut hervorgeht, werden Sie Ihren Weg finden.

Wenn Sie nach Klarheit und nach Lösungen suchen, wenn Sie wissen wollen, welchen Weg Sie einschlagen sollen, dann müssen Sie nur aufhören, dies erzwingen zu wollen. Hören Sie auf, um jeden Preis herausfinden zu wollen, was vorgeht. Halten Sie inne, und öffnen Sie sich der Situation, so wie sie gerade ist. Kultivieren Sie diese Erfahrung, im Hier und Jetzt zu sein. Mit allem, was ist, selbst wenn dies Verwirrung und Unsicherheit sind.

Vergessen Sie nicht, dass das Verweilen mit dem, was ist, Ihr Weg zu innerer Stille und Frieden ist. Er führt Sie dorthin, wo Klarheit und Lösungen Sie erwarten. Wo müheloses, inspiriertes Handeln entspringt. Wo Sie sein müssen, um die Erfahrung Absoluter Gesundheit zu machen. Um Heilung zu finden.

Behalten Sie dabei im Gedächtnis, dass Heilung nicht unbedingt das Verschwinden von körperlicher Krankheit ist oder das Wiederherstellen von körperlicher Gesundheit. Heilung muss nicht die Rückkehr in den Körper bedeuten. Aber andererseits kann sie all das natürlich sein. Welche Form Heilung auch immer annehmen mag – in den gesundeten Körper zurückzukehren oder den kranken Körper zurückzulassen –, sie ist auf jeden Fall eine Heimkehr zum inneren Frieden.

Es gibt unglaublich viele Arzneien oder Behandlungsmethoden. Viele Wege führen nach Hause zur Absoluten Gesundheit, zur Heilung und zum Wohlbefinden. Schulmedizin, Alternativmedizin oder eine Kombination aus beidem: Für welchen Weg auch immer Sie sich entscheiden, jede Medizin kann Ihnen den Weg zur Heimkehr ebnen. Weil letztlich Sie selbst Ihre Medizin sind. Darum können alle Methoden Heilung bringen, gleich auf welche Formen, Modalitäten oder Mechanismen dabei gesetzt wird. Heilung geschieht ohne Anstrengung. Ohne Versuchen. Dann, wenn Sie sich ganz dem Hier und Jetzt überlassen. Heilung liegt im Sein, nicht im Tun.

Für welchen Ansatz Sie sich entscheiden, ist nicht entscheidend. Sondern wie Sie mit Ihrer Entscheidung umgehen.

Kapitel 15

SIE SIND DIE ARZNEI

In diesem letzten Kapitel geht es nun darum, wie Sie zu Ihrer eigenen Medizin werden. Ich werde Ihnen hierzu die wichtigsten Ideen vorstellen und auch Anregungen, wie Sie sich diese immer wieder in Erinnerung rufen können. Das Hauptaugenmerk liegt darauf, dass Sie sich selbst nicht länger blockieren, sodass sich der Weg vor Ihren Füßen ausbreiten kann. Einfach und mühelos. Ihr Weg nach Hause zur Absoluten Gesundheit. Zu jenem Ort inneren Friedens, an dem sich Heilung einstellt. Zu jenem Ort, an dem all das entstehen kann, was Sie brauchen.

Vergessen Sie nicht: Wenn wir den Weg nicht länger verstellen, zeigt er sich. Im Hier und Jetzt zu sein, mit allem, was in diesem Augenblick ist – das ist es, was wir tun müssen, um den Weg frei zu machen.

Wie wir den Weg frei machen können

Wie kann das gelingen? Indem wir aus dem Kopf herausgehen, aus dem denkenden Gehirn, und uns außerdem nicht von unseren Emotionen lenken oder lähmen lassen. Wir lassen die Kopfwelt hinter uns mit ihren Gedanken und Emotionen, indem wir ins Hier und Jetzt eintauchen. Präsent sind mit dem, was ist. Mit allem, was wir denken, fühlen und empfinden.

Im Hier und Jetzt sein. Im Fluss. Und das Selbstgewahrsein entwickeln, das uns enthüllt, was in uns tatsächlich vorgeht. Gedanklich, emotional und körperlich. Das ist alles, was wir zu tun haben. So können wir uns selbst aus dem Weg gehen.

Das heißt auch, dass wir alles Sollen und Müssen loslassen. Es gibt kein Richtig oder Falsch. Wir machen uns frei von jeder Selbstverurteilung. Wir wissen, dass wir in diesem Moment in Ordnung sind, wo immer wir auch sind, was immer um uns herum vorgehen mag.

Wenn wir uns dennoch weiter selbst mit »müssen« und »sollen« traktieren, wenn wir kein gutes Haar an uns lassen, dann sollten wir auch das nur als weitere Gedanken und Emotionen betrachten, die wir beobachten können, mit denen wir verweilen, damit wir durch sie hindurchgehen können. Indem wir mit ihnen sind.

Alles, was uns hilft, im Hier und Jetzt zu sein, mit dem, was ist, uns unserer Gedanken, Gefühle und körperlichen Empfindungen gewahr zu sein – all das lässt uns den Weg frei machen: die fünf Instrumente Absoluter Gesundheit und die vier grundlegenden Arzneien. Tun, was uns bewegt und was unser Herz zum Singen bringt: Spiel, Kunst, Bewegung, Tanz, Blödeleien und Gemeinschaft.

Über das Sein und das Nichttun

Jetzt, in diesem Moment, existieren keine Probleme, wenn wir uns diesem Augenblick ganz überlassen. Wenn wir mit dem verweilen können, was wir in diesem Moment erfahren – wenn wir mit allen schwierigen Gedanken, Gefühlen und Empfindungen präsent sein können, lösen sich alle Schwierigkeiten auf. Alle Probleme finden eine Lösung, jede Verwirrung weicht der Klarheit, dem inspirierten, mühelosen Handeln.

All das entspringt dem Sein, nicht dem Tun. Nicht unseren angestrengten Bemühungen, etwas zu ändern oder herbeizuführen. Veränderungen stellen sich ein, wenn wir jede Anstrengung lassen. Das Handeln beginnt, wenn wir mit dem Machen aufhören. Wenn wir aufhören, es zu versuchen. Dann geschieht es, ohne Mühe oder Anstrengung. Das Handeln fließt aus der Klarheit, dem inneren Frieden, den wir im gegenwärtigen Augenblick finden. Dort wissen wir, was zu tun ist. Wir wissen, welchen Weg wir einschlagen, wenn überhaupt. Wenn

Wissen und Inspiration mühelos aufscheinen, dann wird auch unser Handeln mühelos und inspiriert sein.

Instrumente Absoluter Gesundheit, um sich selbst aus dem Weg zu gehen

Die folgenden drei Übungen werden Ihnen helfen, sich selbst nicht mehr im Weg zu stehen. Wenn Sie den Weg frei machen, dann erscheint der Weg zu Ihren Füßen. Diese Übungen zeigen Ihnen, wie Sie jene Gefühle und Gedanken hinter sich lassen können, die Sie daran hindern, präsent zu sein im Hier und Jetzt. Sie werden Ihnen zu innerem Frieden verhelfen, sodass Sie sein können mit dem, was ist.

Die Übungen haben Sie in abgewandelter Form vielleicht schon gemacht. Hier nun geht es speziell darum, Sie mit Ihren Zweifeln in Kontakt zu bringen, mit allen Herausforderungen oder Schwierigkeiten, mit denen Sie sich konfrontiert sehen. Und Sie werden außerdem lernen, wie Sie durch Präsentsein über diese Hindernisse hinausgehen können. Es erwarten Sie nun zwei Tagebuchübungen und eine kombinierte Übung aus Somatic Experiencing und Meditation.

Tagebuch: Zweifel aufdecken

Bei dieser Tagebuchübung erstellen Sie eine Liste all Ihrer Zweifel, die Sie plagen. Halten Sie die fertige Liste für die darauffolgenden Übungen bereit.

- Suchen Sie sich einen ruhigen Fleck, an dem Sie ungestört sind. Legen Sie Papier und Stift bereit, auch wenn Sie normalerweise lieber an der Tastatur schreiben.

- Nun erstellen Sie eine durchnummerierte Liste von allem, was Sie als Herausforderung empfinden. Was immer es ist – ein gesundheitliches oder finanzielles Problem, Beziehungsschwierigkeiten oder etwas ganz anderes: Schreiben Sie es auf. Wenn Sie Zweifel haben, was die Absolute Gesundheit angeht, das Präsentsein, das Sein im Hier und Jetzt, wenn Sie daran zweifeln, dass Sie das können, dass Sie Ihre eigene Medizin sein können, dann schreiben Sie das jetzt auf.

- Das Ziel dabei ist der Kontakt zu Ihrem Innenleben, zu benennen, was in Ihnen vorgeht, und all das aufs Papier zu bringen. Grammatik und Rechtschreibung sind hier nicht von Bedeutung. Je freier Sie schreiben, desto einfacher wird es sein, alle Themen schriftlich festzuhalten. Schreiben Sie immer nur so viel, dass Sie hinterher noch wissen, worum es geht. Ein Wort, ein paar Stichpunkte oder gar ein ganzer Satz – mehr braucht es nicht.

- Bewerten Sie das Geschriebene nicht. Es gibt kein Sollen, kein Müssen, kein Richtig oder Falsch.

- Wenn Sie das Gefühl haben, ewig weiterschreiben zu können, dann ist auch das in Ordnung. Haben Sie das Gefühl, dass die Übung abgeschlossen ist, nehmen Sie sich noch ein paar Minuten Zeit und horchen Sie in sich hinein, ob sich weitere Gedanken melden. Fügen Sie sie gleich Ihrer Liste hinzu oder wiederholen Sie die Übung später nochmals.

- Wenn Sie die Übung beenden, machen Sie etwa eine oder zwei Minuten lang die Bauchatmung.

Tagebuch: Zur Klarheit finden

Hier nehmen Sie Kontakt zu Ihrem höheren Selbst auf, Ihrem inneren Guru. Er hilft Ihnen, Lösungen für Ihre Zweifel und Herausforderungen zu finden. Das Schreiben mit der nichtdominanten Hand ist eine gute Methode, um die innere Weisheit zu aktivieren. Auch das Ergebnis dieser Übung halten Sie für weitere Übungen parat.

- Suchen Sie sich einen ruhigen Ort, an dem Sie ungestört sind. Verwenden Sie einen Kugelschreiber oder einen Bleistift und nach Möglichkeit unliniertes Papier. Ich empfehle große Bögen, mindestens DIN-A4-Format. Und legen Sie reichlich Papier bereit.

- Praktizieren Sie eine oder zwei Minuten lang die Bauchatmung.

- Dann gehen Sie die Liste der Herausforderungen durch, die Sie in der ersten Übung erstellt haben. Nehmen Sie sich ein paar Minuten Zeit, um sich für jeden Punkt auf dieser Liste die folgenden Fragen durch den Kopf gehen zu lassen:

  - Warum muss ich mich damit herumschlagen?

  - Gibt es hier etwas, was ich nicht verstehe, was ich tue oder nicht tue, das letztlich für diese Situation sorgt?

  - Was muss ich an dieser Situation begreifen? Was lehrt sie mich?

  - Bin ich zu streng zu mir selbst? Wenn ja, wie wirkt sich das aus?

  - Was brauche ich, um dieses Problem zu lösen?

- Nun nehmen Sie Ihren Stift in die nichtdominante Hand. Entspannen Sie Hand und Finger.

- Schreiben Sie auf, was Ihnen durch den Kopf geht, während Sie an die einzelnen Punkte auf Ihrer Liste denken. Achten Sie auf den allerersten Gedanken und lassen Sie sich von ihm leiten. Schreiben Sie frei drauflos. Mit großen Buchstaben. Je größer Ihre Buchstaben, desto leichter fällt Ihrer Hand das Schreiben, desto freier fließen die Gedanken, desto eher erlangen Sie Zugang zu Ihrer inneren Weisheit. Keine Sorge um Rechtschreibung oder Interpunktion.

- Das Ziel ist, Hand und Finger frei über das Papier gleiten zu lassen und dabei den logischen Teil unseres Gehirns zu umgehen, um Zugang zum höheren Selbst zu finden. Jenem Teil Ihrer selbst, in dem Einsicht, Klarheit und Lösungen zu Hause sind. Sie müssen nicht leserlich schreiben. Sie müssen noch nicht einmal Worte zu Papier bringen. Schließen Sie ruhig die Augen. Lassen Sie die Hand übers Papier gleiten und beantworten Sie die Fragen. Ihre nicht-dominante Hand macht den Kontakt mit Ihrem Höheren Selbst möglich.

- Wie immer beurteilen Sie nicht, was dabei herauskommt. Es gibt kein Sollen, kein Richtig oder Falsch.

- Wenn Sie alle Punkte auf Ihrer Liste bearbeitet haben, fragen Sie sich: Ist da noch etwas, das ich wissen sollte? Halten Sie inne, schließen Sie die Augen und atmen Sie tief in den Bauch hinein. Dann schreiben Sie die Antwort auf.

- Wenn die Übung Ihrem Gefühl nach abgeschlossen ist, machen Sie eine Minute lang die Bauchatmung.

Meditation: Lösungen visualisieren

- Suchen Sie sich einen ruhigen Ort, an dem Sie sich wohl- und sicher fühlen und an dem Sie ungestört sind. Setzen oder legen Sie sich hin. Achten Sie darauf, dass Sie frei und ungehindert atmen können. Wenn nötig, lockern Sie die Kleidung am Bauch.

- Schließen Sie die Augen und üben Sie einige Minuten lang die Bauchatmung.

- Dann gehen Sie die Liste der Herausforderungen und Zweifel durch, die Sie in der ersten Übung erstellt haben. Sehen Sie sich auch an, was Sie mit Ihrer nichtdominanten Hand aufgeschrieben haben. Es ist nicht wichtig, ob es schlecht oder gar nicht zu lesen ist oder ob Sie gar keine Worte verwendet haben. Lassen Sie die Gefühle sich entfalten, die Ihre Notizen in Ihnen wachrufen.

- Schließen Sie die Augen, machen Sie ein paar Mal die Bauchatmung. Lassen Sie sich durch den Kopf gehen, was Sie geschrieben haben. Überlegen Sie, welche Lösungen möglich sind. Stellen Sie sich diese Lösungen vor, die all Ihre Probleme aus der Welt schaffen.

- Erfahren Sie sie mit allen Sinnen: Sie sehen sie. Sie spüren sie. Sie hören sie. Sie riechen sie. Sie schmecken sie. Machen Sie dies eine oder zwei Minuten lang.

- Dann lassen Sie sich mit diesen Bildern im Kopf in Ihren Körper fallen. Wo spüren Sie all diese Eindrücke? Wo in Ihrem Körper gibt es eine Reaktion? Und wie fühlt sich das an?

- Sie beobachten nur. Registrieren Sie, was sich in Ihrem Körper tut. Verweilen Sie bei dem, was Sie fühlen.

- Wenn sich Zweifel oder Schwierigkeiten melden, unangenehme Empfindungen auftreten, dann spüren Sie diese im Körper auf. Atmen Sie in die Stelle hinein. Dann kehren Sie zu Ihrer kreativen Visualisierung zurück. Stellen Sie sich einige Minuten lang vor, dass die Lösungen all Ihre Probleme zum Verschwinden bringen.

- Wenn die Übung für Sie abgeschlossen ist, praktizieren Sie ein oder zwei Minuten lang die Bauchatmung.

Überlegungen zu den Übungen

Ich hoffe, diese Übungen helfen Ihnen, präsent zu sein, sich dem Hier und Jetzt zu überlassen und mit allen Zweifeln, Schwierigkeiten und Herausforderungen zu verweilen, die Sie vielleicht haben mögen. Vergessen Sie nicht: Der Weg zur Freiheit ist, mit diesen Dingen präsent zu sein. Der Weg zur Freiheit ist, präsent zu sein mit allem, was ist, auch mit Gedanken und Gefühlen, die uns behindern, die uns im Weg stehen. Aber wir spinnen das Jetzt um sie herum.

Möglicherweise müssen wir diese Übungen des Öfteren machen: wieder und wieder präsent sein mit allem, was uns Schwierigkeiten bereitet. Denn dies ist der Heimweg zur Absoluten Gesundheit, zum Wohlbefinden, zur Heilung, zur Klarheit und Lösung, zum mühelosen, inspirierten Handeln und zur mühelosen Manifestation.

Über emotionale Heilung und Angst

Emotionale Heilung ist unser Weg nach Hause. Und Angst ist gewöhnlich die Wurzel von allen Zweifeln, Herausforderungen und Schwierigkeiten.

Wären wir wahrhaft furchtlos, dann wüssten wir, dass alles gut ist und immer gut sein wird. Es gäbe keine Schwierigkeiten, Herausforderungen, Zweifel oder Probleme. Es gäbe kein Leid.

Vergessen Sie nicht: Alles, was wir im Leben erfahren, spiegelt wider, mit welcher Einstellung wir auf die Dinge blicken. Unsere Weltsicht schafft unsere Wirklichkeit. Wenn sie von Furcht geprägt ist, wird dies unsere Wirklichkeit sein. Wenn sie vom Glauben geprägt ist oder von der Liebe, dann werden wir dies als Wirklichkeit erfahren.

Freiheit von Angst ist der Heimweg. Freiheit von allen Ängsten in Bezug auf unser Leben, Angst um unsere Gesundheit, Angst um die Gesundheit unserer Lieben. Frei von allen Ängsten zu werden, die uns im Hinblick auf Krankheit, Sterben und Tod plagen mögen, ist der Weg nach Hause. Angst wegen Geld. Wegen Beziehungen. Wegen des Arbeitsplatzes. Wegen des Zustands der heutigen Welt. Sich von diesen Ängsten frei zu machen ist der Heimweg, der Weg zum inneren Frieden.

Wir erlangen diesen Zustand – und finden Freiheit von allen Ängsten –, indem wir mit der Angst sein können. Das Mittel gegen die Angst ist die Angst.

Wenn Ihre Ängste übermächtig werden – was vor allem für die Angst vor Krankheit und Tod gilt –, dann wiederholen Sie die Übungen aus Kapitel 7 und Kapitel 13. Im Letzteren geht es um gesundheitliche Ängste. Mit diesen Übungen können Sie mit Ihren Ängsten vor Krankheit und Tod präsent sein, damit sie sich verändern. Machen Sie diese Übungen immer wieder. So kehren Sie nach Hause und zum Frieden zurück.

Gefühle kommen und gehen. Sie gehen und kommen. Erwarten Sie nicht, irgendwann von schwierigen Gefühlen völlig frei zu sein. Aber machen Sie sich klar, dass der Weg zur Freiheit, der Weg zum inneren Frieden immer offen steht.

Instrumente Absoluter Gesundheit für den Weg nach Hause

Diese letzte zweiteilige Übung soll Ihnen eine Vision für Ihren Weg nach Hause vermitteln. Sie baut auf der kreativen Visualisierung Ihres Lebenssinns auf (Seite 99). Ich möchte auch hier, dass Sie tagträumen, dass Sie sich das Leben Ihrer Träume ausmalen. Wenn Sie morgen einfach in dieses Leben erwachen könnten, ohne Grenzen, wie würde es aussehen?

Mit der Tagebuchübung können Sie all das in Worte fassen. Die anschließende Übung zum Somatic Experiencing ermöglicht Ihnen, diese Vision in den Körper zu ziehen, um sie wahr machen zu können.

Tagebuch: Das Leben meiner Träume

- Suchen Sie sich einen ruhigen Platz, an dem Sie nicht gestört werden. Legen Sie Papier und Stift bereit, auch wenn Sie sonst lieber tippen.

- Üben Sie für circa eine Minute die Bauchatmung.

- Nun schließen Sie die Augen und lassen sich kurz folgende Fragen durch den Kopf gehen: Wenn Sie das Leben Ihrer Träume führen könnten, wenn Sie morgen in dieses Leben erwachen könnten, was würden Sie vorfinden? Beschneiden Sie Ihre Fantasie nicht. Wenn Sie etwas als Problem empfinden, stellen Sie sich vor, dass es gelöst ist. Ihre Möglichkeiten sind grenzenlos. Sie werden weder von Geld noch von geografischen Gegebenheiten, weder von persönlichen Beziehungen noch von gesundheitlichen oder familiären Problemen zurückgehalten.

- Lassen Sie dieses Leben nun aufs Papier fließen. Schreiben Sie alles auf, was Ihnen in den Sinn kommt. Vor allem aber: Schreiben Sie in der Gegenwart, als wäre all das bereits Wirklichkeit. Das Ziel ist es, alles auf die Seiten zu bannen, ganz egal was.

- Wie immer bewerten Sie Ihre Worte nicht. Es gibt kein Müssen, kein Sollen, kein Richtig oder Falsch.

- Wenn Zweifel aufkommen oder Gefühle, die sich Ihrer Vision entgegenstellen, registrieren Sie diese und schreiben Sie sie nieder. Wenn Sie das Gefühl haben, alles zu Papier gebracht zu haben, kehren Sie zur Vision vom Leben Ihrer Träume zurück, bis Sie es vollständig beschrieben haben.

- Wenn die Übung für Sie beendet ist, dann praktizieren Sie ein paar Minuten lang die Bauchatmung.

Somatic Experiencing: Verkörpern Sie das Leben Ihrer Träume

- Suchen Sie sich einen ruhigen Ort, an dem Sie sich geborgen fühlen und ungestört sind. Setzen oder legen Sie sich hin, was immer Ihnen angenehmer ist.

- Schließen Sie die Augen und praktizieren Sie kurz die Bauchatmung.

- Nun gehen Sie durch, was Sie in der letzten Übung über das Leben Ihrer Träume geschrieben haben. In allen Einzelheiten.

- Erleben Sie diese Vision mit allen Sinnen: Sie hören sie. Sie sehen sie. Sie riechen sie. Sie schmecken sie. Sie fühlen sie.

- Nun orten Sie die Vision in Ihrem Körper. Lassen Sie sich tief in Ihren Leib hineinsinken.

- Wie fühlt die Vision sich im Körper an? Spüren Sie sie an einer bestimmten Stelle?

- Machen Sie einige Minuten lang die Bauchatmung, während Sie an Ihrer Vision festhalten und ihr im Körper nachspüren. Wie fühlt sich Ihr Körper an?

- Wenn Zweifel, Bewertungen oder Gefühle aufkommen, die Ihrer Vision widersprechen, registrieren Sie diese einfach. Spüren Sie auch diesen Gefühlen im Körper nach und verweilen Sie mit ihnen. Sie werden sich dabei verändern. Dann kehren Sie zu Ihrer Vision zurück, die Sie mit allen Sinnen fühlen. Lassen Sie sich in Ihren Körper fallen und spüren Sie Ihre Vision.

- Wenn Sie fertig sind, praktizieren Sie wieder einige Minuten lang die Bauchatmung. Legen Sie die Handflächen über die Augen und beenden Sie die Übung wie die vorherigen.

Überlegungen zu den Übungen

Ich hoffe, dass Sie mit dieser Übung Ihrer Vision vom Leben Ihrer Träume auf die Spur kommen, sodass Sie es verkörpern können, als wäre es bereits Wirklichkeit. Sie können diese beiden Übungen immer wieder machen. Das wird Ihnen helfen, sich zu öffnen, Ihr Weltbild zu erweitern und über Zweifel und Vorurteile hinauszugehen. Es wird Ihr Gehirn verändern. Sie trainieren sozusagen Ihre Gehirnmuskulatur und entwickeln neue neuronale Pfade. Wie bei jeder Übung gilt auch hier: Je öfter Sie sie machen, desto besser gelingt sie, und desto eher sind Sie in der Lage, Ihre Visionen zu verkörpern.

Gebrauchen Sie alle Instrumente Absoluter Gesundheit, um aus Ihren Träumen Wirklichkeit werden zu lassen. Schreiben Sie Ihre Visionen nieder und lokalisieren Sie sie im Körper. Stellen Sie sich bei einer leichten Meditation das Leben Ihrer Träume vor. Beschreiben Sie es für den Spiegel. Und verankern beziehungsweise erden Sie sich dabei mit dem Atem, den Sie tief in den Bauch hineinströmen lassen.

Wenn Zweifel aufkommen, wenn begrenzende Überzeugungen ihr Haupt erheben, dann benutzen Sie diese Instrumente, um durch sie hindurchzugehen. Verweilen Sie mit ihnen. Schreiben Sie sie auf. Erzählen Sie dem Spiegel davon. Werden Sie zum Zeugen dessen, was Sie erleben, indem Sie eine einfache Achtsamkeitsmeditation machen. Und spüren Sie diesen Gefühlen im Körper nach.

Denn dies ist Ihr Weg nach Hause. Der Heimweg zum Ort Absoluter Gesundheit, an dem sich die Heilung einstellt, an dem Sie Dinge Wirklichkeit werden lassen können. Einfach. Mühelos. Indem Sie präsent sind mit dem, was ist.

ZU GUTER LETZT

Den Weg nach Hause finden

Die Absolute Gesundheit ist immer nur einen Atemzug, einen kurzen Moment entfernt. Sie steht Ihnen in genau diesem Augenblick zur Verfügung.

Um die diversen Schwierigkeiten und Herausforderungen des Lebens zu meistern – ob es nun um Gesundheit geht, um Beziehungsprobleme, Geldsorgen oder anderes –, müssen Sie nur eines tun: innehalten und sich dem Sein überlassen. Hören Sie auf, sich abzurackern. Hören Sie auf, Ihren Schwierigkeiten nachzugrübeln. Hören Sie auf, krampfhaft etwas erreichen zu wollen. Überlassen Sie sich nur dem gegenwärtigen Moment. Wo Sie inneren Frieden finden. Wo Klarheit, Lösungen und inspiriertes Handeln auf Sie warten. Wo Sie Ihren Weg entdecken werden.

Nun, wo wir beide auf das Ende dieses Buches zusteuern, möchte ich Ihnen einige Ratschläge mit auf den Weg geben, wie Sie das Gelernte auch künftig für sich nutzen können. Ratschläge, wie Sie Ihren ureigensten Weg finden – Ihren Heimweg zur Absoluten Gesundheit und zum Wohlbefinden.

Wie ich meinen Weg finde: von Tag zu Tag

Ich habe für mich Rituale entwickelt, die mich durch den Alltag begleiten. Rituale rund um die fünf Instrumente Absoluter Gesundheit und die vier grundlegenden Arzneien.

Diese Rituale geben mir die Möglichkeit, meinen Alltag so zu strukturieren, dass ich bekomme, was immer ich brauche. Gleichzeitig ist diese Struktur nicht in Stein gemeißelt.

Ich beginne den Tag gerne mit einer Meditation, gewöhnlich ohne bestimmtes Ziel. Manchmal für ein paar Minuten, dann wieder länger. Das erdet mich, zentriert mich, und mir kommen dabei häufig gute Ideen.

An manchen Tagen schreibe ich zuvor Tagebuch – vor allem, wenn sich irgendein Thema laut in mein Bewusstsein drängt. Das Schreiben hilft mir, den Blick nach innen zu richten, Gedanken und Gefühle zu registrieren, bevor sie mich mit sich fortreißen. Häufig gelingt mir damit eine andere Sicht auf die Dinge. Ich schreibe mal kürzer, mal länger. Ich wähle verschiedene Methoden, wenn ich Tagebuch schreibe, je nachdem, was gerade ansteht: Listen, nichtdominante Hand, Bewusstseinsstrom festhalten, Kontakt zum höheren Selbst oder zum inneren Kind. Ich entscheide mich für das, was mich im Moment am stärksten anspricht.

Alle diese Techniken verankere ich gut mit dem Atem, mit der Bauchatmung. Ich fange immer beim Atem an und das gilt auch für die Übungen in diesem Buch.

Dann kümmere ich mich um meinen Körper. Ich bewege mich. Normalerweise mache ich Yoga, um meine Muskeln zu dehnen. Dabei frage ich den Körper, was er braucht. Danach gehe ich zum Alltag über. Bei mir hat das viel mit Nachdenken zu tun: Schreiben, Reden, Arbeiten am Bildschirm. Also lege ich Pausen ein, um Geist und Körper Erholung zu gönnen und um mich zu bewegen.

Wenn irgendetwas schwierig wird – wenn sich bestimmte Gefühle und Gedanken in den Vordergrund drängen –, halte ich inne und schreibe Tagebuch. Oder ich rede mit dem Spiegel. Vielleicht mache ich auch eine Übung, um diese Gedanken und Gefühle im Körper zu verorten. Und dann vielleicht noch für ein oder zwei Minuten eine Achtsamkeitsmeditation.

Diese kurzen Pausen für eine Minimeditation bewirken einen Riesenunterschied in der Art, wie ich empfinde, denke und durch den Tag komme. Sie erden mich und verändern das, was sich in den Vordergrund drängt. Danach fühlt sich alles leicht und mühelos an. Alles, was ich tue, wird so einfach und unangestrengt.

Ist es aus irgendeinem Grund nicht möglich, die eben genannten Übungen zu machen – vielleicht weil ich draußen unterwegs bin, mich mit Menschen treffe oder mich an einem Ort aufhalte, wo ich die vier anderen Instrumente nicht anwenden kann –, dann arbeite ich mit dem Atem. Ich übe die Bauchatmung. Häufig, indem ich die Ausatmung verlängere (siehe Seite 46). Selbst wenn ich das nur eine Minute tue, verändert sich dadurch etwas.

Später am Tag wiederhole ich die Meditation – normalerweise am Ende meines Arbeitstages, noch vor dem Abendessen. Wieder kann ich innehalten und Raum schaffen zwischen mir und allem, was tagsüber passiert ist. Raum zwischen meinen Gedanken und Gefühlen und dem Drang, unbedingt darauf zu reagieren oder ständig darüber nachzudenken. Wenn ich so auf meinem Meditationskissen sitze, stellen sich häufig Einsichten oder inspirierte Lösungsansätze ein.

Danach richte ich mein Augenmerk auf den Körper und frage ihn, was er braucht. Ich mache vielleicht Körperübungen, manchmal langsam und ruhig, dann wieder dynamisch – was immer mein Körper verlangt. Das kann ganz kurz sein, vielleicht nur ein paar Minuten oder auch länger.

Bevor ich ins Bett gehe, kehre ich auf die Yogamatte zurück. Ich dehne und strecke mich. So finde ich Frieden für Geist und Körper, was mich auf den Schlaf vorbereitet. Im Bett denke ich kurz über alles nach, was mich dankbar macht. Auch über die schwierigen Dinge. Am Ende des Tages trägt die Bauchatmung mich dann in den Schlaf.

Auch das Gebet gehört zu meinen täglichen Ritualen: der Kontakt mit etwas, was größer ist als ich. Wenn ich um etwas bitte, um irgendeine Form von Unterstützung, konzentriere ich mich nicht auf etwas Bestimmtes. Ich bete vielmehr darum, dass es mir gelingt, den Weg frei zu machen und nützlich zu sein. Dieses Ritual öffnet mir den Zugang zu etwas, das größer ist als ich selbst. Und für mich fühlt es sich richtig an.

Natürlich mache ich nicht alles, was ich hier aufgezählt habe, tatsächlich jeden Tag, aber das ist die Grundstruktur, die jedem Tag einen Anfang, eine Mitte und einen Abschluss verleiht. So wird mein Weg nach Hause frei, auf dem ich immer wieder heimkehren kann.

Jeden Tag tue ich mein Bestes, um die vier grundlegenden Arzneien zu kultivieren – Ernährung, Lebensstil, Beziehungen und Lebenssinn. Ich richte den Blick nach innen und prüfe, ob sie mich in der Form, wie ich sie gerade praktiziere, unterstützen oder ob Veränderungen notwendig sind. An manchen Tagen verlangt es mich mehr nach Spiel und Herumblödeln, an anderen fehlt es mir an Gemeinschaft. Manchmal ist es angesagt, wenig oder nichts zu tun, damit Körper und Geist rasten können. Und gelegentlich muss ich auch nach innen horchen, ob meine Ernährung gut für mich ist.

Innehalten, das Augenmerk nach innen richten – so finde ich meinen Weg; von Augenblick zu Augenblick Selbstwahrnehmung kultivieren. Manchmal gelingt mir das besser, dann wieder weniger. Aber wenn dem so ist, dann kritisiere ich mich deswegen nicht.

Wie Sie Ihren Weg finden können

Mein Weg ist nicht Ihr Weg. Das sollte er auch gar nicht sein. Sie haben Ihren ureigensten, ganz persönlichen Weg. Den Weg nämlich, der sich für Sie richtig anfühlt. Sie werden diesen Weg finden, indem Sie präsent sind. Dann werden sich Antworten einstellen und Ihr Weg wird sich zeigen.

Experimentieren Sie mit den fünf Instrumenten Absoluter Gesundheit. Verwenden Sie sie so, wie es sich für Sie gut anfühlt. Zum Beispiel, indem Sie morgens und abends ein wenig Tagebuch schreiben. Das kann helfen, sich auf den Tag einzustellen und abends in den Schlaf zu sinken. Wenn Sie noch nicht meditieren, können Sie prüfen, ob sich im Tagesverlauf dafür ein wenig Zeit findet, und seien es nur ein paar Minuten. Seien Sie achtsam, was Ihren Atem angeht. Wenn Sie merken, dass Sie es Ihnen da an Achtsamkeit mangelt, üben Sie die Bauchatmung.

Probieren Sie die Tagebuchtechniken aus: Listen schreiben, Notieren, was immer Ihnen einfällt, mit der nichtdominanten Hand schreiben, Kontakt aufnehmen zum höheren Selbst oder zum inneren Kind. Lassen Sie sich ein auf die Spiegelgespräche. Spüren Sie Ihren Gefühlen im Körper nach. Nehmen Sie sich Zeit, um innezuhalten, den Blick nach innen zu richten und herauszufinden, was Sie brauchen. Dieses Selbstgewahrsein können Sie in jedem Moment entwickeln. Selbst wenn Sie für diese Dinge nur wenige Minuten pro Tag erübrigen können, wird sich dadurch etwas ändern. Mit der Zeit verändern sich Ihr Geist, Ihr Körper und Ihr Gehirn.

Wenn Sie Schwierigkeiten haben, diese Übungen auszuführen – weil Sie vermeintlich keine Zeit haben und der einzige Raum, wo Sie ungestört sind, das Badezimmer ist –, nehmen Sie sich hin und wieder ein paar Minuten Zeit, um die Bauchatmung zu praktizieren. Ganz locker. Das ist schon mal ein Anfang. Und er wird für Veränderung sorgen.

Am Ende sollten Sie checken, wie Sie mit den vier grundlegenden Arzneien umgehen. Fühlen Sie sich von der Art und Weise, wie Sie diese Dinge im Moment handhaben, unterstützt? Oder möchten Sie etwas verändern? Achten Sie darauf, wie Sie sich ernähren. Wie Sie für Ihren Körper sorgen. Welche Beziehung Sie zu den Menschen in Ihrem Leben haben. Machen Sie sich klar, was Sie bewegt und wofür Sie leben. Tun Sie das, indem Sie innehalten und nach innen horchen.

Sie sind die Arznei

Sie sind das Beste, was Sie an Arznei bekommen können. Sie haben alles, was Sie brauchen, um Ihr Leben zu meistern. Alle Heilmittel finden Sie in Ihrem Inneren: die Instrumente Absoluter Gesundheit, um die es in diesem Buch geht. Und die vier grundlegenden Arzneien.

Wenn Sie sich Unterstützung wünschen, suchen Sie nach Weggefährten für Ihren Weg der Heilung. Aber auch hier ist es Ihr Innerstes, das Ihnen sagt, was Sie von außen brauchen – eine bestimmte Methode oder einen Menschen, der Sie unterstützt.

Nehmen Sie diese Instrumente mit in die Welt da draußen. Leben Sie mit ihnen. Machen Sie sie zu einem Teil Ihres Tages. Das ist Ihr Weg nach Hause zur Absoluten Gesundheit. Zum inneren Frieden, zum Wohlbefinden, zur Heilung. Zu allem, was Sie brauchen, um gut umzugehen mit dem, was in Ihrem Leben geschieht.

Vergessen Sie dabei nie, freundlich und liebevoll mit sich selbst umzugehen. Sie tun Ihr Bestes. Immer. Sie sind genau dort, wo Sie sein sollen. Jetzt. Hier. In diesem Augenblick.

Die Absolute Gesundheit ist nur einen Atemzug, einen kurzen Moment entfernt.

ANHANG

Tipps und Hinweise

Anmerkung des Verlags für die deutsche Ausgabe: Einige Adressen und Hinweise, die nur für die USA relevant sind, wurden weggelassen, dafür wurden einige Hinweise und Adressen für den deutschen Sprachraum ergänzt. Insgesamt beziehen sich die genannten Institutionen und Bücher aber auf den US-amerikanischen Raum. Entsprechende Angebote für Europa oder den deutschsprachigen Raum sind im Rahmen dieses Buches nicht möglich; die geneigten Leserinnen und Leser sind gebeten, dafür selbst zu recherchieren.

INSTRUMENTE ABSOLUTER GESUNDHEIT

Geführte Audio-Anleitungen zu den fünf Instrumenten finden Sie [in englischer Sprache, Anm. d. Red.] auf YouTube. Geben Sie ein: »The Five Absolute Health Tools« oder: https://bit.ly/35yNgbO

Der Untersuchungsansatz des *National Center for Complementary and Integrative Health* wird [in englischer Sprache, Anm. d. Red.] erläutert auf: www.nccih.nih.gov/health/complementary-alternative-or-integrative-health-whats-in-a-name

AYURVEDA

Mehr über Ayurveda erfahren Sie [in englischer Sprache, Anm. d. Red.] auf der Website des *Ayurvedic Institute* (www.ayurveda.com). Vor allem die einführenden Worte von Dr. Vasant Lad möchte ich Ihnen ans Herz legen: www.ayurveda.com/pdf/intro_ayurveda.pdf

Von Dr. Vasant Lad gibt es einige ausgezeichnete Bücher auf Deutsch. Umfassend und für das Selbststudium geeignet ist: *Selbstheilung mit Ayurveda*, München 2010

Konstitutionstypen und auyrvedische Ernährung

Ayurvedic Institute, »Guidelines for Determining Your Constitution«, www.ayurveda.com/pdf/constitution.pdf

»How to Create an Exercise Routine for Your Dosha«, www.chopra.com/articles/how-to-create-an-exercise-routine-for-your-dosha

Amadea Morningstar, *Die Ayurveda-Heilküche. Unsere Lieblingsgerichte nach ayurvedischen Prinzipien zubereitet*, Aitrang 1996

Amadea Morningstar, Urmila Desai, *Die Ayurveda-Küche,* München 2004

KÖRPERZENTRIERTE THERAPIEFORMEN

Hier finden Sie mehr über die von mir vorgestellten Therapien, die beim Körper ansetzen.

Alexandertechnik: www.alexandertechnique.com

Craniosacraltherapie: www.craniosacraltherapy.org

Feldenkrais: International Feldenkrais Federation, www.feldenkrais-method.com

Hanna Somatics: www.hannasomatics.com

EDGAR CAYCE

Die *Association for Research and Enlightenment* (www.edgarcayce.org) verbreitet und erläutert Cayces Arbeit. Die einzige Biografie, die zu Cayces Lebzeiten geschrieben wurde, ist: Thomas Sugrue, *Die Geschichte eines schicksalhaften Lebens*, München 1983 (nur noch antiquarisch erhältlich). Dahinter steht Sugrues persönliche Erfahrung mit Cayce, die ihm half, eine schwere, mutmaßlich unheilbare Krankheit zu überwinden.

STUDIEN ZUM THEMA »BEWUSSTSEIN«

Diese Liste ist keineswegs vollständig, aber Sie finden darin die Pioniere der Bewusstseinsforschung, die sich über die wissenschaftliche Basis bestimmter Erfahrungen Gedanken machen sowie über deren Folgen.

Bücher

- Larry Dossey, *One Mind – Alles ist mit allem verbunden*, Amerang 2020
- Russell Targ, *PSI – Die Welt ist anders, als sie zu sein scheint*, Amerang 2013. Targ schildert den Standpunkt eines Physikers
- Robert G. Jahn, Brenda Dunne, *An den Rändern des Realen: über die Rolle des Bewusstseins in der physikalischen Welt*, Frankfurt a. M. 2000 [nur noch antiquarisch erhältlich, Anm. d. Red.]
- Eben Alexander, Karen Newell, *Tore ins unendliche Bewusstsein: die Grenzen der Realität überwinden und die wahre Natur des Lebens entdecken*, München 2018. Eben Alexander ist der Neurochirurg, über dessen Nahtoderfahrung ich in Kapitel 12 berichte.

Organisationen und Websites

- *Division of Perceptual Studies* (DOPS) an der University of Virginia, www.med.virginia.edu/perceptual-studies
- *Center for Consciousness Studies* an der University of Arizona, www.consciousness.arizona.edu
- *Koestler Parapsychology Unit* an der University of Edinburgh, https://koestlerunit.wordpress.com/research-overview
- *Global Consciousness Project,* https://noosphere.princeton.edu
- *International Consciousness Research Laboratory,* www.icrl.org
- *International Association for Near-Death Studies,* www.iands.org
- *Galileo Commission*, www.galileocommission.org
- *Parapsychological Association*, www.parapsych.org
- *Society for Psychical Research*, www.spr.ac.uk
- *Consciousness and Healing Initiative*, www.chi.is
- *Foundation for Mind-Being Research*, www.fmbr.org
- *Institute for Noetic Sciences*, www.noetic.org
- *Society for Scientific Exploration*, www.scientificexploration.org
- *Scientific and Medical Network,* www.scientificandmedical.net

JOE DISPENZA: SELBSTHEILUNG UND VERÄNDERUNG DER LEBENSUMSTÄNDE

Dr. Joe Dispenza, den ich in Kapitel 11 vorstelle, hat eine ganze Reihe von Büchern über Selbstheilung und Manifestieren geschrieben. Ich empfehle: *Du bist das Placebo*, Isen 2014, sowie *Werde übernatürlich. Wie gewöhnliche Menschen das Ungewöhnliche erreichen*, Burgrain 2017.

ÜBER SUCHTERKRANKUNGEN UND EMOTIONSGESTEUERTES ESSEN

Wenn Sie ein Suchtproblem haben, sollten Sie sofort Hilfe suchen – bei einem Arzt, Psychotherapeuten oder Psychiater.

Im Allgemeinen sind die Suchtursachen vielfältig, daher ist ein ganzheitlicher Ansatz, der auch die Einzelperson in den Blick nimmt, hier häufig erfolgreicher. Mehr dazu finden Sie unter den Stichworten Funktionelle Medizin, Stanislav Grof sowie Rückführungstherapie. Kein Weg funktioniert für alle Menschen gleichermaßen. Entscheiden Sie sich für das, was Sie am meisten anspricht.

Geneen Roth

Geneen Roths Bücher haben mir geholfen, als ich mit meiner Beziehung zum Körper, zum Essen und zum Hungern zu kämpfen hatte. Auch ihre Website [in englischer Sprache, Anm. d. Red.] ist hochinteressant: www.geneenroth.com Hier einige ihrer Bücher, die auch auf Deutsch erhältlich sind:

- *Essen ist nicht das Problem. Wie Frauen Frieden mit sich selbst und ihrem Körper finden*, München 2017
- *Fühle dich selbst und iss, was du willst*, München 2013

- *Essen als Ersatz*, Reinbek 2005
- *Gönn dir, was dir guttut*, Freiburg i. Br. 2000
- *Sehnsüchtiger Hunger*, München 1994

Weitere ganzheitliche Ansätze in der Suchttherapie

- Jessica Ortner, *The Tapping Solution for Weight Loss & Body Confidence*, Carlsbad 2014. Ortner setzt auf die *Emotional Freedom Technique*, um emotionsgesteuertes Essen zu behandeln.
- Charlotte Kasl, *Many Roads, One Journey: Moving Beyond the 12 Steps*, New York 1992. Kasl beschreibt, wie ganzheitliche Psychotherapie gegen Sucht funktioniert.
- Catherine Gray, *Vom unerwarteten Vergnügen, nüchtern zu sein*, München 2018. Die Journalistin beschreibt ihren eigenen Weg aus der Sucht. [Anm. d. Red.: für die deutsche Ausgabe ergänzt]
- Christina Grof, Stanislav Grof, *Die stürmische Suche nach dem Selbst. Praktische Hilfe für spirituelle Krisen*, München 1991. Dr. Christina Grof hatte selbst Probleme mit Alkohol. Die Grofs verstehen Sucht als »spirituelle Krise«, aber auch als Chance für persönliches Wachstum.
- Christina Grof, *Sehnsucht nach Ganzheit. Der spirituelle Weg aus der Abhängigkeit*, München 1994. Hier schildert Dr. Grof ihre persönlichen Erfahrungen und geht den tieferen emotionalen Ursachen für die Gier nach Substanzen oder Verhaltensweisen nach.
- [Beide Bücher der Grofs sind auf Deutsch nur noch antiquarisch erhältlich, Anm. d. Red.]

EMOTIONAL FREEDOM TECHNIQUE (EFT)

Nick, Jessica und Alex Ortner sind Geschwister, die zusammenarbeiten, um die *Emotional Freedom Technique* (EFT) bekannt zu machen, zum Beispiel auf www.thetappingsolution.com

Eine Video-Einführung finden Sie auf YouTube: »How to Tap with Jessica Ortner« (www.youtube.com/watch?v=pAclBdj20ZU)

Nick Ortner hat dazu mehrere Bücher geschrieben:

- Nick Ortner, *Tapping – Leben ohne Stress: die revolutionäre neue Selbsthilfemethode*, Berlin 2014

- Nick Ortner, *The Tapping Solution for Pain Relief: A Step-by-Step Guide to Reducing or Eliminating Chronic Pain*, Carlsbad 2015

- Nick Ortner, *The Tapping Solution for Parents, Children & Teenagers: How to Let Go of Excessive Stress, Anxiety and Worry, and Raise Happy, Healthy, Resilient Families*, Carlsbad 2018

EPIGENETIK

Mehr zur Frage, wie Gedanken und Gefühle die Genexpression beeinflussen, finden Sie in diesen beiden Büchern:

- Bruce Lipton, *Intelligente Zellen: wie Erfahrungen unsere Gene steuern*, Burgrain 2016

- Dawson Church, *The Genie in your Genes: Epigenetic Medicine and the New Biology of Intention*, Santa Rosa 2007

AROMATHERAPIE

Die [US-amerikanischen, Anm. d. Red.] Klassiker zur Aromatherapie sind:

- Jean Valnet, *Aromatherapie*, München 1994
- Robert Tisserand, *Das ist Aromatherapie*, Freiburg i. Br. 1994

FUNKTIONELLE MEDIZIN

Wenn Sie mehr über funktionelle Medizin wissen wollen, besuchen Sie die Website des *Institute for Functional Medicine* (IFM, www.ifm.org), wo in englischer Sprache erläutert wird, worum es dabei geht. Dort finden Sie auch ein aktuelles Verzeichnis von Therapeuten weltweit, die auf diese Methode setzen (nach Ländern geordnet unter dem Stichpunkt: »Find a Practitioner«). Übrigens wenden viele ganzheitlich arbeitende Ärzte die funktionelle Medizin an.

STANISLAV GROF: HOLOTROPES ATMEN UND TRANSPERSONALE PSYCHOLOGIE

In Kapitel 12 habe ich Ihnen den Arzt und Forscher Stanislav Grof vorgestellt und seine Pionierarbeit über die therapeutische Kraft von veränderten Bewusstseinszuständen, aber auch seine Atemarbeit – das holotrope Atmen – und den Ansatz der Transpersonalen Psychologie. Er und seine mittlerweile verstorbene Frau Christina haben sich mit »spirituellen Krisen« (ähnlich wie ich selbst sie kenne) auseinandergesetzt und mit dem Potenzial der Heilung, das bei solchen Ereignissen vorhanden ist. Neben den unten aufgeführten Büchern könnten vielleicht folgende Websites für Sie interessant sein:

- *Spiritual Emergence Network*, www.spiritualemergence.org
- *Association for Transpersonal Psychology*, www.atpweb.org

- *Internationales Institut für Bewusstseinserforschung,* www.bewusstseinserforschung.de

Bücher

Die Bücher des Ehepaares Grof drehen sich um Bewusstseinsforschung, Psychotherapie und Spiritualität:

- Stanislav Grof, *Geburt, Tod und Transzendenz,* Reinbek 1995
- Stanislav Grof, *Impossible – Wenn Unglaubliches passiert: Das Abenteuer außergewöhnlicher Bewusstseinserfahrungen,* München 2008
- Stanislav Grof, Hal Zina Bennett, *Das Abenteuer der Selbstentdeckung,* Reinbek 1994
- Stanislav Grof, Christina Grof, *Spirituelle Krisen: Chancen der Selbstfindung,* Darmstadt 2008

MARC GROSSMAN: GANZHEITLICHES AUGENTRAINING

In Kapitel 3 habe ich Ihnen Marc Grossman vorgestellt, der ganzheitliche Ansätze zur Augenheilung verfolgt. Er hat das Unternehmen *Natural Eye Care* (www.naturaleyecare.com) gegründet, wo Sie gute Tipps und sinnvolle Produkte finden. Seine Bücher:

- Marc Grossman, Vinton McCabe, Greater Vision: *A Comprehensive Program for Physical, Emotional and Spiritual Clarity,* Los Angeles 2001. Eine Einführung, die mir half, etwas gegen meine Kurzsichtigkeit zu tun.

- Marc Grossman, *Magic Eye Beyond 3D: Improve Your Vision with Magic Eye*, Kansas City 2004. Mit diesem Buch und seinen 3-D-Bildern können Sie Ihre Sehkraft verbessern. Ich arbeite fast täglich damit.

- Marc Grossman, *Natural Eye Care: Your Guide to a Healthy Vision and Healing*, New Paltz 2019. Eine Enzyklopädie aller Augenprobleme und ihrer ganzheitlichen Heilmöglichkeiten.

HEILUNG JENSEITS DER TRADITIONELLEN SCHULMEDIZIN

Folgende Bücher stellen Methoden vor, die über die traditionelle konventionelle Medizin hinausreichen. Wissenschaftliche Forschung über Heilung und ähnliche Phänomene finden Sie unter dem Stichwort »Dean Radin« (www.deanradin.com/recommended-references).

- Louise Hay, *Heile dein Leben*, Leipzig 2020. Hier stellt Louise Hay ihre Instrumente für die Selbstheilung vor, die sie auf ihrem eigenen Weg zur Heilung erlernt hat.

- Dianne M. Connelly, *Alles Weh ist Heimweh*, Heidelberg 1992. Die poetische Reflexion einer Gelehrten der traditionellen Akupunktur.

- Brandon Bays, *The Journey – der Highway zur Seele*, Kassel 2020. Die Anleitung einer Heilerin zur Selbstheilung, inspiriert von ihrer persönlichen Geschichte.

- Malcolm Smith, Robert Krajenke, *Spiritual Power, Healing Hands: A Spiritual Healer's Story*, Bloomington 2005. Biografie von Malcolm Smith, den ich in Kapitel 13 vorstelle.

HOMÖOPATHIE

Hier finden Sie Informationen zum Thema »Homöopathie«.

- Andrew Lockie, *Das große Lexikon der Homöopathie*, München 2011

- *Homeopathy Research Institute* (www.hri-research.org): Dort finden Sie die neuesten wissenschaftlichen Arbeiten zur Homöopathie.

- Wikipedia: »Regulation and Prevalence of Homeopathy« (https://en.wikipedia.org/wiki/Regulation_and_prevalence_of_homeopathy) Im Allgemeinen sind die Informationen über Homöopathie, die sich in Wikipedia finden, von Voreingenommenheit geprägt. Hier aber werden nach Ländern geordnet Hinweise gegeben.

- *European Committee for Homeopathy* (www.homeopathyeurope.org) ist der Interessenverband homöopathisch tätiger Ärzte und anderer homöopathisch tätiger Berufsgruppen (Apotheker, Hebammen). Hier finden Sie Hinweise zur Geschichte und wissenschaftlichen Überprüfung der Homöopathie.

INTERNET-SUCHMASCHINEN

Gesundheitliche Daten, die nicht von der westlichen Mainstream-Medizin akzeptiert und geprüft wurden, werden im Internet häufig gefiltert beziehungsweise zensiert. Hier einige Suchmaschinen, bei denen dies weniger der Fall ist:

www.swisscows.com
www.qwant.com
www.duckduckgo.com

MEDITATION UND ACHTSAMKEIT

Ob Sie nun Einsteiger sind oder erfahrener Meditierender: Bei diesen Onlineressourcen finden Sie eventuelle Fragen beantwortet.

- *Insight Timer* (www.insighttimer.com): Diese kostenlose App bietet geführte Meditationen, Kurse, Hinweise zu Live-Veranstaltungen, Yogakursen und vieles mehr.

- *Headspace* (www.headspace.com): Hier müssen Sie subskribieren, aber Sie finden dort hochinteressante Artikel für Anfänger und erfahrene Praktizierende gleichermaßen.

Bücher

Es gibt eine ganze Reihe guter Bücher über Achtsamkeit. Hier ein paar, die mir geholfen haben:

- Ram Dass, *Sei jetzt hier*, Berlin 1996

- Eckhart Tolle, *Jetzt – die Kraft der Gegenwart*, Bielefeld 2018

- Jon Kabat-Zinn, *Im Alltag Ruhe finden*, München 2019

- Pema Chödrön, *Wenn alles zusammenbricht – Hilfe für schwierige Zeiten*, München 2010

MODERNE PHYSIK

Es gibt mittlerweile viele gute Bücher über moderne Physik und die Zusammenhänge zwischen der Quantenmechanik beziehungsweise der Relativitätstheorie und östlichen Philosophien. Hier ein paar Beispiele:

Jim Al-Khalili

Jim Al-Khalili ist Theoretischer Physiker, Autor und Moderator. Er kann die komplexen Themen der modernen Physik auf unnachahmliche Weise erklären. Er schreibt Bücher, dreht Dokumentarfilme und großartige YouTube-Videos.

- Jim Al-Khalili, *The World According to Physics*, Princeton 2020
- »The World According to Physics – with Jim Al-Khalili« (www.youtube.com/watch?v=gKrjOD3ZeOo)
- »Double Slit Experiment Explained! by Jim al-Khalili« (www.youtube.com/watch?v=A9tKncAdlHQ)
- Jim Al-Khalili, *Wissenschaftliche Theorien in 30 Sekunden*, Kerkdriel 2016
- Jim Al-Khalili, *Der Quantenbeat des Lebens*, Berlin 2015

Weitere Bücher

- Fritjof Capra, *Das Tao der Physik*, München 2012. Der Theoretische Physiker Capra vergleicht die moderne Physik mit östlicher Mystik.
- Gary Zukav, *Die tanzenden Wu-Li-Meister*, Reinbek 1994. Zukav ist kein Pysiker, spricht aber weniger über östliche Philosophie als über Physik. Seine eleganten Erklärungen sind leicht zu verstehen.
- Larry Dossey, *Die Medizin von Raum und Zeit*, Reinbek 1987. Dossey ist Arzt. Seine Bücher inspirieren mich schon mein Leben lang, vor allem das oben genannte, in dem er erklärt, wie sich die konventionelle Medizin verändern würde, würden wir nur die Konzepte der modernen Physik auch auf Themen wie Gesundheit, Krankheit und Heilbehandlung anwenden.

- Richard Feynman, *QED – die seltsame Theorie des Lichts und der Materie*, München 2018. Dieses Buch ist ein wenig technischer, aber es bleibt auch für Nichtphysiker verständlich. Es geht darin um Quantenmechanik, Relativitätstheorie und die Theorie der Quanten-Elektrodynamik – alles in allem eine Theorie des Lichts und der Materie.

NAHTODERFAHRUNGEN

Um Nahtoderfahrungen geht es in Kapitel 12. Mehr darüber finden Sie bei folgenden Organisationen:

- International Association for Near-Death Studies, www.iands.org

- Division of Perceptual Studies (DOPS) an der University of Virginia School of Medicine, www.med.virginia.edu/perceptual-studies

Bücher

- Eben Alexander, *Blick in die Ewigkeit*, München 2016. Der Neurochirug erzählt seine persönliche Nahtoderfahrung.

- Anita Moorjani, *Heilung im Licht*, München 2015. Anita Moorjani hatte eine Nahtoderfahrung, nach der sie vom Krebs geheilt war.

- Laurin Bellg, *Near Death in the ICU: Stories from Patients Near Death and Why We Should Listen to Them*, Appleton 2016. Laurin Bellg ist Ärztin auf der Intensivstation und erzählt die Geschichten ihrer Patienten.

- Raymond Moody, *Leben nach dem Tod*, Reinbek 2019. Moody hat den Begriff der Nahtoderfahrung geprägt und berichtet in seinem Buch von über hundert solcher Erlebnisse verschiedenster Menschen.

DIE NEUROWISSENSCHAFT ÜBER DAS BEWUSSTSEIN UND SPIRITUELLE ERFAHRUNGEN

In diesen Büchern finden Sie wissenschaftliche Untersuchungen zu Themen wie Bewusstsein, Meditation, Achtsamkeit und spirituelle Erfahrung:

- Daniel Goleman, Richard Davidson, *Altered States: Science Reveals How Meditation Changes Your Mind, Brain, and Body*, New York 2016. Ein Physiker und ein Wissenschaftsjournalist betrachten die wissenschaftliche Bewusstseinsforschung.

- Andrew Newberg, Mark Robert Waldman, *How Enlightenment Changes Your Brain: The New Science of Transformation*, New York 2016. Ein Neurologe und ein Psychotherapeut präsentieren Belege, wie spirituelle Erfahrungen das Gehirn verändern.

- Dawson Church, *Geist über Materie: die erstaunliche Wissenschaft, wie das Gehirn die materielle Realität erschafft*, Rosenheim 2018.

- Mario Beauregard, Denyse O'Leary, *The Spiritual Brain: A Neuroscientist's Case for the Existence of the Soul*, New York 2007. Ein Neurowissenschaftler und ein Journalist stellen die These auf, dass spirituelle Erfahrungen über das Gehirn hinausreichen.

RÜCKFÜHRUNGSTHERAPIEN

Mehr über Rückführungstherapien finden Sie zum Beispiel hier:

- Roger Woolger, *Vergangene Leben heilen: Reinkarnationstherapie in der Praxis*, München 1992

Brian Weiss

Der Arzt Brian Weiss, dessen Arbeit ich in Kapitel 3 beschreibe, war ursprünglich sekptisch gegenüber dem Thema. Erst die Geschichte eines Patienten brachte ihn dazu, sich für frühere Leben zu interessieren. Heute führt er Seminare und Workshops für Anfänger wie für Heilberufe durch (siehe dazu seine Website: www.brianweiss.com). Er beschreibt seine Arbeit in mehreren Büchern:

- Brian Weiss, *Die zahlreichen Leben der Seele*, München 2005.
- Brian Weiss, *Heilung durch Reinkarnationstherapie*, Berlin 2007.
- Brian Weiss, *Seelenwege*, Berlin 2018.

DEAN RADIN: PARANORMALE PHÄNOMENE

Der Wissenschaftler Dr. Dean Radin, den ich in Kapitel 12 vorstelle, hat eine Reihe ausgezeichneter Bücher über paranormale Phänomene geschrieben:

- Dean Radin, *The Conscious Universe: The Scientific Truth of Psychic Phenomena*, New York 1997. Hier geht Radin paranormalen Phänomenen nach.
- Dean Radin, *Entangled Minds: Extrasensory Experiences in a Quantum Reality*, New York 2006. Mehr wissenschaftliche Forschung zum Thema.
- Dean Radin, *Supernormal: faszinierende Beweise für die unglaublichen Kräfte des Menschen*, Amerang 2015. Hier zeigt Radin, wie Yoga und Meditation die außergewöhnlichen Kräfte unseres Geistes freisetzen.
- Dean Radin, *Real Magic: Ancient Wisdom, Modern Science, and a Guide to the Secret Power of the Universe*, New York 2018. Ein Buch über die Realität paranormaler Erscheinungen.

BEZIEHUNGEN: NÄHE, FREUNDSCHAFT, GEMEINSCHAFT

Hier finden Sie Tipps, wie Sie mit Beziehungsproblemen umgehen. Wenn Sie in einer schwierigen Situation stecken, lassen Sie sich helfen – persönlich oder online – zum Beispiel von CoDA-Deutschland (www.coda-deutschland.de), der Gruppe der anonymen Co-Abhängigen.

- Charlotte Kasl, *Zen oder die Kunst, sich zu verlieben: ein spiritueller Leitfaden*, München 2000
- Charlotte Kasl, *Das Zen der guten Ehe: ein spiritueller Leitfaden*, München 2002
- Charlotte Kasl, *A Home for the Heart: A Practical Guide to Intimate and Social Relationships*, New York 1998
- Marianne Williamson, *Rückkehr zur Liebe*, München 1993. Die zeitgenössische spirituelle Lehrerin Marianne Williamson bezieht die Lehren von *Ein Kurs in Wundern* speziell auf zwischenmenschliche Beziehungen und das Leben im Allgemeinen.

RUMIS POESIE

Der Dichter Dschallal al-Din Rumi lebte im 13. Jahrhundert, doch seine Verse bieten auch für uns Heutige Weisheit und Inspiration. Es gibt eine Reihe von guten Übersetzungen ins Deutsche beziehungsweise Englische.

IAN STEVENSON UND DAS STUDIUM VERGANGENER LEBEN

Der Arzt und Wissenschaftler Ian Stevenson, den ich in Kapitel 12 vorstelle, hat sein ganzes Leben der Erforschung der Wiedergeburt gewidmet und darüber einige großartige Bücher geschrieben.

- Ian Stevenson, *Reinkarnation in Europa. Dokumentierte Fälle*, Grafing 2020

- Ian Stevenson, *Reinkarnationsbeweise*, Grafing 2011

- Ian Stevenson, *Reinkarnation*, Bielefeld 2003

- Ian Stevenson, *Children Who Remember Previous Lives: A Question of Reincarnation*, Jefferson 2001

- Ian Stevenson, *Twenty Cases Suggestive of Reincarnation*, Charlottesville 1980

TCM UND AKUPUNKTUR

Mehr über TCM finden Sie hier:

- Harriet Beinfield, Efrem Korngold, *Traditionelle Chinesische Medizin*, München 2005. Eine umfassende Darstellung von zwei westlichen Praktizierenden.

- Ted J. Kaptchuck, *Das große Buch der chinesischen Medizin*, München 2022. Ein Überblick von einem westlichen Wissenschaftler, der auch die philosophischen Konzepte dahinter erläutert und die Unterschiede zur Schulmedizin erklärt.

- Penelope Ody, *Chinesische Heilkräuter*, Köln 2004. Eine Einführung in die chinesische Phytomedizin.

- Penelope Ody, *Practical Chinese Medicine: Understanding the Principles and Practice of Traditional Chinese Medicine and Making Them Work for You*, London 2000. Eine leicht zu lesende Einführung in die Praxis der TCM.

- *American College of Traditional Chinese Medicine* (www.actcm.edu): Einen kurzen Überblick über die TCM finden Sie [in englischer Sprache, Anm. d. Red.] unter dem Stichpunkt: »What Is Chinese Medicine?«

- Tree of Light, »What Is Your Chinese Constitutional Type« (www.treelite.com/quizzes/chinese-constitutional-quiz): Hier können Sie Ihren TCM-Konstitutionstyp herausfinden [in englischer Sprache, Anm. d. Red.]

YOGA

Hier finden Sie Informationen über Philosophie und Praxis des Yoga:

Bücher

- Pandit Rajmani Tigunait, *Das Geheimnis des Yoga-Sutra*, Stuttgart 2019

- Pandit Rajmani Tigunait, *Sankhya und Yoga*, Stuttgart 2021. In beiden Büchern stellt Pandit Rajmani Tigunait die philosophischen Grundlagen des Yoga vor.

- Swami Rama, *Yoga*, Ahrensburg 2011. Eine leicht zu lesende Einführung in den klassischen Yoga von einem zeitgenössischen spirituellen Lehrer und Yogameister.

- Stephen Cope, *Yoga – die Suche nach dem wahren Selbst*, Freiburg 2013. Cope ist Psychotherapeut und Yoga-Gelehrter. Er erklärt, warum Yoga mehr ist als nur eine körperliche Übung oder eine Quelle der Ruhe. Es ist vielmehr eine Lebensweise und dient der Befreiung vom Leid.

Onlinequellen

Hier finden Sie Tipps zur Yogapraxis, ob Sie nun Anfänger sind oder erfahrener Yogaschüler:

- Dr. Deepak Chopras Website bringt viele Informationen über Yoga, vor allem eine gute Erklärung des achtgliedrigen Yogapfades: »What are the 8 Limbs of Yoga?« auf www.chopra.com.

- Auf der Website des *Yoga Journal* (www.yogajournal.com) finden Sie allerhand Grundlageninformationen über Yoga sowie Video-Anleitungen für einzelne Asanas.

- Gaia (www.gaia.com) ist eine meiner Lieblingsadressen, wenn es um Yoga geht. Auch dort finden Sie Anleitungen zu Yoga-Übungen und Meditation.

DANKSAGUNGEN

Es braucht ein ganzes Dorf, um ein Buch zuwege zu bringen. Ein Dorf voller – sichtbarer und unsichtbarer – Personen und Gemeinschaften hat zumindest mir geholfen.

Als dieses Buch noch nicht mehr war als eine Ansammlung von Ideen, brachte mich Kelly Notaris von *KN Literary Arts* mit Chandika Devi in Kontakt, die meinte, ich solle meine Geschichte erzählen. Die Geschichte, die ich eigentlich nie erzählen wollte. Carolyn Flynns klares Verständnis für die Stoßrichtung des Buches und ihr Geschick mit Worten haben daraus ein Buchprojekt werden lassen. Peter Occhiogrossos Wissen um das Mystische und die Wissenschaft sowie sein Instinkt als Lektor haben dieses Projekt nochmals verbessert.

Steve Harris, dessen Anruf an einem Samstagmorgen meinen Traum Wirklichkeit werden ließ, ist mein wunderbarer Agent. Sein Glaube an mich und das Buch, sein unerschütterliches Vertrauen, begleitete mich weiterhin. Er brachte mich mit Georgia Hughes von der *New World Library* in Kontakt. Georgias umfangreiches Wissen, ihre Intelligenz und Weisheit halfen mir, aus diesem Proposal ein Manuskript zu machen. Ihre Güte und ihre Großzügigkeit halfen mir über so manchen Einbruch hinweg. Jeff Campbells Geschick als Lektor machte aus diesem Manuskript sodann ein richtiges Buch. Das Kristen Cashman überarbeitete. Monique Muhlenkamp, Munro Magruder und Kim Corbin halfen mir, das Buch hinaus in die Welt zu schicken.

Die Menschen, die das Manuskript zu lesen bekamen, trugen vieles zu seiner Verbesserung bei: Dr. Brenda Dunne erzählte mir von den Forschungsarbeiten des PEAR-Labors. Dr. Daniel Eskinazi informierte mich über wesentliche Daten zur Homöopathie. Meine lieben Freunde, Kollegen und Medizinerfreundinnen Jill Baron, Claudia Cooke und Shera Raisen gaben mir unschätzbar wertvolles

Feedback zu allem, was hier mit Medizin zu tun hat, ob nun konventionell oder nicht. Mein Bruder David ging die Textstellen durch, in denen es um moderne Physik, wissenschaftliche Forschung und Homöopathie geht. Tom Fox las viele Kapitel und unterstützte mich mit unerschütterlicher Ermutigung und nützlichen Vorschlägen. Nancy De Bono las einzelne Kapitel Korrektur und gab mir Feedback zu allem, was mit Formulierkunst zu tun hat.

Auch andere Menschen haben wichtige Details geliefert: Lynn Carlucci zum Beispiel Geschichten über Malcolm Smiths Heilerfolge, die von Malcolm selbst bestätigt wurden. Meredith Gatschet erklärte mir, wie sie arbeitet.

Die große Familie meiner – alten und neuen – Freunde ist meine Medizin: Lori und Claudia, meine ersten Freundinnen, als ich vor Jahrzehnten von New England nach New York zog, schenkten mir Licht und Lachen, Weisheit und Unterstützung. Die Familie Ross: Spencer, Sue, Janet und Michael – ihr seid meine erweiterte Familie seit Kindheitstagen. Janet und Michael waren für mich wie Geschwister. Annabel, Ashley und Andrew gehören nun ebenfalls dazu. Nancy, Pamela und Phyllis, Susan und Orin. Willow. Manos. Anahit. Marian. Dalia. Und all jene Freunde, die sich spontan mit mir im Park trafen, weil es schwierig ist, Pläne zu machen, wenn man ein Buch schreibt. Ihr wisst, wen ich meine.

Allen Pensick hat immer an mich geglaubt und mich ermutigt, meine Träume zu verwirklichen. Meine Y-Mädels: Donna, Ann, Janet, Joyce, Robin, Rita und Cris. Wir haben uns in der Umkleide kennengelernt und uns die Geschichte unseres Lebens erzählt. Ihr habt mir jahrelang eure Leichtigkeit und euren Witz geschenkt. Amy Madden ist eine hochtalentierte Musikerin, Dichterin und Songwriterin. Ihr Beispiel hat mir geholfen, beim Schreiben dranzubleiben. Gail Buchwald hat immer an mich und meine Arbeit geglaubt. Sie hat dazu beigetragen, mich bekannt zu machen. Mimi Wetzel, eine Kollegin, die heute eine liebe Freundin ist: Danke für deine Weisheit, deine Ermutigungen, deine Stärke und deine Resilienz. Lynn Goldberg hat schon zu Anfang meiner Buchreise erste Entwürfe gelesen und mir geholfen, einen Agenten zu finden. Dr. Ellen Tattelman ist eine bemerkenswerte Ärztin und Visionärin. Ihre Arbeit hat mich sehr inspiriert. Und ihre jahrelange Unterstützung hat mich bei der Stange gehalten.

Meine Freunde, die schon weitergegangen sind: Alexander Imich, Mohammed Safwat el Amin, Carola Burroughs. Alex, mein hundertjähriger Freund und Kollege, der noch mit über hundert topfit war. Wir haben an Projekten gearbeitet, die die nichtsichtbare Welt erkundeten. Mohammed mit seinen unglaublichen paranormalen Gaben und einem irren Sinn für Humor hat ebenfalls daran mitgearbeitet. Carola Burroughs war Künstlerin, Aktivistin, Schriftstellerin und eine brillante, innovative Denkerin. Sie war eine Suchende, die ich vor vielen Jahren kennenlernte, als die Graswurzelbewegung in der Alternativmedizin gerade zu sprießen begann. Sie hat diese Welt zu früh verlassen. Ihre Präsenz hat mein Leben unendlich bereichert.

Liz, Loris Mutter, und Magdalena. Beide über neunzig – ihr seid meine Ersatzmütter und die Schwestern, die ich nie hatte.

Und natürlich sind da noch all die vierbeinigen Freunde: Hundegefährten, deren zweibeinige Freunde schließlich meine Freunde wurden. Gatsby und Sally. Fiona und Tom. Rex und Alexis. Molly und Olive und Eloise und Caroline. Hannah und Marian. Talley und Lynn. Wir treffen uns im Central Park, der urbanen Oase, die uns längst zum Hinterhof geworden ist. Unsere Hunde haben uns zusammengebracht, zu Gemeinsamkeit und Verbundenheit. Das war vor allem in der Pandemie enorm wichtig für mich.

Mein vierbeiniger Freund Benjamin hat Carlos in mein Leben gebracht. Carlos kümmert sich um Benjamin, wenn ich fort bin. Er ist Benjamins bester menschlicher Freund, und auch mir ist er ein lieber Freund geworden. Unser Leben wäre leer ohne ihn.

Ein Buch zu schreiben kann eine ziemlich einsame Angelegenheit sein. Es gab viele »Gemeinden«, die trotzdem Gemeinschaft und Inspiration boten, gerade als die Pandemie alle realen Treffen verhinderte.

In der *Writers Group* an der *All Souls Unitarian Church* präsentierte ich meinen Text zum ersten Mal öffentlich. Diese Gruppe hat mich seitdem immer unterstützt und motiviert. Tim Kelley und Marilyn Mehr haben uns via Zoom zusammengehalten, als dieses Virus unser aller Leben übernahm. Mein Dank geht an Luisa, Elaine, Sarah, Syd, Carmen und viele andere mehr.

Noch einmal ein dickes Dankeschön für meinen traumhaften Agenten Steve Harris, der seine Autoren zusammenbrachte – eine Gemeinschaft großartiger, begabter und großzügiger Schriftsteller. Mein Dank geht an Amy Scher, Emily Francis, Ellen Murphy und Karen Noé.

Dann sind da noch die Buddhismus- und Achtsamkeitsgruppe der *All Souls Unitarian Church* und Pamela Patton, die sie ins Leben gerufen hat und sie am

Laufen hält. Das *May Center* an der 92nd Street Y ist meine Heimat, wenn ich nicht zu Hause bin. Mein Dank an Stacey Eisler, die uns zusammenhält und uns ermöglicht, unseren Geist und unseren Körper gleichermaßen zu würdigen. Mein besonderer Dank geht an Aurea, Mark, Dalit, Yasu, Alicia und Alex.

Ich bin so dankbar für die Musik, die mich und mein Leben bewegt. Ein inniges Dankeschön an Andrew Henderson und Mary Henderson, weil ihr die Musik lebendig haltet, auch wenn wir eine ganze Weile nicht miteinander singen und spielen konnten.

Meine italienischen Freunde haben mich zu sich in die Via Fondazza in Bologna eingeladen, sodass dieses Viertel, auch aus der Ferne über Facebook, zu meiner Heimat wurde. Ein tief empfundenes Dankeschön an Fernando Bastiani, der mir auf so unglaublich italienische Art Tipps zum Veröffentlichen von Büchern gab.

Herzlichen Dank an Semra Kayabas, die mich in die *Block Institute's Article 16 Clinic* aufgenommen hat. Und für die Gemeinschaft dort, die mich unterstützte, auch und vor allem, als wir nur zu Hause vor dem Bildschirm saßen. Mein Dank geht an Maria, Raisa, Kendra, Erica, Angela, Bette und Janice.

Danke an Marci Shimoff und Debora Poneman, deren Year-of-Miracles-Programm mich lehrte, wie Wunder Wirklichkeit werden können. Ein herzliches Dankeschön an meine YOM-Gruppe: Bette, Jane, Julianne und Lauren.

Es gibt so viele Menschen, die ein Teil meines Lebens waren und sind, dass ich sie unmöglich alle aufzählen kann. Ihr habt mir geholfen, immer weiterzumachen. New York ist eine Riesenstadt, ein Schmelztiegel, aber letztlich besteht es aus vielen kleinen Dörfern – buchstäblich und im übertragenen Sinne. Die Menschen, die diese Stadt am Leben halten: die Restaurants in der Nachbarschaft, die Cafés und Geschäfte im Viertel, die Postboten, die Kuriere und Lieferdienste, die Bauarbeiter und viele andere mehr. Sie gehören zu dieser unglaublichen, dynamischen Stadt, deren Resilienz ganz erstaunlich ist, die das Leben atmet, die einfach nicht totzukriegen ist. Ich kenne die Leute in meinem Umfeld alle mit Namen. Sie gehören zu meinem Dorf.

Mein beruflicher Weg wäre viel schwieriger gewesen, hätte ich nicht Kontakt zu den Pionieren ärztlichen Denkens der Moderne gehabt: Larry Dossey, Deepak Chopra, Bernie Siegel, C. Norman Shealy, Gladys McGarey, Dean Ornish und Christiane Northrup. Die Arbeit dieser Leitfiguren hat eine Bewegung ins Leben gerufen, die die Landschaft der Gesundheitsfürsorge massiv verändert hat. Sie waren für mich Antrieb und Inspiration. Sie haben den Weg vorgezeichnet, den ich eingeschlagen habe. Und auch den Kollegen aus jüngerer Zeit bin ich sehr dankbar: Lissa Rankin. Judith Orloff. Kim D'Eramo, um nur ein paar zu nennen.

Auch während meiner Ausbildung gab es Menschen, die mich geprägt haben. Winifred Moore an der *Far Brook School* war eine bemerkenswerte Frau und Schulleiterin, in deren Augen Kunst und Wissenschaft sowie Geschichte, außerdem große Werke und Fürsorge für den Körper gleichermaßen wichtig sind. Eine Frau, die fand, dass jede Form von Erziehung den einzigartigen, unabhängigen und kreativen Geist des Kindes fördern müsse. Ich besuchte Far Brooks vom zarten Alter von neun Jahren an. Aber meine Erfahrungen dort haben mein ganzes Leben geprägt.

Im College war es mein Physikprofessor Dr. Herbert Bernstein, der mich mit der Quantenmechanik bekannt machte. Zusammen mit meinen »übersinnlichen Erfahrungen« veränderte dies meine Sicht auf die Welt. Dr. Randall McClellan war mein Musiklehrer, in dessen Unterricht Ost und West zusammentrafen, obwohl die jeweiligen Formen, Musik zu machen, unterschiedlicher nicht sein könnten. Seine Lehren schenkten mir wichtige Metaphern und Bilder, die ich seitdem mit mir trage.

Dr. Peter Nicholas war ein außergewöhnlicher Lehrer, Mentor und Dekan der medizinischen Fakultät, der nie versuchte, mich zu einem bestimmten Weg überreden. Er lehrte mich, nur den Weg zu gehen, der sich richtig anfühlt. Die verstorbene Dr. Joyce Shriver, ebenfalls Dekanin an der Fakultät, glaubte an mich und ermutigte mich, in die Lehre zu gehen. Dies wiederum brachte mich dazu, mich mit dem Lehrplan für Medizinstudenten auseinanderzusetzen – was mich medizinisch in eine ganz neue Richtung lenkte.

Nicht zu vergessen der verstorbene Dr. Arthur Pilla, der mich in sein Labor einlud, um alle möglichen faszinierenden Phänomene zu studieren, die das konventionelle wissenschaftliche Denken und die Schulmedizin infrage zu stellen schienen: Fernheilung, Qigong und Homöopathie zum Beispiel. Meine Forschungsarbeiten dort führten auch zu neuen Erkenntnissen für meine Arbeit. Meine Zeit in diesem Labor hat geprägt, wer ich heute bin, und meine Arbeit massiv gefördert.

Es gibt eine ganze Menge Heiler, die mir halfen, gesund zu bleiben oder zu werden, und mich viel über Heilung gelehrt haben: Gary Ramsey, Alexis Brink, Candida Iodice, Dr. Naina Marballi, Dr. Marc Grossman. Auch sie gehören zu meinem Dorf.

Meine Arbeit hätte sich nie so entwickeln können, wären da nicht all die Menschen gewesen, die mich zu ihrer Partnerin auf ihrem Heilungsweg gemacht haben: die Patienten, mit denen ich gearbeitet habe, die Menschen, die meine Workshops und Webinare besuchen. Sie alle sind und bleiben meine Lehrer.

Zu guter Letzt möchte ich mich bei allen bedanken, die mir besonders nahestehen: Mein Bruder David, bester Freund, Kollege und Gefährte auf der Suche – unsere gemeinsame Liebe zur Wissenschaft, zur Musik und zum Yoga hat diese Verbindung zu etwas Besonderem werden lassen. Er hat mich durch dunkle und schwierige Tage begleitet und mir stets seine bedingungslose Liebe geschenkt. Seinetwegen bin ich heute eine bessere Wissenschaftlerin. Ein besserer Mensch. Und so viel witziger!

Auch Benjamin, mein vierbeiniger Freund, hat mich zu einem besseren Menschen gemacht. Er erinnert mich regelmäßig an die Bedeutung des Spielens, des Verweilens im Hier und Jetzt. Sein unermüdlicher Elan, seine Resilienz, sein Sinn für Humor, seine scheelen Blicke, wenn ich zu lange am Schreibtisch sitze – all das ist meine Medizin.

Meine Mutter und mein Vater – Diana und Pim – hatten nicht immer ein leichtes Leben. Aber sie überlebten und schenkten mir ein Leben voller Liebe, Akzeptanz und Wunder. Sie haben mir nie gesagt, was ich werden soll, wenn ich erwachsen bin. Nie haben sie meine Entscheidungen kritisiert oder sich eingemischt, wenn mein Weg in gefährliche Untiefen zu führen schien. Sie sind bei mir, für immer und ewig. Sie sind es, die mich weiter antreiben.

ÜBER DIE AUTORIN

Patricia A. Muehsam ist eine Pionierin, was die Verbindung von Wissenschaft, ganzheitlicher Gesundheit und zeitgenössischer Spiritualität angeht. Sie ist als Ärztin ebenso erfolgreich wie als Lehrerin und Forscherin.

Patricia Muehsam engagiert sich dafür, dass wir heute mehr Möglichkeiten haben, für unsere Gesundheit zu sorgen. Die *National Institutes of Health* (NIH) in den USA, verantwortlich für die Erforschung von Therapien, haben Muehsam gebeten, sich einem Team anzuschließen, das medizinische Methoden untersucht, die außerhalb des westlichen Kanons angesiedelt sind. Aus diesen Bemühungen entstand das *Office of Alternative Medicine* innerhalb der NIH, das mittlerweile im *National Center for Complementary and Integrative Health* aufgegangen ist. Dr. Muehsam gründete die erste Initiative zur Untersuchung alternativer Heilmethoden unter dem Dach der *Association of American Medical Colleges*. Mittlerweile bieten medizinische Fakultäten in ganz Amerika entsprechende Kurse für ihre Studenten an. An Muehsams Institut zur Erforschung bioelektromagnetischer Therapieansätze an der medizinischen Fakultät der *Mount Sinai School of Medicine* wurden Fernheilung, Qigong und Homöopathie untersucht.

Inspiriert von ihren persönlichen Erfahrungen, die das konventionelle medizinische Denken infrage stellen, hat Muehsam Ausbildungen in Akupunktur, Ayurveda, Homöopathie, Yoga, Energiemedizin, funktioneller Medizin und Mind-Body-Medizin absolviert. Sie ist die Gründerin von *Transformational MedicineTM*, die einem ganzheitlichen Ansatz für Heilung, Wohlbefinden und Lebensgestaltung folgt. Dort bietet Muehsam Gesundheitsberatungen und Mind-Body-Therapien an; nicht zu vergessen ihre Online-Workshops, Seminare und Retreats.

Muehsam musiziert seit Kindheitstagen. Sie spielt Klavier und Flöte und sie singt; heute vor allem Jazz, Gospel und klassische Choräle. Muehsam lebt in New York und ist die »Mama« eines ewigen Welpen – ihrem Golden Retriever Benjamin, den sie aus dem Tierheim geholt hat.

Wenn Sie mehr über sie erfahren wollen, dann besuchen Sie sie auf ihrer englischsprachigen Website: www.transformationalmedicine.org

ANMERKUNGEN

1 Dianne Connelly, *All Sickness Is Homesickness* (Columbia, MD: Traditional Acupuncture Institute, 1993) [Deutsch: *Alles Weh ist Heimweh*, Heidelberg 1992]

KAPITEL 1: ZUHAUSE

2 Dianne Connelly, *All Sickness Is Homesickness* (Columbia, MD: Traditional Acupuncture Institute, 1993) [Deutsch: *Alles Weh ist Heimweh*, Heidelberg 1992]

3 Michelle Dossett, Gregory Fricchione, Herbert Benson, »A New Era for Mind-Body Medicine«, in: *New England Journal of Medicine* 382, Nr. 15 (9. April 2020), S. 1390–1391, https://doi.org/10.1056 /NEJMp1917461 Und: Vicki Brower, »Mind-Body Research Moves towards the Mainstream«, in: *EMBO Reports* 7, Nr. 4 (April 2006), S. 358–361; https://doi.org/10.1038/sj.embor.7400671 Die Liste der Forschungsresultate des National Center for Complementary and Integrative Health finden Sie unter: https://www.nccih.nih.gov/research/research-results

4 Rebecca Reed et al., »Emotional Acceptance, Inflammation, and Sickness Symptoms Across the First Two Years Following Breast Cancer Diagnosis«, in: *Brain, Behavior, and Immunity* 56 (2016), S. 165–174, https://doi.org/10.1016/j.bbi.2016.02.018

5 Bruno Aldaz et al., »Is Avoidance of Illness Uncertainty Associated with Distress During Oncology Treatment? A Daily Diary Study«, in: *Psychology & Health* 34, Nr. 4 (2019), S. 422–437, https://doi.org/10.1080/08870446.2018.1532511

6 Todd Kashdan et al., »Experiential Avoidance as a Generalized Psychological Vulnerability: Comparisons with Coping and Emotion Regulation Strategies«, in: *Behaviour Research and Therapy* 44, Nr. 9 (September 2006), S. 1301–1320, https://doi.org/10.1016/j.brat.2005.10.003

7 Benjamin Chapman et al., »Emotion Suppression and Mortality Risk Over a 12-Year Follow-Up«, in: *Journal of Psychosomatic Research* 75, Nr. 4 (Oktober 2013), S. 381–385, https://doi.org/10.1016/j .jpsychores.2013.07.014

8 Javeria Hashmi et al., »Shape Shifting Pain: Chronification of Back Pain Shifts Brain Representation from Nociceptive to Emotional Circuit«, in: *Brain* 136, Nr. 9 (September 2013), S. 2751–2568, https://doi.org/10.1093/brain/awt211

9 John Ioannidis, »Why Most Clinical Research Is Not Useful«, in: *PLOS Medicine* 13, Nr. 6 (21. Juni 2016), S. e1002049, https://doi.org/10.1371/journal.pmed.1002049 Und: John Ioannidis, »Why Most Published Research Findings Are False«, in: *PLOS Medicine* 2, Nr. 8 (30. August 2005), S. e124, https://doi.org/10.1371/journal.pmed.0020124

10 Ben Colagiuri, »Participant Expectancies in Double-Blind Randomized Placebo-Controlled Trials: Potential Limitations to Trial Validity«, in: *Clinical Trials* 7, Nr. 3 (26. April 2010), S. 246–255, https://doi.org/10.1177/1740774510367916 Und: T.J. Kaptchuk, »The Double-Blind, Randomized, Placebo- Controlled Trial: Gold Standard or Golden Calf?«, in: *Journal of Clinical Epidemiology* 54, Nr. 6 (Juni 2001), S. 541–549, https://doi.org/10.1016/s0895-4356(00)00347-4

11 »What Is Mindfulness?«, in: *Greater Good Magazine*, abgerufen am 26. Februar 2021, https://greatergood.berkeley.edu/topic/mindfulness/definition

12 J. David Creswell et al., »Mindfulness Training and Physical Health: Mechanisms and Out-comes«, in: *Psychosomatic Medicine* 81, Nr. 3 (April 2019), S. 224–232, https://doi.org/10.1097/PSY.0000000000000675 Und: Joseph Wielgosz et al., »Mindfulness Meditation and Psychopathology«, in: *Annual Review of Clinical Psychology* 15 (7. Mai 2019), S. 285–316, https://doi.org/10.1146 /annurev-clinpsy-021815-093423

13 Hari Sharma, »Meditation: Process and Effects«, in: *Ayu* 36, Nr. 3 (2015), S. 233–237, https://doi.org/10.4103/0974-8520.182756 Und: Willem Kuyken et al., »Efficacy of Mindfulness-Based Cognitive Therapy in Prevention of Depressive Relapse: An Individual Patient Data Meta-analysis from Randomized Trials«, in: *JAMA Psychiatry* 73, Nr. 6 (1. Juni 2016), S. 565 –574, https://doi:10.1001/jamapsychiatry.2016.0076

14 Kieran Fox et al., »Is Meditation Associated with Altered Brain Structure? A Systematic Review and Meta-analysis of Morphometric Neuroimaging in Meditation Practitioners«, in: *Neuroscience and Biobehavioral Reviews* 43 (Juni 2014), S. 48–73, https://doi.org/10.1016/j.neubiorev.2014.03.016 Und: William Marchand, »Neural Mechanisms of Mindfulness and Meditation: Evidence from Neuroimaging Studies«, in: *World Journal of Radiology* 6, Nr. 7 (28. Juli 2014), S. 471–479, https://doi.org/10.4329/wjr.v6.i7.471

15 Jian Xu et al., »Nondirective Meditation Activates Default Mode Network and Areas Associated with Memory Retrieval and Emotional Processing«, in: *Frontiers in Human Neuroscience* 8, Nr. 86 (26. Februar 2014), https://doi.org/10.3389/fnhum.2014.00086

16 Annette Stanton, »Randomized, Controlled Trial of Written Emotional Expression and Benefit Finding in Breast Cancer Patients«, in: *Journal of Clinical Oncology* 20, Nr. 20 (2002), S. 4160–4168, https://doi.org/10.1200/JCO.2002.08.521

17 Karen Baikie, Kay Wilhelm, »Emotional and Physical Health Benefits of Expressive Writing«, in: *Advances in Psychiatric Treatment* 11, Nr. 5 (September 2005), S. 338–346, https://doi.org/10.1192/apt.11.5.338 Und: Kitty Klein, Adriel Boals, »Expressive Writing Can Increase Working Memory Capacity«, in: *Journal of Experimental Psychology: General* 130, Nr. 3 (September 2001), S. 520–533, https://doi.org/10.1037/0096-3445.130.3.520

18 Brynne DiMenichi et al., »Effects of Expressive Writing on Neural Processing During Learning«, in: *Frontiers in Human Neuroscience* 13, Nr. 389 (6. November 2019), https://doi.org/10.3389/fnhum.2019.00389 Und: Prathik Kini et al., »The Effects of Gratitude Expression on Neural Activity«, in: *NeuroImage* 128 (März 2016), S. 1–10, https://doi.org/10.1016/j.neuroimage.2015.12.040 Sowie: M. Hoshiyama, R. Kakigi, »Changes of Somatosensory Evoked Potentials During Writing with the Dominant and Nondominant Hands«, in: *Brain Research* 833, Nr. 1 (26. Juni 1999), S. 10–19, https://doi.org/10.1016/s0006-8993(99)01443-2

19 Louise Hay, *You Can Heal Your Life* (Carlsbad, CA: Hay House, 1999) [Deutsch: *Spiegelarbeit: Heile dein Leben in 21 Tagen*, München 2018]

20 Nicola Petrocchi, Cristina Ottaviani, Alessandro Couyoumdjian, »Compassion at the Mirror: Exposure to a Mirror Increases the Efficacy of a Self-Compassion Manipulation in Enhancing Soothing Positive Affect and Heart Rate Variability«, in: *Journal of Positive Psychology* 12, Nr. 6 (2017), S. 525–36, https://doi.org/10.1080/17439760.2016.1209544

21 Lauri Nummenmaa et al., »Bodily Maps of Emotions«, in: *Proceedings of the National Academy of Sciences* 111, Nr. 2 (14. Januar 2014), S. 646–651, https://doi.org/10.1073/pnas.1321664111 Und: Bob Whitehouse, Diane Heller, »Heart Rate in Trauma: Patterns Found in Somatic Experiencing and Trauma Resolution«, in: *Biofeedback* 36, Nr. 1 (2008), S. 24–29, https://www.aapb.org/files/publications/biofeedback/2008/biof_hr_trauma.pdf

KAPITEL 2: DER INNERE HEILER

22 R.C. Roberts, C.B. Farmer, C.K. Walker, »The Human Brain Microbiome; There Are Bacteria in Our Brains!«, in: Präsentation der *Society for Neuroscience* 2018 (6. November 2018), abgerufen 4. März 2021, https://www.abstractsonline.com/pp8/#!/4649/presentation/32057 [Anm. d. Red.: Diese Studie ist in Wissenschaftskreisen offenbar umstritten.] Und: Heather Gerrie, »Our Second Brain: More than a Gut Feeling«, in: *UBC Centre for Brain Health*, abgerufen am 4. März 2021, https://neuroscience.centreforbrainhealth.ca/our-second-brain-more-gut-feeling

23 Jason Peirce, Karina Alviña, »The Role of Inflammation and the Gut Microbiome in Depression and Anxiety«, in: *Journal of Neuroscience Research* 97, Nr. 10 (2019), S. 1223–1241, https://doi.org/10.1002/jnr.24476

24 Ram Dass, »Ram Dass Gives Maharaji the ›Yogi Medicine‹«, siehe: *Love Serve Remember Foundation*, abgerufen am 5. März 2021, https://www.ramdass.org/ram-dass-gives-maharaji-the-yogi-medicine

25 Dean Ornish et al., »Intensive Lifestyle Changes for Reversal of Coronary Heart Disease«, in: *JAMA* 280, Nr. 23 (16. Dezember 1998), S. 2001–2007, https://doi.org/10.1001/jama.280.23.2001 Und: Dean Ornish et al., »Intensive Lifestyle Changes May Affect the Progression of Prostate Cancer«, in: *Journal of Urology* 174, Nr. 3 (September 2005), S. 1065–1070, https://doi.org/10.1097/01.ju.0000169487.49018.73

26 Kevin Madore, Anthony Wagner, »Multicosts of Multitasking«, in: *Cerebrum* (März–April 2019), PMID:32206165. Und: Kep Kee Loh, Ryota Kanai, »Higher Media Multitasking Activity Is Associated with Smaller Gray-Matter Density in the Anterior Cingulate Cortex«, in: *PLOS One* 9, Nr. 9 (September 2014), S. e106698, https://doi.org/10.1371/journal.pone.0106698

27 Wendy Menigoz et al., »Integrative and Lifestyle Medicine Strategies Should Include Earthing (Grounding): Review of Research Evidence and Clinical Observations«, in: *Explore* 16, Nr. 3 (Mai–Juni 2020), S. 152–160, https://doi.org/10.1016/j.explore.2019.10.005

28 Holger Cramer et al., »Effects of Yoga on Cardiovascular Disease Risk Factors: A Systematic Review and Meta-analysis«, in: *International Journal of Cardiology* 173, Nr. 2 (13. Mai 2014), S. 170–183, https://doi.org/10.1016/j.ijcard.2014.02.017

29 Christopher Bergland, »Longer Exhalations Are an Easy Way to Hack Your Vagus Nerve«, in: *Psychology Today*, 9. Mai 2019, https://www.psychologytoday.com/us/blog/the-athletes-way/201905/longer-exhalations-are-easy-way-hack-your-vagus-nerve Und: Roderik Gerritsen, Guido Band, »Breath of Life: The Respiratory Vagal Stimulation Model of Contemplative Activity«, in: *Frontiers in Human Neuroscience* 12, Nr. 397 (9. Oktober 2018), https://doi.org/10.3389/fnhum.2018.00397

30 Dean Ornish et al., »Intensive Lifestyle Changes for Reversal«, a. a. O.

31 Dean Ornish et al., »Changes in Prostate Gene Expression in Men Undergoing an Intensive Nutrition and Lifestyle Intervention«, in: *Proceedings of the National Academy of Sciences* 105, Nr. 24 (17. Juni 2008), S. 8369–8374, https://doi.org/10.1073/pnas.0803080105 Und: Dean Ornish et al., »Effect of Comprehensive Lifestyle Changes on Telomerase Activity and Telomere Length in Men with Biopsy-Proven Low-Risk Prostate Cancer: Five-Year Follow-Up of a Descriptive Pilot Study«, in: *Lancet: Oncology* 14, Nr. 11, (Oktober 2013), S. 1112–1120, https://doi.org/10.1016/S1470-2045(13)70366-8

32 Dean Ornish, *Love and Survival: The Scientific Basis for the Healing Power of Intimacy* (New York: HarperCollins Publishers, 1998), S. 23–71 [Deutsch: *Die revolutionäre Therapie: Heilen mit Liebe – schwere Krankheiten ohne Medikamente überwinden*, München 2001]

33 Kimberley Smith et al., »The Association Between Loneliness, Social Isolation, and Inflammation: A Systematic Review and Meta-analysis«, in: *Neuroscience and Biobehavioral Reviews* 112 (Mai 2020), S. 519–541, https://doi.org/10.1016/j.neubiorev.2020.02.002 Und: Julianne Holt-Lunstad et al., »Loneliness and Social Isolation as Risk Factors for Mortality: A Meta-analytic Review«, in: *Perspectives on Psychological Science* 10, Nr. 2 (März 2015), S. 227–237, https://doi.org/10.1177/1745691614568352

34 L.F. Berkman, »The Role of Social Relations in Health Promotion«, in: *Psychosomatic Medicine* 57, Nr. 3 (Mai–Juni 1995), S. 245–254, https://doi.org/10.1097/00006842-199505000-00006 Und: Maija Reblin, Bert Uchino, »Social and Emotional Support and Its Implication for Health«, in: *Current Opinion in Psychiatry* 21, Nr. 2 (März 2008), S. 201–205, https://doi.org/10.1097/YCO.0b013e3282f3ad89 Sowie: Jeremy Howick,

Paul Kelly, Mike Kelly, »Establishing a Causal Link Between Social Relationships and Health Using the Bradford Hill Guidelines«, in: *SSM Population Health* 8 (August 2019), 100402, https://doi.org/10.1016/j.ssmph.2019.100402

KAPITEL 3: HEILMETHODEN

35 Paolo Bellavite et al., »Immunology and Homeopathy: 1. Historical Background«, in: *Evidence-Based Complementary and Alternative Medicine* 2, Nr. 4 (Dezember 2005), S. 441–452, https://doi.org/10.1093/ecam/neh141

36 College of Physicians of Philadelphia, »The History of Vaccines: Early Chinese Inoculation«, abgerufen am 23. April 2021, https://www.historyofvaccines.org/content/early-chinese-inoculation Und: James Odell, »Therapeutics: Classical Isopathy, Nosodes and Isopathy Associated with Pleomorphism«, von: *Bioregulatory Medicine Institute*, abgerufen am 23. April 2021, https://www.biologicalmedicineinstitute.com/isopathy

37 Wayne Jonas, Debra Dillner, »Protection of Mice from Tularemia Infection with Ultra-low, Serial Agitated Dilutions Prepared from *Francisella tularensis*–Infected Tissue«, in: *Journal of Scientific Exploration* 14 (2000), S. 35–52. Und: Gustavo Bracho et al., »Large-Scale Application of Highly-Diluted Bacteria for Leptospirosis Epidemic Control«, in: *Homeopathy* 99 (2010), S. 156–166, https://doi.org/10.1016/j.homp.2010.05.009

38 Alle hier zitierten Daten stammen aus: *The Art of Aromatherapy* (Saffron Walden, Essex: C.W. Daniel Company, 1979; reprinted 1989), S. 17–44 [Deutsch: *Das ist Aromatherapie. Heilung durch Duftstoffe, Freiburg 1993,* S. 17 ff.]

39 Jean Valnet, *The Practice of Aromatherapy* (Saffron Walden, Essex: C.W. Daniel Company, 1980; reprinted 1991), 65–75 [Deutsch: *Aroma-Therapie,* München 1994]

40 Saika Tariq et al., »A Comprehensive Review of the Antibacterial, Antifungal, and Antiviral Potential of Essential Oils and Their Chemical Constituents Against Drug-Resistant Microbial Pathogens«, in: *Microbial Pathogenesis* 134 (September 2019), S. 103580, https://doi.org/10.1016/j .micpath.2019.103580

41 Ashley Farrar, Francisca Farrar, »Clinical Aromatherapy«, in: *Nursing Clinics of North America* 55, Nr. 4 (Dezember 2020), S. 489–504, https://doi.org/10.1016/j.cnur.2020.06.015 Und: G.D. Bell, J. Doran, »Gall Stone Dissolution in Man Using an Essential Oil Preparation«, in: *British Medical Journal* 1, Nr. 6155 (6. Januar 1979), S. 24, https://doi.org/10.1136/bmj.1.6155.24 Sowie: Muhammad Ayaz et al., »Neuroprotective and Anti-Aging Potentials of Essential Oils from Aromatic and Medicinal Plants«, in: *Frontiers in Aging Neuroscience* 9, Nr. 168 (30. Mai 2017), https://doi.org/10.3389/fnagi.2017.00168

42 *Upledger Institute International*, »CranioSacral Therapy Research«, abgerufen am 23. April 2021, https://www.upledger.com/docs/CST-Research-Flyer.pdf Und: Gemma Espî-López et al., »Effect of the Soft-Tissue Techniques in the Quality of Life in Patients with Crohn's Disease: A Randomized Controlled Trial«, in: *Medicine* 97, Nr. 51 (Dezember 2018), S. e13811, https://doi.org/10.1097 /MD.0000000000013811

43 »Medical and Scientific Research and Endorsements of the Alexander Technique«, in: *The Complete Guide to the Alexander Technique*, abgerufen am 23. April 2021, https://alexandertechnique.com/research

44 J.P. Woodman, N.R. Moore, »Evidence for the Effectiveness of Alexander Technique Lessons in Medical and Health-Related Conditions: A Systematic Review«, in: *International Journal of Clinical Practice* 66, Nr. 1 (Januar 2012), S. 98–112, https://doi.org/10.1111/j.1742-1241.2011.02817.x Und: »Research on the Health Benefits of the Alexander Technique«, in: *Alexander Technique Science*, abgerufen am 23. April 2021, https://www.alexandertechniquescience.com/at-science/at-clinical

45 Tyler Wall, »Your Brain, Neuroplasticity, and the Feldenkrais Method«, von: *Feldenkrais Guild of North America*, 19. Januar 2018, http://feldenkrais.com/brain-neuroplasticity-feldenkrais-method

46 Susan Hillier, Anthea Worley, »The Effectiveness of the Feldenkrais Method: A Systematic Review of the Evidence«, in: *Evidence-Based Complementary and Alternative Medicine* (2015), 752160, https://doi.org/10.1155/2015/752160 Und: S.K. Johnson et al., »A Controlled Investigation of Bodywork in Multiple Sclerosis«, in: *Journal of Alternative and Complementary Medicine* 5, Nr. 3 (Juni 1999), S. 237–243, https://doi.org/10.1089/acm.1999.5.237 Sowie: Ayiesah Ramli, Joseph Leonard, Roslan Harun, »Preliminary Evidence on the Feldenkrais Method as an Alternative Therapy for Patients with Chronic Obstructive Pulmonary Disease«, in: *Focus on Alternative and Complementary Therapies* 18 (August 2013), S. 126–132, https://doi.org/10.1111/fct./12050

47 *Association for Hanna Somatic Education*, »Basis in Neuroscience«, abgerufen am 23. April 2021, https://hannasomatics.com/the_somatics_difference/basis_on_neuroscience

48 Dawson Church et al., »Guidelines for the Treatment of PTSD Using Clinical EFT (Emotional Freedom Techniques)«, in: *Healthcare* 6, Nr. 4 (Dezember 2018), S. 146, https://doi.org/10.3390 /healthcare6040146

49 Donna Bach et al., »Clinical EFT (Emotional Freedom Techniques) Improves Multiple Physiological Markers of Health«, in: *Journal of Evidence-Based Integrative Medicine* 24 (Januar–Februar 2019), https://doi.org/10.1177/2515690X18823691

50 Peta Stapleton et al., »An Initial Investigation of Neural Changes in Overweight Adults with Food Cravings after Emotional Freedom Techniques«, in: *OBM Integrative and Complementary Medicine* 4, Nr. 1 (2019), http://www.lidsen.com/journals/icm/icm-04-01-010 Und: Nicola König et al., »How Therapeutic Tapping Can Alter Neural Correlates of Emotional Prosody Processing in Anxiety«, in: *Brain Sciences* 9, Nr. 8 (19. August 2019), S. 206, https://doi.org/10.3390/brainsci9080206 Sowie: M.E. Maharaj, »Differential Gene Expression after Emotional Freedom Techniques (EFT) Treatment: A Novel Pilot Protocol for Salivary mRNA Assessment«, in: *Energy Psychology: Theory, Research, and Treatment* 8, Nr. 1 (Mai 2016), S. 17–32, https://doi.org/10.9769/EPJ.2016.8.1 Und: Dawson Church et al., »Epigenetic Effects of PTSD Remediation in Veterans Using Clinical Emotional Freedom Techniques: A Randomized Controlled Pilot Study«, in: *American Journal of Health Promotion* 32, Nr. 1 (Januar 2018), S. 112–122, https://doi.org/10.1177/0890117116661154

51 Rachel Yehuda et al., »Holocaust Exposure Induced Intergenerational Effects on *FKBP5* Methylation«, in: *Biological Psychiatry* 80, Nr. 5 (1. September 2016), S. 372–380, https://doi.org/10.1016 /j.biopsych.2015.08.005

52 Rachel Yehuda, Amy Lehrner, »Intergenerational Transmission of Trauma Effects: Putative Role of Epigenetic Mechanisms«, in: *World Psychiatry* 17, Nr. 3 (Oktober 2018), S. 243–257, https://doi.org/10.1002/wps.20568

53 Dan Cohen, »›Family Constellations‹: An Innovative Systemic Phenomenological Group Process from Germany«, in: *Family Journal* 14, Nr. 3 (2006), S. 226–233, https://doi.org/10.1177 /1066480706287279

54 Brian Weiss, *Many Lives, Many Masters: The True Story of a Prominent Psychiatrist, His Young Patient, and the Past-Life Therapy That Changed Both Their Lives* (New York: Touchstone), S. 9–12 [Deutsch: *Die zahlreichen Leben der Seele. Die Chronik einer ungewöhnlichen Rückführungstherapie,* München 1994]

KAPITEL 4: PARTNERSCHAFTEN AUF DEM WEG ZUR HEILUNG

55 R. Kaba, P. Sooriakumaran, »The Evolution of the Doctor-Patient Relationship«, in: *International Journal of Surgery* 5, Nr. 1 (Februar 2007), S. 57–65, https://doi.org/10.1016/j.ijsu.2006.01.005 Und: Fallon Chipidza, Rachel Wallwork, Theodore Stern, »Impact of the Doctor-Patient Relationship«, in: *Primary Care Companion for CNS Disorders* 17, Nr. 5 (22. Oktober 2015), https://doi.org/10.4088/PCC.15f01 840

KAPITEL 5: HEILUNG DER EMOTIONEN

56 Johan Denollet et al., »Anger, Suppressed Anger, and Risk of Adverse Events in Patients with Coronary Artery Disease«, in: *American Journal of Cardiology* 105, Nr. 11 (1. Juni 2010), S. 1555–1560, https://doi.org/10.1016/j.amjcard.2010.01.015 Und: Ernest Harburg et al., »Expressive/Suppressive Anger-Coping Responses, Gender, and Types of Mortality: A 17-Year Follow-Up (Tecumseh, Michigan, 1971–1988)«, in: *Psychosomatic Medicine* 65, Nr. 4 (Juli–August 2003), S. 588–597, https://doi.org/10.1097/01.psy.0000075974.19706.3b

57 Benjamin Chapman et al., »Emotion Suppression and Mortality Risk Over a 12-Year Follow-Up«, in: *Journal of Psychosomatic Research* 75, Nr. 4 (Oktober 2013), S. 381–385, https://doi.org/10.1016 /j.jpsychores.2013.07.014 Und: Simon Rice et al., »The Cost of Bottling It Up: Emotion Suppression as a Mediator in the Relationship Between Anger and Depression Among Men with Prostate Cancer«, in: *Cancer Management and Research* 12 (11. Februar 2020), S. 1039–1046, https://doi.org/10.2147/CMAR.S237770 Sowie: Jainish Patel, Prittesh Patel, »Consequences of Repression of Emotion: Physical Health, Mental Health and General Well-Being«, in: *International Journal of Psychotherapy Practice and Research* 1, Nr. 3 (2019), S. 16–21, https://doi.org/10.14302/issn.2574-612X.ijpr-18-2564

58 Leehu Zysberg, »Emotional Intelligence and Health Outcome«, in: *Psychology* 9, Nr. 11 (2018), S. 2471–2481, https://doi.org/10.4236/psych.2018.911142 Und: A. Martins, N. Ramalho, E. Morin, »A Comprehensive Meta-analysis of the Relationship Between Emotional Intelligence and Health«, in: *Personality and Individual Differences* 49, Nr. 6 (2010), S. 554–564, https://doi.org/10.1016/j.paid.2010.05.029

59 Michael McCloskey et al., »Unhealthy Aggression: Intermittent Explosive Disorder and Adverse Physical Health Outcomes«, in: *Health Psychology* 29, Nr. 3 (Mai 2010), S. 324–332, https://doi.org/10.1037/a0019072 Und: Suzanne Arnold, John Spertus, Brahmajee Nallamothu, »The Hostile Heart: Anger as a Trigger for Acute Cardiovascular Events«, in: *European Heart Journal* 35, Nr. 21 (1. Juni 2014), S. 1359–1360, https://doi.org/10.1093/eurheartj/ehu097 Sowie: J.E. Williams et al., »Anger Proneness Predicts Coronary Heart Disease Risk: Prospective Analysis from the Atherosclerosis Risk in Communities (ARIC) Study«, in: *Circulation* 101, Nr. 17 (2. Mai 2000), S. 2034–2039, https://doi.org/10.1161/01.cir.101.17.2034 Und: L.D. Kubzansky et al., »Angry Breathing: A Prospective Study of Hostility and Lung Function in the Normative Aging Study«, in: *Thorax* 61, Nr. 10 (Oktober 2006), S. 863–868, https://doi.org/10.1136/thx.2005.050971 Sowie: Meaghan Barlow et al., »Is Anger, But Not Sadness, Associated with Chronic Inflammation and Illness in Older Adulthood?«, in: *Psychology and Aging* 34, Nr. 3, (Mai 2019), S. 330–340, https://doi.org/10.1037/pag0000348

60 Emil Coccaro, Royce Lee, Mary Coussons-Read, »Elevated Plasma Inflammatory Markers in Individuals with Intermittent Explosive Disorder and Correlation with Aggression in Humans«, in: *JAMA Psychiatry* 71, Nr. 2 (Februar 2014), S. 158–165, https://doi.org/10.1001/jamapsychiatry .2013.3297 Und: Judith Carroll et al., »Negative Affective Responses to a Speech Task Predict Changes in Interleukin (IL)-6«, in: *Brain, Behavior, and Immunity* 25, Nr. 2 (Februar 2011), S. 232–238, https://doi.org/10.1016/j.bbi.2010.09.024

61 Sanne Lamers et al., »The Impact of Emotional Well-Being on Long-Term Recovery and Survival in Physical Illness: A Meta-analysis«, in: *Journal of Behavioral Medicine* 35, Nr. 5 (Oktober 2012), S. 538–547, https://doi.org/10.1007/s10865-011-9379-8

62 George Slavich, Steven Cole, »The Emerging Field of Human Social Genomics«, in: *Clinical Psychological Science* 1, Nr. 3 (Juli 2013), S. 331–348, https://doi.org/10.1177/2167702613478594 Und: Caroline Park et al., »Stress, Epigenetics, and Depression: A Systematic Review«, in: *Neuroscience and Biobehavioral Reviews* 102 (Juli 2019), S. 139–152, https://doi.org/10.1016/j.neubiorev.2019.04.010 Sowie: Emily Saunderson et al., »Stress-Induced Gene Expression and Behavior Are Controlled by DNA Methylation and Methyl Donor Availability in the Dentate Gyrus«, in: *Proceedings of the National Academy of Sciences* 113, Nr. 17 (26. April 2016), S. 4830–4835, https://doi.org/10.1073/pnas.1524857113 Und: Tomoko Kawai et al., »Gene Expression Signature in Peripheral Blood Cells from Medical Students Exposed to Chronic Psychological Stress«, in: *Biological Psychology* 76, Nr. 3 (Oktober 2007), S. 147–155, https://doi.org/10.1016/j.biopsycho.2007.07.008 Sowie: Kyoko Morita et al., »Expression Analysis of Psychological Stress-Associated Genes in Peripheral Blood Leukocytes«, in: *Neuroscience Letters* 381, Nr. 1–2 (16. Februar 2005), S. 57–62, https://doi.org/10.1016/j.neulet.2005.01.081 Und: Marco Boks et al., »Longitudinal Changes

of Telomere Length and Epigenetic Age Related to Traumatic Stress and Post-traumatic Stress Disorder«, in: *Psychoneuroendocrinology* 51 (Januar 2015), S. 506–512, https://doi.org/10.1016/j.psyneuen.2014.07.011 Sowie: Shikhar Sharma, Theresa Kelly, Peter Jones, »Epigenetics in Cancer«, in: *Carcinogenesis* 31, Nr. 1 (Januar 2010), S. 27–36, https://doi.org/10.1093/carcin/bgp220

63 Casey Turner, Michael Hahn, Ronald Kellogg, »Semantic Processing in the Left Versus Right Cerebral Hemispheres Following Unilateral Hand Contractions«, in: *Laterality* 22, Nr. 2 (März 2017), S. 219–232, https://doi.org/10.1080/1357650X.2016.1154861 Und: Tulio Guadalupe et al., »Differences in Cerebral Cortical Anatomy of Left- and Right-Handers«, in: *Frontiers in Psychology* 5, Nr. 261 (28. März 2014), https://doi.org/10.3389/fpsyg.2014.00261 Sowie: Nicolas Cherbuin and Cobie Brinkman, »Hemispheric Interactions Are Different in Left-Handed Individuals«, in: *Neuropsychology* 20, Nr. 6 (November 2006), S. 700–707, https://doi.org/10.1037/0894-4105.20.6.700 Und: Benjamin Philip, Scott Frey, »Increased Functional Connectivity between Cortical Hand Areas and Praxis Network Associated with Training-Related Improvements in Nondominant Hand Precision Drawing«, in: *Neuropsychologia* 87 (1. Juli 2016), S. 157–168, https://doi.org/10.1016/j.neuropsychologia.2016.05.016 Sowie: G. Anthony Newland, »Differences between Left- and Right-Handers on a Measure of Creativity«, in: *Perceptual and Motor Skills* 53, Nr. 3 (1981), S. 787–792, https://doi.org/10.2466/pms.1981.53.3.787 Und: Simon McCrea, »Intuition, Insight, and the Right Hemisphere: Emergence of Higher Sociocognitive Functions«, in: *Psychology Research and Behavior Management* 3 (2010), S. 1–39, https://doi.org/10.2147/prbm.s7935

KAPITEL 6: WUT

64 Büro Seiner Heiligkeit des Dalai Lama, »10 Questions for the Dalai Lama«, Interview im *Time Magazine*, abgerufen am 25. April 2021, https://www.dalailama.com/messages/transcripts-and-interviews/10-questions-time-magazine Und: Megan Feldman Bettencourt, »The Science of Forgiveness: ›When You Don't Forgive You Release All the Chemicals of the Stress Response‹«, in: *Salon*, 24. August 2015, https://www.salon.com/2015/08/24/the_science_of_forgiveness_when_you_dont_forgive_you_release_all_the_chemicals_of_the_stress_response

65 Loren Toussaint et al., »Editor Choice: Let It Rest: Sleep and Health as Positive Correlates of Forgiveness of Others and Self-Forgiveness«, in: *Psychology & Health* 35, Nr. 3 (März 2020), S. 302–317, https://doi.org/10.1080/08870446.2019.1644335 Und: Yu-Rim Lee, Robert Enright, »A Meta-analysis of the Association between Forgiveness of Others and Physical Health«, in: *Psychology & Health* 34, Nr. 5 (Mai 2019), S. 626–643, https://doi.org/10.1080/08870446.2018.1554185 Sowie: Loren Toussaint, Amy Owen, Alyssa Cheadle, »Forgive to Live: Forgiveness, Health, and Longevity«, in: *Journal of Behavioral Medicine* 35, Nr. 4 (August 2012), S. 375–386, https://doi.org/10.1007/s10865-011-9362-4 Und: Everett Worthington et al., »Forgiveness in Health Research and Medical Practice«, in: *Explore* 1, Nr. 3 (Mai 2005), 169–176, https://doi.org/10.1016/j.explore.2005.02.012

66 Emiliano Ricciardi et al., »How the Brain Heals Emotional Wounds: The Functional Neuroanatomy of Forgiveness«, in: *Frontiers in Human Neuroscience* 7, Nr. 839 (Dezember 2013), https://doi.org/10.3389/fnhum.2013.00839

67 T.F. Farrow et al., »Investigating the Functional Anatomy of Empathy and Forgiveness«, in: *NeuroReport* 12, Nr. 11 (8. August 2001), S. 2433–2438, https://doi.org/10.1097/00001756-200108080-00029

KAPITEL 7: ANGST

68 Olivia Remes et al., »Generalised Anxiety Disorder and Excess Cancer Deaths: Findings from a Large, Longitudinal Population Study«, in: *Lancet* 388, Nr. S100 (1. November 2016), https://www.thelancet.com/journals/lancet/article/PIIS0140-6736(16)32336-4/fulltext, Und: Peter Roy-Byrne et al., »Anxiety Disorders and Comorbid Medical Illness«, in: *General Hospital Psychiatry* 30, Nr. 3 (Mai–Juni 2008), S. 208–225, https://doi.org/10.1016/j.genhosppsych.2007.12.006 Sowie: Jitender Sareen et al., »The Relationship between Anxiety Disorders and Physical Disorders in the US National Comorbidity Survey«, in: *Depression and Anxiety* 21, Nr. 4 (2005), S. 193–202, https://doi.org/10.1002/da.20072 Und: Martin Härter, Kevin Conway, Kathleen Merikangas, »Associations between Anxiety Disorders and Physical Illness«, in: *European Archives of Psychiatry and Clinical Neuroscience* 253, Nr. 6 (Dezember 2003), S. 313–320, https://doi.org/10.1007/s00406-003-0449-y Sowie: Sandra Meier et al., »Increased Mortality among People with Anxiety Disorders: Total Population Study«, in: *British Journal of Psychiatry* 209, Nr. 3 (September 2016), S. 216–221, https://doi.org/10.1192/bjp.bp.115.171975

KAPITEL 8: TRAUER

69 Sabina Baltruschat et al., »There Is More to Mindfulness Than Emotion Regulation: A Study on Brain Structural Networks«, in: *Frontiers in Psychology* 12 (1. April 2021), https://doi.org/10.3389 /fpsyg.2021.659403 Und: Yi-Yuan Tang, Britta Hölzel, Michael Posner, »The Neuroscience of Mindfulness Meditation«, in: *Nature Reviews Neuroscience* 16, Nr. 4 (April 2015), S. 213–225, https://doi.org/10.1038/nrn3916

70 V. Faria et al., »Do You Believe It? Verbal Suggestions Influence the Clinical and Neural Effects of Escitalopram in Social Anxiety Disorder: A Randomized Trial«, in: *EBioMedicine* 24 (Oktober 2017), S. 179–88, https://doi.org/10.1016/j.ebiom.2017.09.031 Und: Bret Rutherford et al., »The Role of Patient Expectancy in Placebo and Nocebo Effects in Antidepressant Trials«, in: *Journal of Clinical Psychiatry* 75, Nr. 10 (Oktober 2014), S. 1040–1046, https://doi.org/10.4088/JCP.13m08797 Sowie: Bret Rutherford et al., »A Randomized, Prospective Pilot Study of Patient Expectancy and Antidepressant Outcome«, in: *Psychological Medicine* 43, Nr. 5 (Mai 2013), S. 975–982, https://doi.org/10.1017/S0033291712001882

71 Henry Beecher, »The Powerful Placebo«, in: *JAMA* 159, Nr. 17 (24. Dezember 1955), S. 1602–1606, https://doi.org/10.1001/jama.1955.02960340022006

72 Melina von Wernsdorff et al., »Effects of Open-Label Placebos in Clinical Trials: A Systematic Review and Meta-analysis«, in: *Scientific Reports* 11, Nr. 1 (16. Februar 2021), S. 3855, https://doi.org/10.1038/s41598-021-83148-6 Und: Ted Kaptchuk, Franklin Miller, »Placebo Effects in Medicine«, in: *New England Journal of Medicine* 373, Nr. 1 (2. Juli 2015), S. 8–9, https://doi.org/10.1056/NEJMp1504023 Sowie: Donald Price, Damien Finniss, Fabrizio Benedetti, »A Comprehensive Review of the Placebo Effect: Recent Advances and Current Thought«, in: *Annual Review of Psychology* 59 (2008), S. 565–590, https://doi.org/10.1146/annurev.psych.59.113006.095941 Und: Wayne Jonas, »The Myth of the Placebo Response«, in: *Frontiers in Psychiatry* 10, Nr. 577 (16. August 2019), https://doi.org/10.3389/fpsyt.2019.00577 Und: A.G. Johnson, »Surgery as a Placebo«, in: *Lancet* 344, Nr. 8930 (22. Oktober 1994), S. 1140–1142, https://doi.org/10.1016/s0140-6736(94)90637-8 Sowie: T.J. Kaptchuk, et al., »Do Medical Devices Have Enhanced Placebo Effects?«, in: *Journal of Clinical Epidemiology* 53, Nr. 8 (August 2000), S. 786–792, https://doi.org/10.1016/s0895-4356(00)00206-7

73 D.M. Dixon, K.G. Sweeney, D.J. Gray, »The Physician Healer: Ancient Magic or Modern Science?«, in: *British Journal of General Practice* 49, Nr. 441 (April 1999), S. 309–312. Und: J. Bruce Moseley et al., »A Controlled Trial of Arthroscopic Surgery for Osteoarthritis of the Knee«, in: *New England Journal of Medicine* 347, Nr. 2 (11. Juli 2002), S. 81–88, https://doi.org/10.1056/NEJMoa013259 Sowie: Rasha Al-Lamee et al., »Percutaneous Coronary Intervention in Stable Angina (ORBITA): A Double-Blind, Randomised Controlled Trial«, in: *Lancet* 391, Nr. 10115 (6. Januar 2018), S. 31–40, https://doi.org/10.1016/S0140-6736(17)32714-9 Und: L.A. Cobb et al., »An Evaluation of Internal-Mammary-Artery Ligationby a Double-Blind Technic«, in: *New England Journal of Medicine* 260 (1959), S. 1115–1118, https://doi.org/10.1056/NEJM195905282602204 Sowie: A.L. Traboulsee et al., »Safety and Efficacy of Venoplasty in MS: A Randomized, Double-Blind, Sham-Controlled Phase II Trial«, in: *Neurology* 91, Nr. 18 (30. Oktober 2018), S. e1660-e1668, https://doi.org/10.1212/WNL.0000000000006423

KAPITEL 9: EMOTIONALE HEILUNG UND KÖRPERLICHER SCHMERZ

74 Katja Wiech and Irene Tracey, »The Influence of Negative Emotions on Pain: Behavioral Effects and Neural Mechanisms«, in: *Neuroimage* 47, Nr. 3 (September 2009), S. 987–994, https://doi.org/doi:10.1016/j.neuroimage.2009.05.059 Und: Chadi Abdallah, Paul Geha, »Chronic Pain and Chronic Stress: Two Sides of the Same Coin?«, in: *Chronic Stress* (Februar 2017), https://doi.org/10.1177/2470547017704763

75 Javeria Hashmi et al., »Shape Shifting Pain: Chronification of Back Pain Shifts Brain Representation from Nociceptive to Emotional Circuits«, in: *Brain* 136, Nr. 9 (September 2013), S. 2751–2568, https://doi.org/10.1093/brain/awt211

76 Bill McCarberg, John Peppin, »Pain Pathways and Nervous System Plasticity: Learning and Memory in Pain«, in: *Pain Medicine* 20, Nr. 12 (1. Dezember 2019), S. 2421–2437, https://doi.org/10.1093 /pm/pnz017 Und: Herta Flor, »Painful Memories: Can We Train Chronic Pain Patients to ›Forget‹ Their Pain?«, in: *EMBO Reports* 3, Nr. 4 (April 2002), S. 288–291, https://doi.org/10.1093/embo-reports/kvf080

77 Eric Garland et al., »Mind-Body Therapies for Opioid-Treated Pain: A Systematic Review and Meta-analysis«, in: *JAMA Internal Medicine* 180, Nr. 1 (4. November 2019), S. 91–105, https://doi.org/10.1001/jamainternmed.2019.4917 Und: Lara Hilton et al., »Mindfulness Meditation for Chronic Pain: Systematic Review and Meta-analysis«, in: *Annals of Behavioral Medicine* 51, Nr. 2 (April 2017), S. 199–213, https://doi.org/10.1007/s12160-016-9844-2 Sowie: Baikie and Wilhelm, »Emotional and Physical Health Benefits of Expressive Writing«, in: *Advances in Psychiatric Treatment*, Bd. 11 (5), September 2005, S. 338–346, https://doi.org/10.1192/apt.11.5.338

78 [Für die vorliegende deutsche Ausgabe siehe auch: John Sarno, *Befreit von Rückenschmerzen*, München 2006] Adam Conner-Simons, »Dr. John Sarno, 93, Dies; Best-Selling Author Tied Pain to Anxieties«, in: *New York Times*, 23. Juni 2017, https://www.nytimes.com/2017/06/23/science/john-sarno-dead-healing-back-pain-doctor.html

79 Michael Modic et al., »Acute Low Back Pain and Radiculopathy: MR Imaging Findings and Their Prognostic Role and Effect on Outcome«, in: *Radiology* 237, Nr. 2 (November 2005), S. 597–604, https://doi.org/10.1148/radiol.2372041509 Und: M.C. Jensen et al., »Magnetic Resonance Imaging of the Lumbar Spine in People without Back Pain«, in: *New England Journal of Medicine* 331, Nr. 2 (14. Juli 1994)S. 69–73, https://doi.org/10.1056/NEJM199407143310201 Sowie: S.D. Boden et al., »Abnormal Magnetic-Resonance Scans of the Lumbar Spine in Asymptomatic Subjects: A Prospective Investigation«, in: *Journal of Bone and Joint Surgery, American Volume* 72, Nr. 3 (März 1990), S. 403–408, PMID: 2312537

80 A. Stickley et al., »Childhood Adversities and Adult-Onset Chronic Pain: Results from the World Mental Health Survey, Japan«, in: *European Journal of Pain* 19, Nr. 10 (November 2015), S. 1418–1427, https://doi.org/10.1002/ejp.672 Und: Dokyoung You et al., »Cumulative Childhood Adversity as a Risk Factor for Common Chronic Pain Conditions in Young Adults«, in: *Pain Medicine* 20, Nr. 3 (1. März 2019), S. 486–494, https://doi.org/10.1093/pm/pny106

81 Joseph C. Franklin, »How Pain Can Make You Feel Better«, *Scientific American*, 16. November 2010, https://www.scientificamerican.com/article/how-pain-can-make-you-fee Und: Peter Taylor et al., »A Meta-analysis of the Prevalence of Different Functions of Nonsuicidal Self-Injury«, in: *Journal of Affective Disorders* 227 (Februar 2018), S. 759–769, https://doi.org/10.1016/j.jad.2017.11.073 Sowie: E. David Klonsky, »The Functions of Deliberate Self-Injury: A Review of the Evidence«, in: *Clinical Psychology Review* 27, Nr. 2 (März 2007), S. 226–239, https://doi.org/10.1016/j.cpr.2006.08.002

KAPITEL 11: WIE SIE DINGE WIRKLICHKEIT WERDEN LASSEN

82 Sunghyon Kyeong et al., »Effects of Gratitude Meditation on Neural Network Functional Connectivity and Brain-Heart Coupling«, in: *Scientific Reports* 7, Nr. 5058 (11. Juli 2017), https://doi.org/10.1038/s41598-017-05520-9 Und: Glenn Fox et al., »Neural Correlates of Gratitude«, in: *Frontiers in Psychology* 6, Nr. 1491 (30. September 2015), https://doi.org/10.3389/fpsyg.2015.01491 Sowie: Laura Redwine et al., »Pilot

Randomized Study of a Gratitude Journaling Intervention on Heart Rate Variability and Inflammatory Biomarkers in Patients with Stage B Heart Failure«, in: *Psychosomatic Medicine* 78, Nr. 6 (Juli–August 2016), S. 667–676, https://doi.org/10.1097/PSY.0000000000000316

83 L. Jans-Beken et al., »Gratitude and Health: An Updated Review«, in: *Journal of Positive Psychology* 15, Nr. 6 (2020), S. 743–782, https://doi.org/10.1080/17439760.2019.1651888 Und: Anna Boggiss et al., »A Systematic Review of Gratitude Interventions: Effects on Physical Health and Health Behaviors«, in: *Journal of Psychosomatic Research* 135, Nr. 110165 (August 2020), https://doi.org/10.1016 /j.jpsychores.2020.110165 Sowie: Greater Good Science Center, »The Science of Gratitude«, University of California Berkeley, Mai 2018, https://ggsc.berkeley.edu/images/uploads/GGSC-JTF_White_Paper-Gratitude-FINAL.pdf Sowie: Monica Bartlett, Sarah Arpin, »Gratitude and Loneliness: Enhancing Health and Well- Being in Older Adults«, in: *Research on Aging* 41, Nr. 8 (September 2019), S. 772–793, https://doi.org/10.1177/0164027519845354 Und: Isabel Salces-Cubero, Encarnación Ramîrez-Fernández, Ana Ortega-Martînez, »Strengths in Older Adults: Differential Effect of Savoring, Gratitude and Optimism on Well-Being«, in: *Aging & Mental Health* 23, Nr. 8 (August 2019), S. 1017–1024, https://doi.org/10.1080/13607863.2018.1471585 Sowie: Wendy Wolfe, Kaitlyn Patterson, »Comparison of a Gratitude-Based and Cognitive Restructuring Intervention for Body Dissatisfaction and Dysfunctional Eating Behavior in College Women«, in: *Eating Disorders* 25 Nr. 4 (Juli–September 2017), S. 330–344, https://doi.org/10.1080/10640266.2017.1279908

84 Peter Giacobbi et al., »A Scoping Review of Health Outcomes Examined in Randomized Controlled Trials Using Guided Imagery«, in: *Progress in Preventive Medicine* 2, Nr. 7 (Dezember 2017), e0010, https://doi.org/10.1097/pp9.0000000000000010 Und: D. Van Kuiken, »A Meta-analysis of the Effect of Guided Imagery Practice on Outcomes«, in: *Journal of Holistic Nursing* 22, Nr. 2 (Juni 2004), S. 164–179, https://doi.org/10.1177/0898010104266066 Sowie: Liz Roffe, Katja Schmidt, Edzard Ernst, »A Systematic Review of Guided Imagery as an Adjuvant Cancer Therapy«, in: *Psycho-Oncology* 14, Nr. 8 (August 2005), S. 607–617, https://doi.org/10.1002/pon.889 Und: Linda Halpin et al., »Guided Imagery in Cardiac Surgery«, in: *Outcomes Management* 6, Nr. 3 (Juli–September 2002), S. 132–137, PMID:12134377

85 Joe Dispenza, »How I Healed Myself After Breaking 6 Vertebrae: The Placebo Effect in Action«, in: *You Can Heal Your Life*, 23. Mai 2014, https://www.healyourlife.com/how-i-healed-myself-after-breaking-6-vertebrae

[Für die vorliegende deutsche Ausgabe siehe auch: Joe Dispenza, *Du bist das Placebo. Bewusstsein wird Materie*, Dorfen 2014]

86 Kevin Masters, Glen Spielmans, »Prayer and Health: Review, Meta-analysis, and Research Agenda«, in: *Journal of Behavioral Medicine* 30, Nr. 4 (August 2007), S. 329–338, https://doi.org/10.1007 /s10865-007-9106-7 Und: W.S. Harris et al., »A Randomized, Controlled Trial of the Effects of Remote, Intercessory Prayer on Outcomes in Patients Admitted to the Coronary Care Unit«, in: *Archives of Internal Medicine* 159, Nr. 19 (25. Oktober 1999), S. 2273–2278, https://doi.org/10.1001/archinte.159.19.2273 Sowie:

K.Y. Cha, D.P. Wirth, »Does Prayer Influence the Success of In Vitro Fertilization-Embryo Transfer?: Report of a Masked, Randomized Trial«, in: *Journal of Reproductive Medicine* 46, Nr. 9 (September 2001), S. 781–787, PMID:11584476

KAPITEL 12: ÜBER DAS BEWUSSTSEIN. JENSEITS VON GEIST UND KÖRPER, JENSEITS VON RAUM UND ZEIT

87 Hamlet, I,5, in: W. Shakespeare, Tragödien, München 1969, S. 614.

88 Joshua Howgego, »Where Does Quantum Weirdness End?«, in: *New Scientist*, 2. September 2015, https://www.newscientist.com/article/mg22730370-500-where-does-quantum-weirdness-end

89 Davide Castelvecchi, »How 'Spooky' Is Quantum Physics? The Answer Could Be Incalculable«, in: *Nature*, 16. Januar 2020, https://www.nature.com/articles/d41586-020-00120-6

90 George Musser, »What Is Spacetime?«, in: *Scientific American*, Juni 2018, https://www.scientificamerican.com/article/what-is-spacetime

91 Ronald C. Lasky, »Time and the Twin Paradox«, in: *Scientific American*, 1. Februar 2006, https://www.scientificamerican.com/article/time-and-the-twin-paradox-2006-02

92 Steven Schultz, »Robert Jahn, Pioneer of Deep Space Propulsion and Mind-Machine Interactions, Dies at 87«, von: *Princeton University*, Office of Engineering Communications, 30. November 2017, https://www.princeton.edu/news/2017/11/30/robert-jahn-pioneer-deep-space-propulsion-and-mind -machine-interactions-dies-87

93 Dean Radin, Roger Nelson, »Evidence for Consciousness-Related Anomalies in Random Physical Systems«, in: *Foundations of Physics* 19, Nr. 12 (Dezember 1989), S. 1499–1514, https://doi.org/10.1007/BF00732509 Und: Robert Jahn, »The Persistent Paradox of Psychic Phenomena: An Engineering Perspective«, in: *Proceedings of the IEEE* 70, Nr. 2 (Februar 1982), S. 136–170, https://doi.org/10.1109/PROC.1982.12260 Sowie: B.J. Dunne, Robert Jahn, »Consciousness, Information, and Living Systems«, in: *Cellular and Molecular Biology* 51, Nr. 7 (14. Dezember 2005), S. 703–714, PMID:16359620

94 Karl von Meyenn, Engelbert Schucking, »Wolfgang Pauli«, in: *Physics Today* 54, Nr. 2 (1. Februar 2001), S. 43, https://doi.org/10.1063/1.1359709 Und: Remo Roth, »Wolfgang Pauli and Parapsychology«, in: Blog von Remo F. Roth, 29. Mai 2002, https://paulijungunusmundus.eu/synw/pauli_parapsychology_p1.htm

95 Eine Liste dieser Artikel finden Sie auf: DeanRadin.com, »Publications,« letztes Update Februar 2021, abgerufen am 27. April 2021, https://www.deanradin.com/recommended-references

96 Rhine Research Center, »What Is the Rhine?«, abgerufen am 27. April 2021, https://www.rhineonline.org/about-us

97 TANC Lab, *The Theoretical and Applied Neuro-Causality Laboratory*, Homepage, abgerufen am 27. April 2021, http://tanclab.org

98 Eine Liste dieser Berichte finden Sie, wenn Sie im *Freedom of Information Act Electronic Reading Room* der *Central Intelligence Agency* das Stichwort »Stargate« eingeben, siehe: https://www.cia.gov/readingroom/search/site/stargate

99 »Soviet and Czechoslovakian Parapsychology Research«, auf: *Freedom of Information Act Electronic Reading Room*, Central Intelligence Agency, abgerufen am 27. April 2021, https://www.cia.gov/reading room/document/cia-rdp96-00787r000500420001-2

100 Mehr über Dean Radin auf https://www.deanradin.com/bio, unter dem Stichwort: »Biography«; abgerufen am 27. April 2021

101 Mehr über Stanislav Grof finden Sie auf http://www.stangrof.com/index.php/biocv unter dem Stichwort »Biography«; abgerufen am 27. April 2021

102 Eduardo Schenberg, »Psychedelic-Assisted Psychotherapy: A Paradigm Shift in Psychiatric Re-search and Development«, in: *Frontiers in Pharmacology* 9, Nr. 733 (5. Juli 2018), https://doi.org/10.3389/fphar.2018.00733

103 Walter Pahnke, William Richards, »Implications of LSD and Experimental Mysticism«, in: *Journal of Religion and Health* 5, Nr. 3 (Juli 1966), S. 175–208, https://doi.org/10.1007/BF01532646

104 Stanislav Grof et al., »LSD-Assisted Psychotherapy in Patients with Terminal Cancer«, in: *International Pharmacopsychiatry* 8, Nr. 3 (1973), S. 129–144, https://doi.org/10.1159/000467984 Und: Richard Yensen, Donna Dryer, »The Consciousness Research of Stanislav Grof: A Cosmic Portal Beyond Individuality«, in: *Textbook of Transpersonal Psychiatry and Psychology*, hrsg. von Scotton, Chinen, Battista, New York 1996), S. 75–84

105 Matthew Johnson et al., »Classic Psychedelics: An Integrative Review of Epidemiology, Therapeutics, Mystical Experience, and Brain Network Function«, in: *Pharmacology & Therapeutics* 197 (Mai 2019), S. 83–102, https://doi.org/10.1016/j.pharmthera.2018.11.010

106 David Nutt, David Erritzoe, Robin Carhart-Harris, »Psychedelic Psychiatry's Brave New World«, in: *Cell* 181, Nr. 1 (2. April 2020), S. 24–28, https://doi.org/10.1016/j.cell.2020.03.020 Und: Robin Carhart-Harris et al., »Psilocybin with Psychological Support for Treatment-Resistant Depression: Six-Month Follow-Up«, in: *Psychopharmacology* 235, Nr. 2 (Februar 2018), S. 399–408, https://doi.org/10.1007/s00213-017-4771-x Sowie: James Rucker, Jonathan Iliff, David Nutt, »Psychiatry & the Psychedelic Drugs: Past, Present & Future«, in: *Neuropharmacology* 142 (November 2018), S. 200–218, https://doi.org/10.1016/j.neuropharm.2017.12.040 Und: Austin Lim, »Psychedelics as Antidepressants«, in: *Scientific American*, 30. Januar 2021, https://www.scientificamerican.com/article/psychedelics-as-antidepressants Sowie: J.M. Mitchell et al., »MDMA-Assisted Therapy for Severe PTSD: A Randomized, Double-Blind, Placebo-Controlled Phase 3 Study«, in: *Nature Medicine* 27, Nr. 6 (10. Mai 2021), S. 1025–1033, https://doi.org/10.1038/s41591-021-01336-3

107 Richard Yensen, Donna Dryer, »The Consciousness Research of Stanislav Grof: A Cosmic Portal Beyond Individuality«, a. a. O.

108 Monroe Institute, »Our Purpose«, abgerufen am 27. April 2021, https://www.monroeinstitute.org/pages/our-purpose

109 Kevin Williams, »Robert Monroe's Out-of-Body Experience Research«, in: NDE, 20. September 2019, https://near-death.com/robert-monroe

110 Monroe Institute, »Our Purpose«, abgerufen am 27. April 2021, https://www.monroeinstitute.org/pages/our-purpose

111 Lori Smith, »What Are Binaural Beats, and How Do They Work?«, in: *Medical News Today*, 30. September 2019, https://www.medicalnewstoday.com/articles/320019

112 Jay Olson et al., »Tripping on Nothing: Placebo Psychedelics and Contextual Factors«, in: *Psychopharmacology* 237, Nr. 5 (Mai 2020), S. 1371–1382, https://doi.org/10.1007/s00213-020-05464-5

113 Eine Liste von Artikeln zum Thema finden Sie bei der *International Association for Near-Death Studies* auf https://iands.org/research/nde-research.html, unter dem Stichwort »NDE Research«; abgerufen am 27. April 2021; sowie auf: deanradin.com https://www.deanradin.com/recommended-references, unter dem Stichwort: »Publications«, letztes Update Februar 2021; abgerufen am 27. April 2021

114 Die Informationen über Nahtoderfahrungen in diesem Abschnitt stammen von der Website Pim van Lommels und wurden abgerufen am 27. April 2021, https://pimvanlommel.nl/en Dazu: Pim van Lommel et al., »Near-Death Experience in Survivors of Cardiac Arrest: A Prospective Study in the Netherlands«, in: *Lancet* 358, Nr. 9298 (15. Dezember 2001), S. 2039–2045, https://doi.org/10.1016/S0140-6736(01)07100-8 Und: Pim van Lommel, »Near-Death Experiences: The Experience of the Self as Real and Not as an Illusion«, in: *Annals of the New York Academy of Sciences* 1234 (Oktober 2011), S. 19–28, https://doi.org/10.1111/j.1749-6632.2011 .06080.x

115 Van Lommel, »Near-Death Experiences: The Experience of the Self as Real and Not as an Illusion«, a. a. O.

116 Mehr dazu finden Sie auf der Website von Laurin Bellg: laurinbellg.com. Und in: Laurin Bellg, *Near Death in the ICU: Stories from Patients Near Death and Why We Should Listen to Them,* Appleton, WI: Sloan Books, 2016)

117 Mehr dazu finden Sie auf Anita Moorjanis Website unter dem Stichwort »My NDE«, https://anitamoorjani.com/my-nde Sowie in: Anita Moorjani, *Dying to Be Me: My Story from Caner, to Near Death, to True Healing* (Carlsbad, CA: Hay House, 2012) [Deutsch: *Heilung im Licht. Wie ich durch eine Nahtoderfahrung den Krebs besiegte,* München 2015]

118 Mehr dazu finden Sie auf Eben Alexanders Website unter dem Stichpunkt: »About«: http://ebenalexander.com/about und in: Eben Alexander, *Proof of Heaven: A Neurosurgeon's Journey into the Afterlife* (New York: Simon and Shuster, 2012) [Deutsch: *Blick in die Ewigkeit. Die faszinierende Nahtoderfahrung eines Neurochirurgen,* München 2016]

119 Mehr dazu auf Bruce Greysons Website unter: »Meet Dr. Bruce Greyson«: https://brucegreyson.com/about [Für die vorliegende deutsche Ausgabe siehe auch: Bruce Greyson, *Nahtod. Grenzerfahrungen zwischen den Welten: Bahnbrechende Erkenntnisse eines Arztes über das Leben nach dem Tod,* München 2021]

120 *Division of Perceptual Studies* an der University of Virginia School of Medicine, »The DOPS Mission«, abgerufen am 27. April 2021, https://med.virginia.edu/perceptual-studies

121 *Division of Personality Studies* an der University of Virginia, Health System, abgerufen am 27. April 2021, https://web.archive.org/web/20060914091317/https:/healthsystem.virginia.edu/internet/personalitystudies Und: Bruce Greyson, Ian Stevenson, »The Phenomenology of Near-Death Experiences«, in: *American Journal of Psychiatry* 137, Nr. 10 (Oktober 1980), S. 1193–1196, https://doi.org/10.1176 /ajp.137.10.1193 Sowie: Bruce Greyson, »Incidence and Correlates of Near-Death Experiences in a Cardiac Care Unit«, in: *General Hospital Psychiatry* 25, Nr. 4 (Juli–August 2003), S. 269–276, https://doi.org/10.1016/s0163-8343(03)00042-2

122 Mehr dazu finden Sie in: Galileo Commission, »Peter Fenwick, PhD«, 26. Februar 2019, abgerufen am 27. April 2021, https://galileocommission.org/peter-fenwick Und auf: International Association for Near-Death Studies, »Important Research Articles: Dr. Peter Fenwick, M.D.: Science and Spirituality«, abgerufen am 27. April 2021, https://iands.org/research/nde-research/important-research-articles/42-dr-peter-fenwick-md-science-and-spirituality.html [Für die vorliegende deutsche Ausgabe siehe auch: Peter Fenwick, Elizabeth Fenwick, *Die Kunst des Sterbens: Warum die Seele offenbar weiterlebt und wie man sich schrittweise auf das Sterben vorbereitet*, Hohenwarsleben 2021; sowie: Peter Fenwick, Sue Brayne, *Am Ende des Lebens: Ein Leitfaden für Angehörige und Freunde von Sterbenden*, Hohenwarsleben 2021]

123 Raymond Moody, *Life After Life: The Investigation of a Phenomenon — Survival of Bodily Death* (New York: Bantam Books, 1975) [Deutsch: *Leben nach dem Tod: die Erforschung einer unerklärlichen Erfahrung*, Reinbek (14) 2013]

124 NYU Langone Health, »New Studies Explore End-of-Life Cognitive Thought & Improved Cardiopulmonary Resuscitation Methods«, abgerufen am 1. Mai 2021, https://nyulangone.org/news/new-studies-explore-end-life-cognitive-thought-improved-cardiopulmonary-resuscitation-methods Und: Sam Parnia et al., »AWARE — AWAreness during REsuscitation: A Prospective Study«, in: *Resuscitation* 85, Nr. 12 (Dezember 2014), S. 1799–1805, https://doi.org/10.1016/j.resuscitation.2014.09.004 Sowie: Sam Parnia, K. Spearpoint, Peter Fenwick, »Near Death Experiences, Cognitive Function and Psychological Outcomes of Surviving Cardiac Arrest«, in: *Resuscitation* 74, Nr. 2 (August 2007), S. 215–221, https://doi.org/10.1016/j.resuscitation.2007.01.020 Und: Sam Parnia, Peter Fenwick, »Near Death Experiences in Cardiac Arrest: Visions of a Dying Brain or Visions of a New Science of Consciousness«, in: *Resuscitation* 52, Nr. 1 (Januar 2002), S. 5–11, https://doi.org/10.1016/s0300-9572(01)00469-5 [Für die vorliegende deutsche Ausgabe siehe auch: Sam Parnia, Josh Young, *Der Tod muss nicht das Ende sein: Was wir wirklich über Sterben, Nahtoderlebnis und die Rückkehr ins Leben wissen*, München 2013]

125 Raya Kheirbek, »Terminal Lucidity«, in: *Journal of Palliative Medicine* 22, Nr. 9 (September 2019), S. 1023, https://doi.org/10.1089/jpm.2019.0202

126 Michael Nahm et al., »Terminal Lucidity: A Review and a Case Collection«, in: *Archives of Gerontology and Geriatrics* 55, Nr. 1 (Juli–August 2012), S. 138–142, https://doi.org/10.1016/j.archger.2011.06.031 Und: Michael Nahm, Bruce Greyson, »Terminal Lucidity in Patients with Chronic Schizophrenia and Dementia: A Survey of the Literature«, in: *Journal of Nervous and Mental Disease* 197, Nr. 12 (Dezember 2009), S. 942–944, https://doi.org/10.1097/NMD.0b013e3181c22583 Und: George Mashour

et al., »Paradoxical Lucidity: A Potential Paradigm Shift for the Neurobiology and Treatment of Severe Dementias«, in: *Alzheimer's & Dementia* 15, Nr. 8 (August 2019), S. 1107–1114, https://doi.org/10.1016/j.jalz.2019.04.002

127 *Division of Perceptual Studies* an der University of Virginia School of Medicine, »Other Types of Experiences We Study«, abgerufen 6. Mai 2021, https://med.virginia.edu/perceptual-studies/our-research/types-of-cases

128 Peter Fenwick, Hilary Lovelace, Sue Brayne, »Comfort for the Dying: Five Year Retrospective and One Year Prospective Studies of End of Life Experiences«, in: *Archives of Gerontology and Geriatrics* 51, Nr. 2 (September–Oktober 2010), S. 173–179, https://doi.org/10.1016/j.archger.2009.10.004 Und: Tatsuya Morita et al., »Nationwide Japanese Survey About Deathbed Visions: ›My Deceased Mother Took Me to Heaven‹«, in: *Journal of Pain and Symptom Management* 52, Nr. 5 (November 2016), S. 646–54.e5, https://doi.org/10.1016/j.jpainsymman.2016.04.013 Sowie: Claudia Soares Dos Santos et al., »End-of-Life Experiences and Deathbed Phenomena as Reported by Brazilian Healthcare Professionals in Different Healthcare Settings«, in: *Palliative Supportive Care* 15, Nr. 4 (August 2017), S. 425–433, https://doi.org/10.1017/S1478951516000869 Und: Michael Barbato et al., »Parapsychological Phenomena Near the Time of Death«, in: *Journal of Palliative Care* 15, Nr. 2 (Sommer 1999), S. 30–37, https://doi.org/10.1177/082585979901500206

129 Barbato, »Parapsychological Phenomena Near the Time«, a. a. O. Sowie: Fenwick, Lovelace, Brayne, »Comfort for the Dying«, a. a. O.

130 Margalit Fox, »Ian Stevenson Dies at 88; Studied Claims of Past Lives«, in: *New York Times*, 18. Februar 2007, https://www.nytimes.com/2007/02/18/health/psychology/18stevenson.html [Für die vorliegende deutsche Ausgabe siehe auch: Ian Stevenson, *Reinkarnation*, Braunschweig 1994. Sowie: Ian Stevenson, *Reinkarnationsbeweise*, Grafing 1999. Des Weiteren: Ian Stevenson, *Reinkarnation in Europa*, Grafing 2005]

131 Fox, »Ian Stevenson Dies at 88«, a. a. O.

132 Ian Stevenson, »Reincarnation and Biology: A Contribution to the Etiology of Birthmarks and Birth Defects, Volumes I and II«, auf: *Division of Perceptual Studies* an der University of Virginia School of Medicine, 20. Januar 1997, https://med.virginia.edu/perceptual-studies/book/reincarnation-and-biology-a-contribution-to-the-etiology-of-birthmarks-and-birth-defects [Für die vorliegende deutsche Ausgabe siehe auch: Ian Stevenson, *Reinkarnationsbeweise*, Grafing 1999]

133 Mehr dazu finden Sie auf der Website der Society for Scientific Exploration unter dem Stichpunkt: »About«, abgerufen am 27. April 2021, https://www.scientificexploration.org/about

134 *Division of Perceptual Studies* an der University of Virginia School of Medicine, »Founder: Dr. Ian Stevenson«, abgerufen am 1. Mai 2021, https://med.virginia.edu/perceptual-studies/who-we-are/history-of-dops/dr-ian-stevenson Emily Williams Kelly, Nachruf auf Dr. Ian Stevenson, von: *Division of Perceptual Studies* an der University of Virginia School of Medicine, abgerufen am 1. Mai 2021, https://med.virginia.edu/perceptual-studies/wp-content/uploads/sites/360/2015/11/Stevenson-s-Obit-Emily.pdf

135 Australian Institute of Parapsychological Research, »Psychic and Mystical Experiences of the Aborigines«, abgerufen am 27. April 2021, https://www.aiprinc.org/aboriginal Und: Azriel ReShel, »The Ancient Indigenous Art of Rainmaking«, in: *Uplift*, 8. Januar 2020, https://uplift.love/the-ancient-indigenous-art-of-rainmaking

136 David Waterman, »Whirling Dervishes: Altered State of Consciousness«, in: *Sleep and Health Journal*, abgerufen am 27. April 2021, https://www.sleepandhealth.com/whirling-dervishes-altered-state-consciousness

KAPITEL 13: WUNDER SIND DIE NATÜRLICHE ORDNUNG DER DINGE

137 Emma Bragdon, *Spiritual Alliances: Discovering the Roots of Health at the Casa de Dom Inácio* (Woodstock, NY: VT Lightening Up Press, 2002), S. 64–101 [Deutsch: *Spirituelle Verbindung*, Peiting 2012]

138 A.M. Almeida, T.M. Almeida, A.M. Gollner, »Psychic Surgery: An Investigation«, in: *Revista da Associacao Medica Brasileira* (auf Portugiesisch) 46, Nr. 3 (2000), S. 94–200, https://doi.org/10.1590/S0104 -42302000000030002 Und: Omura, »Impressions on Observing Psychic Surgery and Healing in Brazil which Appear to Incorporate (+) Qi Gong Energy & the Use of Acupuncture Points«, in: *Acupuncture & Electro-Therapeutics Research* 22, Nr. 1 (1997), S. 17–33, https://doi.org/10.3727/03601299781635681

139 P.J. Lincoln, N.J. Wood, »Psychic Surgery: A Serological Investigation«, in: *Lancet* 313, Nr. 8127 (2. Juni 1979), S. 1197–1198, https://doi.org/10.1016/s0140-6736(79)91883-x Und: Philip Singer, »'Psychic Surgery': Close Observation of a Popular Healing Practice«, in: *Medical Anthropology Quarterly* 4, Nr. 4 (Dezember 1990), S. 443–451, https://doi.org/10.1525/maq.1990.4.4.02a00050

140 Almeida, Almeida, Gollner, »Psychic Surgery: An Investigation«, a. a. O.

141 »Who Is Malcolm Smith?«, abgerufen am 3. Mai 2021, auf http://malcolmsmithhealer.com

142 Die Einzelheiten zu diesen Fallgeschichten stammen aus verschiedenen Quellen: Gespräche der Autorin mit Malcolm Smith über mehrere Jahre, Gespräche der Autorin mit Lynne Carlucci, die eine von Smith's Klientinnen ist, sowie Telefon-Interviews (am 9., 12. und 24. Februar 2020) sowie E-Mail-Korrespondenz (vom 29. April 2021). Sowie: »Testimonials«, auf: Malcomsmithhealer.com, abgerufen am 3. Mai 2021, http://malcolmsmithhealer.com/testimonials.html

143 »Who Was Edgar Cayce?«, auf: Website der *Edgar Cayces Association for Research and Enlightenment,* abgerufen am 28. April 2021, https://www.edgarcayce.org/edgar-cayce/his-life

144 »Discovery of New Edgar Cayce Reading Brings Total Documented to 14,307«, auf: Website der *Edgar Cayces Association for Research and Enlightenment,* abgerufen am 7. März 2019, https://www.edgarcayce.org/about-us/media-center/news-releases/discovery-of-new-edgar-cayce-reading-brings-total-documented-to-14-307

145 T. Lee Baumann, *Window to God: A Medical and Scientific Analysis of the Edgar Cayce Readings,* North Charleston 2005

146 Matthias Kamp, »Braco's Silent Gaze: Help and Support Online Every Day«, in: *Truly Alive*, November–December 2020, https://trulyalive.net/bracos-silent-gaze-help-and-support-online-every-day Und: »Introduction to Braco«, abgerufen am 30. April 2021, auf: https://www.braco.me/en/about/introduction-braco Sowie: Angelika Whitecliff, »The Phenomenon of Braco's Gaze: Interview with Drago Plecko«, abgerufen am 8. August 2009, auf: https://www.braco.me/en/media/articles/detail/15

147 »Video Testimonials«, abgerufen am 30. April 2021, auf: https://www.braco.me/en/media/video/category/video-testimonials Und: Kamp, »Braco's Silent Gaze«, a. a. O.

148 Alex Schneider, »Theoretical Physics & Braco«, abgerufen am 30. April 2021, https://www.braco.me/en/testimonials/theoretical Und: Kamp, »Braco's Silent Gaze«, a. a. O.

149 »20 Years with Braco«, abgerufen am 30. April 2021, auf: https://www.braco.me/en/media/articles /detail/83

150 J.A. Astin, E. Harkness, E. Ernst, »The Efficacy of ›Distant Healing‹: A Systematic Review of Randomized Trials«, in: *Annals of Internal Medicine* 132, Nr. 11 (6. Juni 2000, S. 903–1000, https://doi.org/10.7326/0003-4819-132-11-200006060-00009 Und: Stephan Schwartz et al., »Infrared Spectra Alteration in Water Proximate to the Palms of Therapeutic Practitioners«, in: *Explore* 11, Nr. 2 (März–April 2015), S. 143–155, https://doi.org/10.1016/j.explore.2014.12.008 Sowie: Marilyn Schlitz et al., »Distant Healing of Surgical Wounds: An Exploratory Study«, in: *Explore* 8, Nr. 4 (Juli–August 2012), S. 223–230, https://doi.org/10.1016/j.explore.2012.04.004 Und: Deanradin.com, »Publications«, abgerufen am 30. April 2021, https://www.deanradin.com/recommended-references

KAPITEL 14: VIELE ARZNEIEN, VIELE WEGE NACH HAUSE

151 Die Zahlen stammen vom *National Center for Complementary and Integrative Health:* »NCCIH Funding: Appropriations History«, auf: US Department of Health and Human Services, National Institutes of Health, abgerufen am 1. Mai 2021, https://www.nccih.nih.gov/about/budget/nccih-funding-appropriations-history Und: National Institutes of Health, »Budget«, von: US Department of Health and Human Services, abgerufen am 1. Mai 2021, https://www.nih.gov/about-nih/what-we-do/budget#note

152 Harris Coulter, *Divided Legacy: The Conflict between Homeopathy and the American Medical Association, Science and Ethics in American Medicine 1800–1914*, Berkeley 1973, S. 239–500. Und: David Horobin, »A Brief History of Homeopathy«, in: *Journal of the Royal Society of Medicine* 100, Nr. 2 (Februar 2007), S. 65–66, https://doi.org/10.1177/014107680710000210 Sowie: George Cody, Heidi Hascall, »The History of Naturopathic Medicine: The Emergence and Evolution of an American School of Healing«, in: *Textbook of Natural Medicine*, 5. Auflage, hrsg. von Joseph Pizzorno, Michael Murray, London 2020, S. 48–79.

153 Michelle Dossett, Gregory Fricchione, Herbert Benson, »A New Era for Mind-Body Medicine«, in: *New England Journal of Medicine* 382, Nr. 15 (April 2020), S. 1390–1391, https://doi.org/10.1056/NEJMp1917461 Und: Jennie Rothenberg Gritz,

»The Evolution of Alternative Medicine«, in: *Atlantic*, 25. Juni 2015, https://www.theatlantic.com/health/archive/2015/06/the-evolution-of-alternative-medicine/396458 Sowie: David Muehsam et al., »The Embodied Mind: A Review on Functional Genomic and Neurological Correlates of Mind-Body Therapies«, in: *Neuroscience and Biobehavioral Reviews* 73 (Februar 2017), S. 165–181, https://doi.org/10.1016/j.neubiorev.2016.12.027 Und: Vicki Brower, »Mind-Body Research Moves towards the Mainstream«, in: *EMBO Reports* 7, Nr. 4 (März 2006), S. 358–361, https://doi.org/10.1038/sj.embor.7400671 Sowie: John Astin et al., »Mind-Body Medicine: State of the Science, Implications for Practice«, in: *Journal of the American Board of Family Medicine* 16, Nr. 2 (März–April 2003), S. 131–147, https://doi.org/10.3122/jabfm.16.2.131

154 Elvin Chizenga, Heidi Abrahamse, »Biological Therapy with Complementary and Alternative Medicine in Innocuous Integrative Oncology: A Case of Cervical Cancer«, in: *Pharmaceutics* 13, Nr. 5 (28. April 2021), S. 626, https://doi.org/10.3390/pharmaceutics13050626 Und: Kimberly Varker et al., »Review of Complementary and Alternative Medicine and Selected Nutraceuticals: Background for a Pilot Study on Nutrigenomic Intervention in Patients with Advanced Cancer«, in: *Alternative Therapies in Health and Medicine* 18, Nr. 2 (März–April 2012), S. 26–34, PMID:22516882. Sowie: Mary Tarsha, Sohee Park, Suzi Tortora, »Body-Centered Interventions for Psychopathological Conditions: A Review«, in: *Frontiers in Psychology* 10, Nr. 2907 (24. Januar 2020), https://doi.org/10.3389/fpsyg.2019.02907 Und: Paolo Bellavite, Andrea Signorini, *Homeopathy, A Frontier in Medical Science: Experimental Studies and Theoretical Foundations*, Berkeley 2002, S. 40–83. Sowie: Engin Şenel, »Evolution of Homeopathy: A Scientometric Analysis of Global Homeopathy Literature between 1975 and 2017«, in: *Complementary Therapies in Clinical Practice* 34 (Februar 2019), S. 165–173, https://doi.org/10.1016/j.ctcp.2018.11.018

155 Sabine Klein et al., »Physicochemical Investigations of Homeopathic Preparations: A Systematic Review and Bibliometric Analysis — Part 1«, in: *Journal of Alternative and Complementary Medicine* 24, Nr. 5 (May 2018), S. 409–421, https://doi.org/10.1089/acm.2017.0249 Und: Jurgen Schulte, P. Christian Endler (Hrsg.), *Fundamental Research in Ultra High Dilution and Homeopathy*, Dordrecht 1998 (Niederlande, Kluwer Academic Publishers), S. 143–239. Sowie: Paolo Bellavite, Andrea Signorini, *The Emerging Science of Homeopathy: Complexity, Biodynamics, and Nanopharmacology*, Berkeley 2002), S. 40–78. Und: Bellavite, Signorini, *Homeopathy: A Frontier*, a. a. O. Und: Şenel, »Evolution of Homeopathy«, a. a. O.

156 Schulte, Endler, *Fundamental Research in Ultra High Dilution*, a. a. O. Sowie: Bellavite, Signorini, *Emerging Science of Homeopathy*, a. a. O. Und: Bellavite, Signorini, *Homeopathy: A Frontier*, a. a. O.

157 Iris Bell, Peter Gold, Mary Lou Sullivan (Hrsg.), »Homeopathy Research Evidence Base: References: 2019«, abgerufen am 1. Mai 2021, https://homeopathyusa.org/uploads/Homeopathy-Research-Evidence-Base-05-15-2019.pdf Und: David Muehsam, »Healing Waters? Commentary on Two Experimental Studies and a Review of Homeopathy Research« in: *Journal of Alternative and Complementary Medicine* 24, Nr. 5 (Mai 2018), S. 407–408, https://doi.org/10.1089/acm.2018.0080 Und: Klaus Linde,

»Are the Clinical Effects of Homeopathy Placebo Effects?: Reviewing the Evidence on Homeopathy«, in: *Fundamental Research in Ultra High Dilution and Homeopathy*, hrsg. von Jurgen Schulte, P. Christian Endler, Dordrecht 1998 (Niederlande, Kluwer Academic Publishers) S. 241–251. Sowie: Lex Rutten et al., »Plausibility and Evidence: The Case of Homeopathy«, in: *Medicine, Health Care, and Philosophy* 16, Nr. 3 (August 2013), S. 525–532, https://doi.org/10.1007/s11019-012-9413-9

158 Robert Mathie et al., »Randomised, Double-Blind, Placebo-Controlled Trials of Nonindividualised Homeopathic Treatment: Systematic Review and Meta-analysis«, in: *Systematic Reviews* 6, Nr. 1 (24. März 2017), S. 63, https://doi.org/10.1186/s13643-017-0445-3 Und: Robert Mathie et al., »Randomised Placebo-Controlled Trials of Individualised Homeopathic Treatment: Systematic Review and Meta-analysis«, in: *Systematic Reviews* 3, Nr. 142 (6. Dezember 2014), S. 142, https://doi.org/10.1186/2046-4053-3-142

159 Jennifer Jacobs et al., »Treatment of Acute Childhood Diarrhea with Homeopathic Medicine: A Randomized Clinical Trial in Nicaragua«, in: *Pediatrics* 93, Nr. 5 (Mai 1994), S. 719–725, PMID:8165068

160 Jennifer Jacobs et al., »Homeopathic Treatment of Acute Childhood Diarrhea: Results from a Clinical Trial in Nepal«, in: *Journal of Alternative and Complementary Medicine* 6, Nr. 2 (April 2000), S. 131–139, https://doi.org/10.1089/acm.2000.6.131 Und: Jennifer Jacobs et al., »Homeopathy for Childhood Diarrhea: Combined Results and Metaanalysis from Three Randomized, Controlled Clinical Trials«, in: *Pediatric Infectious Disease Journal* 22, Nr. 3 (März 2003), S. 229–234, https://doi.org/10.1097/01.inf.0000055096.25724.48

161 Coulter, *Divided Legacy*, a. a. O.

162 Jennifer Jacobs, »Homeopathic Prevention and Management of Epidemic Diseases«, in: *Homeopathy* 107, Nr. 3 (August 2018), S. 157–160, https://doi.org/10.1055/s-0038-1649487 Und: W.A. Dewey, »Homeopathy in Influenza: A Chorus of Fifty in Harmony«, in: *Journal of the American Institute of Homeopathy* 5 (Mai 1921), S. 1038–1043. Und: S. Jahn, »Die Grippe-Pandemie nach dem Ersten Weltkrieg und die Homöopathie im internationalen Vergleich«, in: *Medizin, Gesellschaft, und Geschichte* 32 (Januar 2014), S. 231–272, PMID:25134258

163 Erik Goldman, »How Google Is Controlling the Flow of Healthcare Information«, in: *Holistic Primary Care*, 19. Dezember 2019, https://holisticprimarycare.net/topics/news-policy-a-economics/how-google-is-reshaping-the-flow-of-healthcare-information Und: »Google and Social Media Censorship of Non-Establishment Health Information«, in: *Liberty Is Peace*, abgerufen am 1. Mai 2021, https://libertyispeace.wordpress.com/2019/08/18/google-and-social-media-censorship-of-non-establishment-health-information Sowie: Rina Raphael, »Facebook Deletes Alternative Health Pages as the War on Fake News Escalates«, in: *Fast Company*, 24. August 2018, https://www.fastcompany.com/90223904/facebook-deletes-alternative-health-pages-as-the-war-on-fake-news-escalates

164 »US Investments in Medical and Health Research and Development 2013–2017«, auf: Research America, Herbst 2018, https://www.researchamerica.org/sites/default/files/Policy_Advocacy/2013-2017 InvestmentReportFall2018.pdf

165 Zachary Brennan, »How Biopharma Companies Use NIH and Vice Versa«, in: *Regulatory Affairs Professionals Society*, 22. April 2019, https://www.raps.org/news-and-articles/news-articles/2019/4/how-biopharma-companies-use-nih-and-vice-versa Und: Marcia Angell, »Drug Companies and Medicine: What Money Can Buy«, von: *Edmond J. Safra Center for Ethics*, Harvard University, 10. Dezember 2009, https://ethics.harvard.edu/event/drug-companies-and-medicine-what-money-can-buy

166 Marcia Angell, Arnold Seymour Relman, »Patents, Profits & American Medicine: Conflicts of Interest in the Testing & Marketing of New Drugs«, in: *Daedalus*, Frühjahr 2002, https://www.amacad.org/publication/patents-profits-american-medicine-conflicts-interest-testing-marketing-new-drugs Und: Kyle Blankenship, »Pharma Shells Out $3B to Doctors and Hospitals — with Roche, Sanofi Leading: CMS«, auf: *Fierce Pharma*, 1. Juli 2019, https://www.fiercepharma.com/pharma/big-pharma-hits-3b-payments-to-doctors-and-teaching-hospitals-cms

REGISTER

T

U/Ü

V

W

Y

Z